全国高等医学院校规划教材/全媒体融合创新教材

供药学、药剂、检验、生物等相关专业使用

药学化学实验

YAOXUE HUAXUE SHIYAN

主编◎ 闫云辉

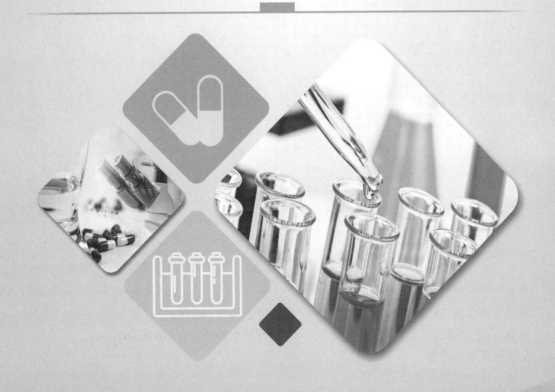

郑州大学出版社

图书在版编目(CIP)数据

药学化学实验/闫云辉主编. —郑州:郑州大学出版社,
2019.8(2024.8 重印)

ISBN 978-7-5645-6487-2

Ⅰ.①药… Ⅱ.①闫… Ⅲ.①药物化学-化学实验-
高等学校-教材 Ⅳ.①R914-33

中国版本图书馆 CIP 数据核字(2019)第 138673 号

郑州大学出版社出版发行

郑州市大学路 40 号　　　　　　　　　邮政编码:450052

出版人:卢纪富　　　　　　　　　　　　发行电话:0371-66966070

全国新华书店经销

河南省诚和印制有限公司印制

开本:850 mm×1 168 mm　1/16

印张:12.25

字数:337 千字

版次:2019 年 8 月第 1 版　　　　　　　印次:2024 年 8 月第 3 次印刷

书号:ISBN 978-7-5645-6487-2　　　　定价:29.00 元

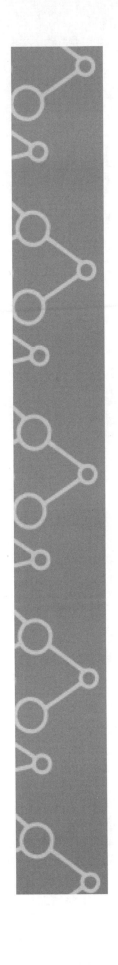

作者名单

主　编　闫云辉

副主编　晁淑军　袁建梅　李向荣　汪应灵

编　委　（按姓氏笔画排序）

王秀菊　闫云辉　杜锦阁　李　静

李向荣　李晓甜　李聪辉　杨　淼

汪应灵　郝永兵　袁建梅　晁淑军

高　利　郭亚萍　席荣英　靳平宁

前 言

　　化学作为药学相关专业的支柱课程,对药学专业人才培养起到关键作用。当前,我国正由医药大国向医药强国转变,药物生产由仿制转向自主研发,这对我国药学教育事业和药学专业人才培养提出了新要求。为适应这一新形势,我们总结多年来药学实验教学改革的经验,借鉴国内外相关专业的教学内容,结合我校实际情况,组织编写了这本《药学化学实验》。本教材既是我们多年教学实践的总结,也是省级优秀基层教学组织建设的重要成果。

　　本教材整合了无机化学、有机化学、分析化学和物理化学的实验内容,构建了一体化的药学化学实验教学体系,以便学生形成整体的化学观念,节约教学资源,提高教学效率。按照四大化学理论课的教学顺序,实验内容编排采用篇章结合的方式,在体现四大化学独立性的同时,又注重他们之间的连贯性。实验基础知识与基本操作部分集中编写在第一章,充分体现了药学化学实验的统一性和整体性。每篇中,又根据实验的内容和特点进行了分章处理,便于学生在对化学实验整体把握的同时,又有系统的印象和理解。在内容取舍上,贯彻少而精、避免重复、结合药学专业实际、突出与理论教学同步和互补的原则。例如,在第二篇有机化学实验部分增加了"有机分子模型组装",便于学生理解理论课中抽象的杂化轨道理论和有机分子立体结构;第三篇分析化学实验部分增添了大型仪器(荧光光谱、气相色谱、液相色谱等)的介绍和使用,有利于学生了解仪器分析和化学学科的发展前沿。

　　本书适用于高等医学院校药学、药剂、生物技术、医学检验、中药学等专业的学生使用,也可供相关专业教师和科研工作者参考。

　　本次编写工作得到了新乡医学院和郑州大学出版社的大力支持。编写过程中参考和吸收了部分优秀教材内容,在此一并致谢。各位编者对本教材编写尽心尽力、精益求精、力求尽善尽美,但由于水平有限和时间仓促,书中难免存在错误和不当之处,恳请同行专家和广大师生提出宝贵意见。

编者
2019 年 5 月

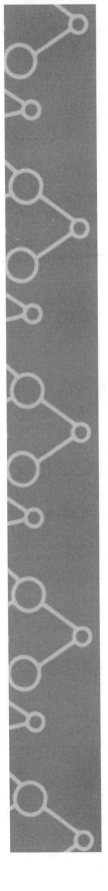

目　录

第一篇　无机化学实验

第二篇　有机化学实验

第三篇　分析化学实验

第四篇　物理化学实验

第一章 实验基础知识与基本操作

药学化学实验是药学化学教学内容的重要组成部分。本章主要介绍药学化学实验的目的和要求、基本安全常识、常用试剂与仪器的使用方法、常用实验技术与基本操作、实验数据处理及实验报告的书写要求等。本章是进行药学化学实验之前,必须了解和熟悉的基本实验常识。

第一节 药学化学实验的目的和要求

一、药学化学实验的目的

化学是药学相关专业必修的专业基础课程。药学化学实验综合了无机化学、有机化学、分析化学和物理化学的实验内容,是药学化学教学内容的重要组成部分。开设药学化学实验的目的不仅是让学生掌握专业所需的基本化学操作技能,进一步理解药学化学的基本理论和方法;更重要的是培养学生科学的思维方式及观察、分析和解决问题的能力;使学生树立严谨求实的科学态度和耐心细致的工作作风;具有解决某些化学方面实际问题及进行简单科学实验的能力;为学习后续课程和从事专业工作奠定基础。

通过本课程的学习,学生将有以下收获:①进一步巩固酸碱反应、沉淀反应、氧化还原反应、配位反应的基本原理和基本性质,熟悉无机化合物的一般制备和提纯方法;②学会蒸馏、重结晶、萃取或提取等分离纯化技术,掌握常见有机物和药物合成的反应原理和制备流程;③掌握酸碱滴定、氧化还原滴定和配位滴定等定量分析技术,熟悉紫外-可见分光光度计、荧光光谱、气相色谱、液相色谱等仪器的原理和使用方法;④加深对热力学、动力学、电化学等基本原理和基础知识的理解,学会燃烧热、溶解热、平衡常数和反应速率常数等物理常数的测定方法。

二、药学化学实验的要求

为了达到上述目的,不仅要有正确的学习态度,还要有正确的学习方法。做好药学化学实验必须注意以下几个环节。

1.认真预习 实验预习是做好化学实验的前提和重要环节。不进行实验预习,实验操作难免机械地按照书本上的步骤照方抓药,难以保证实验的连续性,对实验的关键环节理解不深,不利于创新能力的培养。只有充分理解实验原理、操作要领,明确实验将要解决哪些问题、为什么要解决这些问题、怎样解决问题,才能主动和有条不紊地进行实验,取得良好的实验效果,感受到实验的意义和乐趣。因此,必须重视实验预习这一环节,实验预习要做到以下几点。

(1)仔细阅读教材 明确实验目的,熟悉实验原理,清楚实验步骤及各步操作的目的和要求,必要时查阅手册或其他参考书。

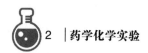

（2）合理安排实验　对整个实验做到心中有数。例如,哪些器皿需要提前干燥、哪个步骤耗时较长需提前进行,以便合理安排实验顺序,使整个实验紧凑又有条不紊。

（3）养成书写预习报告的习惯　通过自己的思考,用自己的语言,简明扼要地把预习内容记录下来,尤其是要认真记录实验的关键环节和注意事项。预习时可以设计好表格,以便实验时及时、准确地进行记录。

2.做好实验　实验中应严格遵守操作规程,认真观察实验现象,如实记录实验数据。善于发现问题、分析问题,学会用有关的理论解释实验中的问题。如尚有疑惑,可与指导教师讨论或写入实验报告中。

（1）严格遵守操作规程　不能贪图"方便、省事"而不按规范进行操作。实验时要认真正确使用仪器,多动手、多动脑。仔细观察、积极思考,如实记录。要善于巧妙安排和充分利用时间,以便有充裕的时间进行实验和思考。

（2）仔细观察实验现象　在实验过程中物质的状态和颜色、沉淀的生成和溶解、气体的产生、反应前后温度的变化等都是实验现象。

（3）如实记录实验数据　最好用表格的形式记录数据。数据记录要实事求是,不能拼凑或伪造数据,不能掺杂主观因素。如果记录数据后发现读错或测错,应将错误数据画去重写(不要涂改或抹掉),简要注明理由,便于找出原因。

3.写好实验报告　做完实验后,要及时写实验报告。实验报告的书写是实验的总结,是感性认识上升到理性认识的过程。实验报告要求文字精练、内容确切、书写整洁,应有自己的看法和体会。

实验报告内容包括以下几部分:实验目的、实验原理、实验用品、实验步骤(可注明观察到的实验现象)、装置示意图、实验数据、实验结论、注意事项、问题讨论和对实验的改进意见等。

实验报告的书写是每个实验的重要组成部分,旨在培养学生科学记录实验过程、正确处理实验数据、总结归纳实验结果和结论的能力,为今后撰写科研论文和研究报告打下良好的基础。因此,要正确对待实验报告的书写。

第二节　学生守则与安全知识

一、学生守则

为了保证实验的正常进行和培养良好的实验作风,避免实验事故的发生,学生必须遵守下列实验室规则。

1.实验前做好准备工作。认真预习实验内容,明确实验目的和原理,清楚实验步骤及注意事项,写出预习报告。

2.进入实验室必须穿白大衣,禁止穿拖鞋、背心、短裤进入实验室。

3.实验前检查仪器、试剂,发现有破损或缺少现象,应向指导老师请示,按规定办理补领手续。实验过程中仪器若有损坏,应按照规定进行赔偿和补充。

4.不迟到早退,实验过程中应保持安静,遵守实验纪律,不准大声喧哗。提前完成实验者要经指导教师同意后方可离开实验室。

5. 实验进行时应认真操作,细致观察,注意理论联系实际,及时记录实验现象,不得擅自离开,不做与实验无关的事情。

6. 遵从教师的指导,注意安全,严格按照操作规程和实验步骤进行实验。发生意外事故时,要镇静,及时采取应急措施,并立即报告指导教师。

7. 依据实验要求,如实记录实验现象和实验数据,认真书写实验报告,并按时上交。

8. 爱护公物,节约水、电、煤气及试剂。不得乱拿别人的仪器,严格药品用量,不得私自将药品、仪器带出实验室。公用仪器及药品用完后立即放回原处。

9. 保持实验室整洁。实验时做到桌面、地面、水槽、仪器"四净"。实验完毕后把实验台整理干净,试剂、仪器分类放置。所有废弃物品放入废物缸,不得乱扔。

10. 轮流值日。值日生的职责为:整理公用仪器,打扫实验室卫生,清倒废物缸,并协助实验室管理人员检查和关好水、电、煤气及门窗。值日生需经老师检查合格后方可离开实验室。

二、实验事故的预防和处理

药学化学实验是一门事故发生率较高的实验课程。为了预防实验事故,发生事故时能及时有效地处理,尽可能减轻其危害,必须对常见事故的发生原因、预防办法及处置措施有所了解。实验室中常见的事故及救护措施有以下几种。

(一)药品灼伤

当强酸、强碱及腐蚀性药品沾及人的皮肤、眼睛等时,会造成药品灼伤。常见情况为:①在倾倒、转移、称量药品时不小心触及;②在开启储有挥发性液体的瓶塞或安瓿瓶时未预先冷却,高压蒸汽携带液体冲出溅及人体;③蒸馏时发生暴沸或在密闭系统中反应,塞子或仪器接头处被冲开,药液溅上人身;④反应中生成的腐蚀性气体大量散发到空气中,人体暴露在这样的气体里而被沾染。

对于前3种情况,只要严格、认真地按照正确的规程操作都可避免。对于反应中产生的腐蚀性气体可根据其性质,先用水或适当的药液吸收,再将尾气导入下水道,使之不能散发到室内空气中。强酸(或强碱)灼伤,可用抹布擦去大量的酸(或碱)液后,用大量自来水冲洗,然后用3%~5%碳酸氢钠(1%~2%醋酸或硼酸)溶液冲洗,最后再用水冲洗。

(二)中毒

实验室中所用的化学试剂大多具有毒性。摄入人体的途径有误服、皮肤沾染和经呼吸道摄入。误服的可能性微乎其微,只要严格、细心地按规程操作,皮肤沾染也可以避免。预防中毒的最根本办法是:①预先查阅有关资料,对所操作试剂的毒性尽可能详细地了解;②试剂取用后立即盖好盖子,以防其蒸气大量挥发,并保持空气流通;③严格规程,细心操作,防止皮肤沾染和药品飞溅。

如果发生了中毒事故,应根据不同情况分别处理。

吸入刺激性或有毒气体时,若感到有窒息、头昏、恶心等轻微中毒症状,应停止实验,到空气新鲜处深呼吸,待恢复正常后,改善实验场所的通风状况再重新开始实验。若实验者中毒昏倒,应迅速将其抬到空气新鲜处平卧休息。若严重昏迷,或出现斑点、呕吐等症状,应及时送医院治疗。若有毒物品误入口中,应用大量水洗漱口腔,并立即就医。

(三)烫伤和冻伤

皮肤触及热的物体(如热的铁圈、沸水、热蒸气等)会被烫伤;触及干冰、液氮等会被冻伤。烫伤时可用冷水冲洗散热,涂上烫伤膏;冻伤部位可用手按摩,加速血液流通或涂上冻伤膏,较严

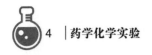

重者则需到医院治疗。

（四）割伤

割伤主要发生于以下两种情况：①玻璃仪器口径不合而勉强连接或装配仪器时用力过猛；②在向橡皮塞中插入玻璃管、玻璃棒或温度计时，塞孔太小，而手在玻璃管、玻璃棒或温度计上的握点离塞子太远。所以，预防割伤必须注意口径不合的仪器不要勉强连接，装配仪器用力要适度；向塞孔中插入玻璃管、玻璃棒或温度计时要按正确的方法进行。

割伤发生后应先取出伤口中的碎玻璃，若伤口不大，可用蒸馏水洗净伤口，涂上紫药水，撒上止血粉，再用纱布包扎。若伤口较大或割破了动脉血管，应用手按住或用布带扎住血管靠近心脏的一端，以防止大量出血，并迅速送往医院。

（五）着火

实验室中常用的有机溶剂大多是易燃品并具有较大挥发性。实验室中常用酒精灯、电炉等加热，电器使用时往往产生电火花。所以，着火燃烧是化学实验室发生率高的实验事故。常见的情况有：①在烧杯或蒸发皿等敞口容器中加热有机液体，可燃的蒸气遇明火引起燃烧；②回流或蒸馏操作中未加沸石，引起暴沸，或装置安装不当，液体冲出瓶外被明火点燃；③用明火加热装有液体有机物的烧瓶，引起烧瓶破裂，液体逸出并被点燃；④在倾倒或量取有机液体时，不小心将液体洒出瓶外并被明火点燃；⑤将废溶剂等倒入废物缸，其蒸气大量挥发，被明火点燃；⑥在使用金属钾、钠时，不小心使其接触水或潮湿的台面、抹布等引起燃烧。

发生燃烧事故，要冷静处置，千万不可惊慌失措。首先要立即关掉热源开关，切断电源，移开火焰周围的可燃物品，然后根据不同情况做不同处置。若是热溶剂挥发出的蒸气在瓶口处燃烧，可用湿布覆盖至熄灭；若洒出的液体燃烧，可用防火沙、湿布或石棉布盖熄；若火势较大，则需用灭火器喷熄；若可燃液体溅在衣服上并引起燃烧，应立即就地躺倒滚动将火压熄，切不可带火奔跑，以免火势扩大。

实验室内灭火应该注意：①只有当着火的有机物极易溶于水，且火势不大时才可用水灭火，其他情况下一般不用水灭火，因为有机物会浮在水面上继续燃烧并随水的流动迅速扩散；②用灭火器灭火时应从火焰的四周向中心扑灭，电器着火时不可用泡沫灭火器灭火；③金属钾、钠造成的着火事故不可用灭火器扑灭，更不能用水，只能用干沙或石棉布盖熄。若一时不具备这些东西，也可将实验室常用的碳酸钠或碳酸氢钠固体倒在火焰上将火扑灭。

（六）爆炸

化学实验室中易见的爆炸事故及其发生原因、预防办法和处置措施：①燃爆，是指易燃气体或蒸气在空气中由于燃烧太快，产生的热量来不及散发而导致的爆炸。所以，在使用氢气、乙炔、环氧乙烷、甲醛等易燃气体或乙醚等液体时必须保持室内空气流通并熄灭附近的明火。②在密闭系统中进行放热反应或加热液体而发生爆炸。凡需要加热或放热的反应装置一般都不可密封。③减压蒸馏时若使用锥形瓶或平底烧瓶作接收瓶或蒸馏瓶，因其平底处不能承受较大的负压而发生爆炸。故减压蒸馏时只允许用圆底瓶、尖底瓶或梨形瓶作接收瓶或蒸馏瓶。④乙醚、四氢呋喃、二氧六环、共轭多烯等化合物，久置后会产生一定量的过氧化物。在对这些物质进行蒸馏时，过氧化物被浓缩，达到一定浓度时发生爆炸。故在对这些物质蒸馏之前一定要检验并除去其中的过氧化物，而且不允许蒸干。⑤某些类型的化合物在一定条件下会发生自爆或爆炸性反应。因此，多硝基化合物、叠氮化合物应避免高温、撞击或剧烈的震动；重氮盐应随制随用，如确需做短期的存放，应保存在水溶液中；金属钾、钠应避免接触水、湿抹布或潮湿的仪器；氯酸钾、过氧化物等应避免与还原剂混放。

爆炸事故的发生率远低于着火事故，但一旦发生，危害往往十分严重。所以，爆炸危险性较大的实验应在专门的防爆设施(如装有有机玻璃的通风橱)中进行,操作人员必须戴上防爆面罩。一般情况下不允许一个人单独关在实验室里做实验,以免在发生事故时无人救援。如果爆炸事故已经发生,应立即将受伤人员撤离现场,并迅速清理爆炸现场以防引发着火、中毒等事故。如果已经引发了其他事故,则按相应的方法处置。

第三节　化学试剂的级别与取用

一、化学试剂的级别

实验室常用化学试剂的级别,是以其中所含杂质多少来划分的,一般可分为4个等级,其等级和适用范围见表1-1。

表1-1　试剂的等级和适用范围

级别	名称	英文名称	符号	适用范围	标签标志
一级品	保证试剂(优级纯)	Guaranteed reagent	G. R.	纯度高,用于精密分析工作	绿色
二级品	分析试剂(分析纯)	Analytical reagent	A. R.	纯度仅次于一级品,适用于多数分析工作	红色
三级品	化学纯	Chemical pure	C. P.	纯度稍差于二级品,用于一般化学实验	蓝色
四级品	实验试剂	Laboratory reagent	L. R.	纯度较低,适用作实验辅助试剂	棕色或其他颜色

此外,还有各种专门用途的试剂,如基准试剂、生化试剂、光谱纯试剂、色谱纯试剂和高纯试剂等。基准试剂(P. T.)的纯度相当于或高于优级纯,主要用作滴定分析中的基准物质。生化试剂(B. R.)适用于生物化学及医药化学实验。光谱纯试剂(S. P.)和色谱纯试剂(L. C.)可分别作为光谱分析和色谱分析,但不能当作滴定分析的基准物质使用。高纯试剂的特点是杂质含量低(比优级纯或基准试剂都低),主体含量一般与优级纯试剂相当。高纯试剂多属于通用试剂(如 HCl、$HClO_4$、$NH_3 \cdot H_2O$、Na_2CO_3 等),主要用于微量分析中试样的分解及试液的制备,以降低试剂的空白值。

我国化学试剂产品有国家标准(GB)、化工部标准(HG)及企业标准(QB)三级。国际标准化组织(ISO)近年来已陆续建立了很多种化学试剂的国际标准。国际纯粹与应用化学联合会(IUPAC)对化学标准物质的分级也有规定。

要根据所做实验的具体情况,如分析方法的灵敏度和选择性、分析对象的含量及对分析结果准确度的要求等,合理地选用相应级别的试剂,既不超规格造成浪费,又不随意降低规格而影响分析结果的准确度。例如,滴定中常用的标准溶液,一般应选用分析纯试剂配制,再用基准试剂进行标定。在某些情况下(例如对分析结果要求不很高的实验)也可以用优级纯或分析纯试剂代替基准试剂。滴定分析中所用的其他试剂一般为分析纯。

如果现有试剂的纯度不能满足某种实验的要求,应将试剂提纯后再使用。

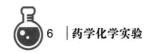

二、化学试剂的取用

取用试剂前,应看清试剂标签,以免用错试剂。取用试剂后,立即盖紧瓶盖,防止试剂与空气中的氧气等发生化学反应。取用试剂时,注意不要多取,取多的试剂不能倒回原试剂瓶中,以防污染瓶内试剂。

(一)液体试剂的取法

1. 从细口瓶中取用试剂　从细口瓶中取用试剂时,要用倾注法取用(图1-1)。取下瓶塞,把它仰放在桌面上。用左手的拇指、食指和中指拿住容器(如试管、量筒等)。用右手拿起试剂瓶,注意使试剂瓶上的标签对着手心,以免瓶口残留的少量液体顺瓶壁流下而腐蚀标签。瓶口靠紧容器,慢慢倒出所需量的试剂。倒完后,应该将试剂瓶口在容器上靠一下,再使瓶子竖直,这样可以避免遗留在瓶口的试剂从瓶口流到试剂瓶的外壁。一旦有试剂流到瓶外,要立即擦净。防止试剂沾染标签。

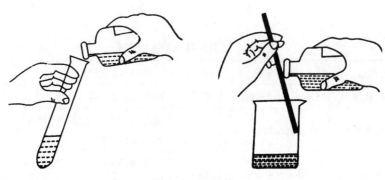

图1-1　倾注法

如接收容器是烧杯,则应左手持玻璃棒,让试剂瓶口靠在玻璃棒上,使滴液顺玻璃棒流入烧杯。倒毕,应将瓶口顺玻璃棒向上提一下再离开玻璃棒,使瓶口残留的溶液顺玻璃棒流入烧杯。必须注意倒完试剂后,瓶塞须立刻盖在原试剂瓶上,把试剂瓶放回原处,并使瓶上的标签朝外。

2. 从滴瓶中取用试剂　从滴瓶中取用少量试剂时,先提起滴管,使管口离开液面,用手指捏紧滴管上部的橡皮头,赶出滴管中的空气。然后把滴管伸入试剂瓶中,放开手指,吸入试剂,再提起滴管,将试剂滴入试管或烧杯中(图1-2)。使用滴瓶时,必须注意下列几点。①将试剂滴入试管中时,必须用无名指和中指夹住滴管,将它悬空放在靠近试管口的上方,滴管口应距试管口0.5 cm左右,然后用拇指和食指挤捏橡皮头,使试剂滴入试管中。绝对禁止将滴管伸入试管中,以免与器壁接触沾染其他试剂,使滴瓶内试剂受到污染。②滴瓶上的滴管只能专用,不能和其他滴瓶上的滴管搞错,因此,使用

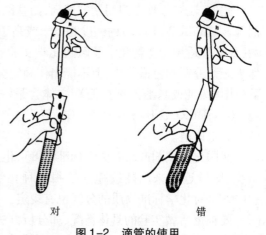

对　　　　　　错

图1-2　滴管的使用

后应立即将滴管插回原来的滴瓶中,切勿张冠李戴。一旦插错了滴管,必须将该滴瓶中的试剂全部倒掉,洗净滴瓶及滴管,重新装入纯净的试剂溶液。③滴管口不能朝上,以防管内溶液流入橡皮头内与橡皮发生作用,腐蚀橡皮头并沾污滴瓶内的溶液。

(二)固体试剂的取法

固体试剂一般用药匙取用,药匙的两端一般有大小两个匙,分别用于取大量固体和少量固体。

取用试剂时,药匙必须洗净擦干才能用,以免沾污试剂。最好每种试剂设置一个专用药匙。

取用试剂时,一般是用多少取多少,取好后立即把瓶盖盖严,需要蜡封的,必须立即重新蜡封,随手将试剂瓶放回原处。

若要求称取一定量的固体试剂时,可先在台秤盘上放称量纸或表面皿,使台秤平衡,然后将固体试剂放在称量纸上或表面皿上称量。易潮解或有腐蚀性的物质可将称量纸改成用烧杯或锥形瓶称量。若要求准确称取一定重量的固体试剂作基准物或配制溶液,一般采用减量法或固定重量法在分析天平或电子天平上称量。

第四节 常用仪器和软件的使用方法

一、电子天平

电子天平是新一代的高精度天平,一般最大称取的质量为 110 g,可以称量到 0.0001 g。它利用电子装置完成电磁力补偿或电磁力矩的调节,使物体在重力场中实现力或力矩的平衡。一般结构都是机电结合式的,由载荷接受与传递装置、测量与补偿装置等组成。分为顶部或底部承载式两类,目前实验室常用的是顶部承载式电子天平。

近年来,我国已生产多种型号的电子天平,实验室最常用的是 FA/JA 系列(上海天平仪器厂生产),是一类采用 MCS-51 系列单片机多功能顶部承载式电子天平,如图 1-3 所示,它具有数字显示、自动调零、自动校正、扣除皮重及输出打印等功能。

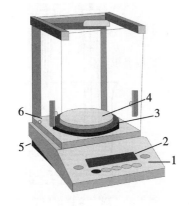

功能键作用	
ON:开启	OFF:关闭
TAR:去皮,清零	CAL:校准
INT:积分时间调	COU:点数功能
ASD:灵敏度调整	UNT:量制换算
PRT:输出模式	

图 1-3 电子天平
1. 功能键 2. 电子显示屏 3. 盘托 4. 秤盘 5. 水平螺旋脚 6. 水平仪

1. 电子天平的操作方法

(1)将电子天平放置在稳固水平的台面上,查看水平仪(水平时,水平仪气泡刚好位于水平仪中心),若不水平,则调节水平螺旋脚,将天平调至水平。

（2）接通电源，预热10～15 min，轻按键板上的 ON 键，电子显示屏全亮，显示天平的型号后，即进入称量模式，显示0.0000，若显示的不是0.0000，则按一下 TAR 键调零。

（3）将容器（或待称物）轻轻放在秤盘中间，待示数稳定后，即可读数。

（4）若需要清零、去皮，请轻按 TAR 键，显示屏出现全零状态，容器质量已被扣除，即为去皮。此时可继续向容器中加试样进行称量，显示屏显示的即为试样的质量。当拿走容器和样品后，显示屏显示容器质量的负值。

（5）称量完毕，取下被称物，按 OFF 键关闭天平，拔掉电源，盖上防尘罩。

2. 使用电子天平的注意事项

（1）天平长时间不用或移动位置，应检查是否水平，通电预热后，进行校正。

（2）电子天平是高精度的电子仪器，操作过程中要轻缓，避免损坏天平。

（3）称量前应先粗称，切记称量不能超过天平所允许的最大量程。

（4）称量过程中，应关闭天平门，避免环境的影响，使称量不准确。

（5）对于过热或过冷的称量物，应将其放置到室温后方可称量。

（6）所有称量物都必须置于一定的洁净干燥容器（如称量纸、烧杯、表面皿、称量瓶等）中进行称量，以免沾染腐蚀天平。

二、酸度计

酸度计又称为 pH 计，是准确测定溶液 pH 值的常用实验仪器。酸度计的种类较多，如早期的25型酸度计、pHS-2C 型。目前，实验室最常用的是 pHS-3C 型。各种型号结构虽有不同，但其基本原理都相同。下面主要介绍常用的 pHS-3C 型酸度计。

1. 酸度计的基本原理　酸度计是通过测量电池电动势的方法来测定溶液 pH 值的。它主要有测量电极（玻璃电极）、参比电极（饱和甘汞电极）及精密电位计3部分构成。既可以用来测定溶液的 pH 值，也可测定电池的电动势，还可配合搅拌器做电位滴定。测定溶液的 pH 值时，用 pH 档，测电动势时用毫伏（mV）档。

一定温度下，当测量电极（玻璃电极）、参比电极（饱和甘汞电极）插入待测溶液时组成原电池（图1-4），参比电极的电极电势恒定，而测量电极的电极电势却随溶液的 pH 值不同而变化，故原电池的电动势只与溶液的 pH 值有关。

$$E_{电池} = E_{甘} - E_{玻} = 0.2415 - (E_{玻}^{\theta} - 0.05916pH)$$

$$pH = \frac{E_{电池} + E_{玻}^{\theta} - 0.2415}{0.05916}$$

若 $E_{玻}^{\theta}$（玻璃电极的标准电极电势）已知，只要测定电池的电极电势就可以求出未知溶液的 pH 值。玻璃电极的标准电极电势可通过一个已知 pH 值的标准缓冲溶液（如邻苯二甲酸氢钾）代替待测溶液而确定。酸度计一般把测得的电池电极电势直接转换成 pH 值显示出来。酸度计上有定位调节器，测量标准缓冲溶液时，可利用定位调节器把读数直接调成标准缓冲溶液的 pH 值，起到校正仪器的作用。

2. 玻璃电极　测定溶液的 pH 值最常用的指示电极是玻璃电极（图1-5），其主要部分是头部的球泡，它是由特质的玻璃吹制成极薄（薄膜厚度约0.2 mm）的中空小球，球内装有

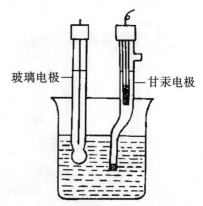

玻璃电极 —— 甘汞电极

图1-4　测定溶液 pH 值的电池示意

$0.1\ mol \cdot L^{-1}$的 HCl 溶液,溶液中插有 Ag-AgCl 内参比电极,可表示为:

$$Ag, AgCl(s) | HCl(0.1\ mol \cdot L^{-1}) | 玻璃 | 待测溶液$$

电极反应为:$AgCl(s) + e^- \rightleftharpoons Ag(s) + Cl^-(aq)$

玻璃电极的极薄玻璃膜对氢离子有敏感作用(对氢离子有选择性),当电极浸入待测液时,其中的氢离子与电极玻璃球泡表面水化层进行离子交换,从而在玻璃溶液的接触界面上产生电极电势,由于玻璃膜把两个不同氢离子浓度溶液隔开,在玻璃膜的内外两侧均产生电极电势,由于与玻璃膜内侧接触的氢离子浓度不变,而外侧所接触溶液中氢离子浓度是变化的,故内外层的电势差也在变化,所以玻璃电极的电极电势只与待测溶液的 pH 值有关。298.15K 时,$E_{玻} = E_{玻}^{\theta} - 0.05916\ pH$。

3. 饱和甘汞电极　酸度计的参比电极为饱和甘汞电极(图 1-6),它是由氯化亚汞(甘汞)、汞和饱和氯化钾溶液组成的电极,在电极的玻璃管内装有饱和的氯化钾溶液,溶液中装有一个作为内部电极的玻璃管,此管内封接一根铂丝插入汞中,汞的下面是汞和甘汞的混合糊状物,底端有多孔物质与外部 KCl 溶液相通。饱和甘汞电极可表示为:

$$Pt(s) | Hg(l) | Hg_2Cl_2(s) | KCl(饱和溶液)$$

电极反应为:$Hg_2Cl_2(s) + 2e^- \rightleftharpoons 2Hg + 2Cl^-$

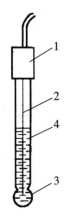

图 1-5　玻璃电极

1. 绝缘套　2. Ag-AgCl 电极
3. 玻璃膜　4. 内部 HCl 溶液

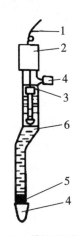

图 1-6　饱和甘汞电极

1. 导线　2. 绝缘体　3. 内部电极
4. 胶皮帽　5. 多孔物质　6. 饱和 KCl 溶液

温度一定时,甘汞电极的电极电势只与氯离子的浓度有关,当管内盛装饱和 KCl 溶液时,氯离子浓度一定,故饱和甘汞电极电势只与温度有关,298.15 K 时,饱和甘汞电极电势为 0.2415 V。当温度为 T 时,其电极电势为:

$$E_{饱和甘汞电极} = 0.2415 - 7.6 \times 10^{-4}(T - 25)$$

为了使用方便,现在实验室用的电极多为复合电极,表面看只有一个电极,实际是将玻璃电极和参比电极复合到了一起。

4. pHS-3C 型酸度计示意图及参数　PHS-3C 型酸度计(图 1-7)是一台数显高精密度 pH 计。该 pH 计适用于测定水溶液的 pH 值及电极电势(mV 值)。其测量范围是:pH 值,0 ~ 14;电极电势,0 ~ ±1999 mV;最小显示单位:0.01 pH,1 mV;温度补偿范围:0 ~ 60 ℃。

5. pHS-3C 型酸度计的使用方法

(1)开机并安装电极　电源线插入电源插座 10,按下电源开关 9 并预热 30 min,将 pH 复合

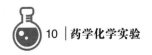

电极 5 安装在多功能电极架 4 上,取下复合电极前端的保护套。

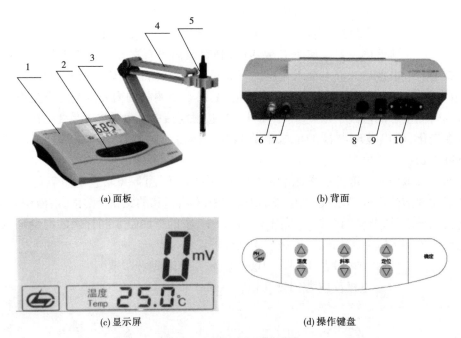

(a) 面板　　　　　　　　　　　　(b) 背面

(c) 显示屏　　　　　　　　　　(d) 操作键盘

图 1-7　pHS-3C 型酸度计

1. 机箱　2. 操作键盘　3. 显示屏　4. 多功能电极架　5. pH 复合电极
6. 测量电极插座　7. 参比电极接口　8. 保险丝　9. 电源开关　10. 电源插座

(2)设置温度　用温度计测出被测溶液的温度,按"温度△"或"温度▽"键调节显示值,使温度显示为被测溶液的温度,按"确定"键,即完成当前温度的设置。

(3)pH 电极的标定　仪器使用前要校正,一般仪器连续使用时,应每天校正 1 次。

该酸度计具有自动识别标准缓冲溶液的能力,可以识别 pH 4.00、pH 6.86、pH 9.18 三种标准缓冲溶液,因此对于这三种标准缓冲溶液,按"定位"键或"斜率"键后不必再调节数据,直接按"确定"键即可完成标定。用"定位"进行一点标定,用"斜率"进行二点标定。

◆一点标定

1)在仪器的测量状态下,把清洗过的电极插入某种标准缓冲溶液中(如 pH=6.86 的标准缓冲溶液中)。

2)用温度计测出被测溶液的温度值,按前面设置温度的方法设置温度值。

3)待读数稳定,按"定位"键,仪器会提示用户是否进行标定,显示"Std YES"字样,如果用户需要标定,则按"确定"键,仪器自动进入一点标定状态,显示屏显示当前温度下的标准 pH 值,然后按"确定"键,仪器即贮存当前的标定结果,按"pH/mV"键退出标定状态,返回测量状态。

◆二点标定

1)准备两种标准缓冲溶液,如 pH=6.86 和 pH=4.00(所测溶液为酸性),如果待测溶液碱性,则选 pH=9.18 的缓冲溶液。

2)按照前面的叙述进行一点标定,即在仪器的测量状态下,把用蒸馏水清洗过的电极插入 pH=6.86 的标准缓冲溶液中,用温度计测出溶液的温度值(如 25.0 ℃),按照前面设置温度的方法设置温度值;稍后,待读数稳定,按"定位"键,再按"确定"键进入一点标定状态,仪器识别当前标准缓冲溶液并显示当前温度下的标准 pH 值 6.86,然后按"确定"键完成标定,仪器返回测量状态。

3）同理,再次清洗电极并插入 pH＝4.00 的标准缓冲溶液中,用温度计测出溶液的温度值（如25.0 ℃）,并设置温度值;稍后,待读数稳定,按"斜率"键,再按"确定"键,仪器识别当前标准缓冲溶液并显示当前温度下的标准 pH 值4.00,然后按"确定"键完成标定,仪器贮存当前的标定结果,然后返回测量状态。

（4）pH 值的测量　标定过的仪器,即可用来测量被测溶液。具体操作步骤如下:①用蒸馏水清洗电极头部,再用被测溶液清洗 1 次;②把电极浸入被测溶液中,用玻璃棒搅拌溶液,使溶液均匀,在显示屏上读出溶液的 pH 值。

6.使用酸度计的注意事项

（1）电极使用时要小心,避免电极的敏感玻璃球与硬物接触,因任何磨损或擦毛均使电极失效,电极使用前后均应清洗吸干,用后要及时套上盛有电极液的电极保护套。

（2）新的玻璃电极在使用前,应在蒸馏水中浸泡48 h 以上,使其充分活化;而复合电极因为一直浸泡在电极液中,可用蒸馏水冲洗后随时使用,复合电极使用一段时间后,应及时从电极上端的加液口补充外参比 KCl（3 mol·L^{-1}）溶液。

（3）电极引线插头必须保持清洁干燥,否则将导致测量不准确或较大误差。

（4）酸度计在使用前一定要用标准缓冲溶液校正准确后方可使用,否则会引起较大的测量误差。

三、分光光度计

分光光度计是用来测量物质对光的吸收程度,并进行定性、定量分析的仪器。根据选择光源的波长不同,又分为可见光分光光度计（380～780 nm）、近紫外分光光度计（185～385 nm）、红外分光光度计（780～30 0000 nm）等。目前有多种型号的分光光度计,其结构、原理和使用方法大同小异。下面仅介绍754N 型和722 型分光光度计的使用方法。

1.分光光度计的基本原理　分光光度计是依据朗伯-比尔（Lambert–Beer）定律设计的。即物质对光的吸收具有选择性,不同物质具有各自的吸收带,所以一束平行的单色光通过溶液（图 1–8）时,一部分被溶液吸收,一部分透过溶液,溶液对单色光的吸收程度与溶液的浓度 c 及液层厚度 b 成正比。即:

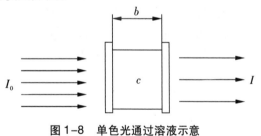

图1–8　单色光通过溶液示意

$$A = \lg \frac{I_0}{I} = kcb$$

式中 A 为吸光度,I_0 为入射光的强度,I 为透过光的强度,k 为吸收系数。

分光光度计的型号虽多,但都包括光源、单色器、样品池、检测及显示系统。光源发出的光经单色器后呈一束平行的单色光,单色光通过样品池后,透过光被检测装置检测到并显示其对光的吸收程度。

2.754N 型分光光度计　仪器的外形见图1–9。

754N 型分光光度计有多种测量方式,无论选择何种方式,都必须遵循以下基本操作步骤。

（1）连接仪器电源线,确保仪器供电电源有良好的接地性能。

（2）开启电源开关,仪器自检。

（3）自检结束后,仪器进入预热状态,预热20 min。

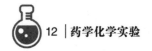
（4）用<▲>或<▼>键选择<光度测量>，按<ENTER>键进入光度测量主界面。

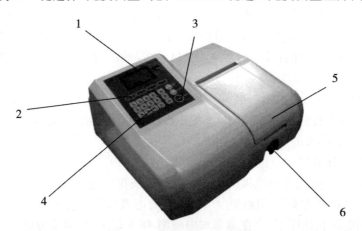

图1-9 754N型分光光度计

1. 显示屏 2. 功能键 3. 编辑键 4. 数字键 5. 样品室盖

6. 试样室拉杆

（5）按下<SET>键，选择<吸光度>测量模式，按<ENTER>键。

（6）按<GOTOλ>键进行波长设置，设置所需的波长，输入完成后按<ENTER>键。

（7）按<RETURN>键回到光度测量主界面。

（8）将参比溶液置于光路，按<ZERO>键，直至屏幕显示0.000Abs。

（9）将被测溶液移入光路，按<START>键进行测量，屏幕显示值即为被测溶液的吸光度值。

（10）仪器使用完毕，关闭电源，拔下电源插头。取出比色皿，洗净、晾干。复原仪器，盖上防尘罩。

关于754N型分光光度计使用更详细的资料，请参考说明书。

3. 722型分光光度计 仪器的外形见图1-10。

722型分光光度计亦有多种测量方式，无论选择何种方式，都必须遵循以下基本操作步骤。

（1）连接仪器电源线，确保仪器供电电源有良好的接地性能。

（2）开启电源开关，使仪器预热20 min（不包括仪器自检时间）。

（3）用<MODE>键设置测试方式：透光率（T）、吸光度（A）、已知标准样品浓度值方式（C）和已知标准样品斜率方式（F）。

（4）用波长选择旋钮设置所需的分析波长。

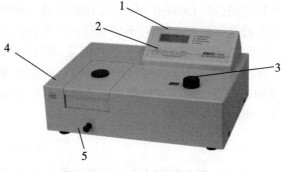

图1-10 722型分光光度计

1. 显示屏 2. 键盘 3. 波长选择旋钮 4. 样品室盖

5. 试样架拉杆

（5）将参比溶液和被测溶液分别倒入比色皿中，分别插入比色皿槽中，盖上样品室盖。一般情况下，参比溶液放在第一个槽中。仪器所附的比色皿其透射比是通过配对测试的，未经配对处理的比色皿将影响样品测试的精度。

（6）将%T校具（黑体）置于光路中，在T方式下按"%T"键，此时显示器显示"000.0"。

（7）将参比溶液置于光路，按"0A/100%T"键调0A/100%T，此时显示器直至显示"100.0"%T 或"0.000"A 为止。

（8）当仪器显示器显示出"100.0"%T 或"0.000"A后，将被测溶液移入光路，此时显示器显示值即为被测溶液的吸光度值或透射比值。

（9）仪器使用完毕，关闭电源，拔下电源插头。取出比色皿，洗净、晾干。复原仪器，盖上防尘罩。

关于722型分光光度计使用更详细的资料，请参考说明书。

4. 比色皿的使用方法

（1）拿取比色皿时，手指不能接触其透光面。测定溶液的吸光度时，应先用该溶液润洗比色皿内壁2～3次。

（2）测定一系列溶液的吸光度时，通常是按从稀到浓的顺序测定。被测定的溶液以装至比色皿的3/4高度为宜。

（3）盛好溶液后，应先用滤纸轻轻吸去比色皿外部的液体，再用擦镜纸轻轻擦拭透光面，直至洁净透明。

（4）一般把盛放参比溶液的比色皿放在第一格内，待测溶液放在其他格内。

（5）根据溶液浓度的不同，选用适当厚度的比色皿，使溶液的吸光度处于0.2～0.8之间。实验过程中，勿将盛有溶液的比色皿放在分光光度计面板上，以免沾污或腐蚀仪器。

（6）实验完毕，比色皿要洗净、晾干，必要时可用（1+1）或（1+2）的硝酸或盐酸，或者适当的溶剂浸洗，忌用碱液或强氧化性洗涤剂洗涤。

四、电导率仪

电导率是电阻率的倒数，表示溶液传导电流的能力。纯水电导率很小，当水中含无机酸、碱或盐时，使电导率增加。电导率常用于间接推测水中离子成分的总浓度。水溶液的电导率取决于离子的性质和浓度、溶液的温度和黏度等。电导率的单位是$s \cdot m^{-1}$（西门子·米$^{-1}$），一般使用单位为$ms \cdot m^{-1}$。新蒸馏水电导率为$0.05 \sim 0.2\ ms \cdot m^{-1}$，存放一段时间后，由于空气中的二氧化碳的溶入，电导率可上升至$0.2 \sim 0.4\ ms \cdot m^{-1}$；饮用水电导率在$5 \sim 150\ ms \cdot m^{-1}$；海水电导率大约为$3000\ ms \cdot m^{-1}$。电导率随温度变化而变化，温度每升高1 ℃，电导率增加2%，通常规定25 ℃为测定电导率的标准温度。

1. 结构原理　DDS-307型数字式电导率仪如图1-11所示，它适用于测定一般液体的电导率。使用时将两个电极（通常为铂电极或铂黑电极）插入溶液，可测定两电极间的电阻R。根据欧姆定律，温度一定时，这个电阻值与电极的间距l(cm)成正比，与电极的截面积A(cm^2)成反比，即：

$$R = \rho \frac{l}{A}$$

由于电极面积A与间距l都是固定不变的，故l/A是一个常数，称电导池常数（以K_{cell}表示）。比例常数ρ叫作电导率，其倒数称为电导率以κ表示。

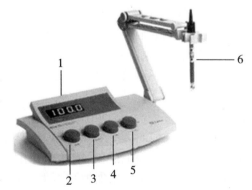

图1-11　DDS-307型电导率仪

1. 显示屏　2. 选择开关　3. 常数补偿
4. 校准　5. 温度补偿　6. 电导电极

$$\kappa = \frac{1}{\rho} = \frac{K_{\text{cell}}}{R}$$

当已知电导池常数,并测出电阻后,即可求出电导率。电导率仪由电导电极和电子单元组成。仪器中配有温度补偿系统、电导池常数调节系统以及自动换档功能等。

2. 使用方法

(1)开机　开启仪器后方可打开电源开关。

(2)校准　将"选择"开关指向"检查","常数"补偿调节旋钮指向"I"刻度线,"温度"补偿调节旋钮指向 25 ℃刻度。调节"校正"调节旋钮,使仪器显示 100.0 μs·cm^{-1}。

(3)测量　①调节"常数"补偿旋钮使显示值与电极上所标电导池常数值一致。②调节"温度"补偿旋钮至待测溶液实际温度值。③调节"选择"开关至显示器有读数,若显示值消失表示量程太小,应改换量程,若显示器上"×10"的灯亮起来,测量的数值应×10。④先用蒸馏水清洗电极,软纸吸干,再用被测溶液清洗 1 次,把电极浸入被测溶液中,轻轻摇动溶液,静置,显示稳定后读出溶液的电导率值。

3. 使用电导率仪的注意事项

(1)电导率对溶液的浓度很敏感,在测定前,一定要用被测溶液多次洗涤电导电极,以保证被测溶液与试剂瓶中的浓度一致。

(2)电极要轻拿轻放,切勿触碰铂黑。电极在使用前后应浸泡在蒸馏水内,以防电极铂黑脱落,引起电导池常数改变。

五、阿贝(Abbe)折光仪

折光率是液体有机化合物的重要特征常数之一,常作为化合物纯度的标志,也用于鉴定未知物。同时,根据折光率与溶液物质的量分数之间的线性关系,还可用折光率来测定溶液的组成。物质的折光率随测定所用波长和测定时的温度不同而变化,测定所用单色光(钠光 D 线波长)确定时,液体有机化合物温度每升高 1 ℃,折光率降低 $3.5 \times 10^{-4} \sim 5.5 \times 10^{-4}$,水的折光率温度每升高 1 ℃,折光率降低 1×10^{-4}。所以表示折光率时,要注明测定的波长及温度,常用 n_{D}^{t} 来表示(D 表示钠光的 D 线波长,为 589.3 nm)。如丙酮的 $n_{\text{D}}^{20} = 1.3591$ 表示 20 ℃时,丙酮对钠光 D 线的折光率为 1.3591。测定液体化合物折光率常用的仪器是阿贝折光仪,它测定液体折光率的范围是 $1.3 \sim 1.7$,精度可达 0.0001。

1. 阿贝折光仪的原理　当单色光由介质 A 进入介质 B 时,由于光在两介质中的传播速度不同,在介质的界面上将发生光的折射现象(图 1-12),根据斯涅耳(Snell)定律,入射角 i 与折射角 γ 有如下关系。

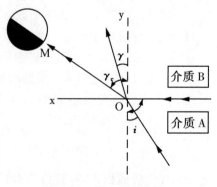

图 1-12　光的折射现象

$$\frac{\sin i}{\sin \gamma} = \frac{n_B}{n_A}$$

上式中 n_A 和 n_B 是光在介质 A、B 中的折光率(又称为相对折光率),物质的相对折光率是光由真空射入介质,规定真空的折光率为 1,据斯涅耳折射定律计算得到的。按照上式,若介质 B 的折光率大于 A,则在 $0 \sim 90°$ 的角度范围内,折射角 γ 恒小于入射角 i,当入射角 i 增大到最大值 90°时,折射角也达到最大值 γ_c(临界折射角),此时介质 B 中 Oy、OM 之间有光线通过,表现为亮区,而 OM、Ox 之间没有光线通过,则为

暗区。临界折射角的位置决定了明暗区分界线的位置。因入射角为90°,故上式可简化为:

$$n_A = n_B \sin\gamma_C$$

阿贝折光仪中B物质相当于棱镜,其折光率为定值,A物质相当于待测液体,所以只要测定临界折射角就可得到待测试样的折光率。阿贝折光仪就是通过测定液体的临界折射角来工作的。

2. 阿贝折光仪的构造和光路系统 阿贝折光仪的外形如图1-13所示,主要部分是两块直角棱镜,下面一块是磨砂的,上面一块是光滑的,当两棱镜沿对角线平面叠合时,待测液体就在两镜面间形成一层均匀的液膜。阿贝折光仪的光路系统如图1-14所示,当光从反光镜1射向辅助棱镜2时,由于辅助棱镜表面是粗糙的毛玻璃面,光在上面产生漫反射,以不同的方向进入两棱镜间的待测液体,穿过待测液体在液体与测量棱镜3接触面上发生折射现象,由于测量棱镜的折光率较高(约1.85),故折射光线均落在临界折射角以内并穿过测量棱镜。实验室常用的光源是白光,而白光是复合光,波长不同的光折射率不一样,以致折射后,明暗区的分界线是一条模糊的色带,该现象称为色散。为消除色散,从棱镜3出来的折射光,再经过两组消色散棱镜,通过调节消色散棱镜的位置就可得到清晰明暗区的分界线。随后由物镜5将明暗区的分界线成像于分划板6上,经目镜7放大成像后供观察。

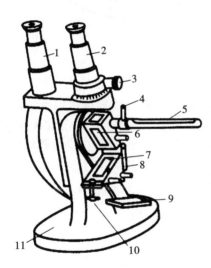

图1-13 阿贝折光仪

1.读数望远镜 2.测量望远镜 3.消色散旋钮 4.恒温水
进口 5.温度计 6.测量棱镜 7.辅助棱镜 8.加液槽
9.反光镜 10.锁钮 11.底座

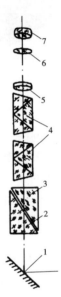

图1-14 阿贝折光仪光路系统

1.反射镜 2、3.棱镜 4.色散棱镜 5.物镜
6.分划板 7.目镜

在目镜中刻有十字线,测量时,调节棱镜的位置旋钮(刻度盘下方)转到棱镜,改变入射角,折射角随之改变,当明暗区的分界线刚好通过目镜十字线的交点时,折射角即达到了临界折射角(通过仪器内各部件的相互联动实现的),转到棱镜的过程中,刻度盘(上面的折光率的刻度值是计算好刻上去的)随之转到,实现临界折射角与由计算出的折光率一一对应。这样就可由刻度盘直接读出待测试样的折光率了。读数时目镜的视野及刻度盘如图1-15所示,刻度盘上左边刻度为工业上测定蔗糖溶液的折光率时,把对应的折光率换算成了质量分数,方便使用。

3. 阿贝折光仪的使用

(1)打开锁钮,使两块棱镜分开,并保持辅助棱镜水平,用滴管在其上面滴2~3滴丙酮(乙醇),用专用的擦镜纸沿同一方向轻轻擦拭(不能来回擦,以防打毛棱镜),然后用擦镜纸擦拭测

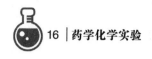

量棱镜。

（2）保持辅助棱镜水平，用滴管在其上面滴2~3滴待测液体，用锁钮把两棱镜锁在一起。

（3）调节反光镜，使视野明亮，然后调节棱镜的位置旋钮，改变入射角，使目镜中出现明暗区的分界线。若分界线模糊不清，有色带，则调节消色散旋钮，使色带消去，分界线清晰。

（4）再一次调节棱镜的位置旋钮，使目镜中明暗区的分界线刚好通过目镜中十字线的交点，从刻度盘上读出待测试样的折光率。

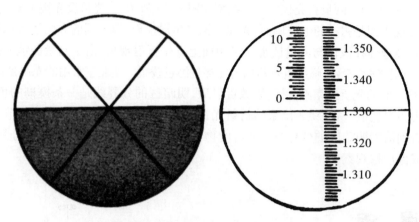

图1-15　目镜下的视野及刻度盘读数

4.阿贝折光仪的校正　仪器使用前都要进行校正，一般在实验室用二次蒸馏水作基准物质校正仪器的零点。步骤是：先将折光仪的两个棱镜中通入恒温水，然后按测定折光率的方法操作，所不同的是先调节棱镜的位置旋钮，把刻度盘的示值调为该温度下二次蒸馏水的标准值，再观察目镜，看明暗区的分界线是否通过十字线的交点，若没有通过十字线的交点则用螺丝刀调整两镜筒间的调零螺丝，使明暗区的分界线通过十字线的交点即可；另一种方法是测定出二次蒸馏水的折光率，然后与其标准折光率值比较计算出差值。

5.注意事项

（1）滴加液体时，胶头滴管的末端不能触及棱镜。

（2）滴加液体要适量，确保把棱镜均匀覆盖，不能留有气泡。

（3）擦镜时要用专用的擦镜纸（比较柔软）沿同一方向轻轻擦拭。

（4）测定易挥发试样时，操作要迅速，避免液体挥发，引起液体局部温度变化导致大的误差。

（5）对同一纯的试样多次测定时，若不更换试样不需要再次擦镜。

（6）仪器使用完毕，应把棱镜擦拭干净，放在专用的盒子里。

六、旋光仪

旋光仪是用来测定物质旋光度的仪器。自然界中许多天然有机化合物，因其分子具有手性，能使平面偏振光的振动面发生旋转，称为旋光性物质。偏振光通过旋光性物质后，振动面旋转的角度称为旋光度。使偏振光的振动面向右旋转的称为右旋性物质，用（+）表示；使偏振光的振动面向左旋转的称为左旋性物质，用（−）表示。旋光性不同的异构体常具有不同的生理和药理效应。例如，左旋抗坏血酸（维生素C）有抗坏血病的效用，而右旋物则没有；左旋麻黄碱在增加血压方面比右旋麻黄碱大20余倍；左旋肾上腺素的生理活性比右旋肾上腺素大14倍。因此，测定物质的旋光度对于研究光学活性分子的构型及确定某些反应机制具有重要作用。

测定旋光度的意义主要有两方面:其一是通过测定已知化合物溶液的旋光度,从文献查得其比旋光度,可计算其浓度;其二是将未知物配成已知浓度的溶液,测其旋光度,再计算其比旋光度,然后与文献值对照,可以鉴别未知物。

旋光仪的类型较多,但其主要构造及原理基本相同,现重点介绍实验室常用的 WXG-4 型旋光仪。

1. 旋光仪的基本原理

(1)偏振光的产生 普通光源发出的光,在垂直于光的传播方向上都有振动,这种光称为自然光或非偏振光;而只在一个方向上振动的光称为平面偏振光。让一束可在各个方向上振动的单色光通过各向异性的晶体(如冰晶石),会产生两束振动平面互相垂直的偏振光(图 1-16),由于这两束偏振光在晶体中的折光率不同,所以当单色光投射到尼科耳(Nicol)棱镜时,垂直于纸面的一束偏振光发生全反射,被棱镜框的涂黑表面吸收。只得到与纸面平行的一束偏振光,如图 1-17 所示。产生平面偏振光的棱镜称为起偏镜。

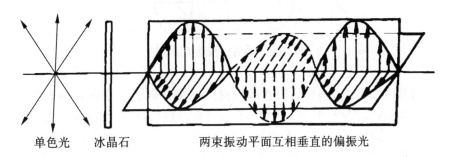

单色光　　冰晶石　　　　两束振动平面互相垂直的偏振光

图 1-16　偏振光的产生

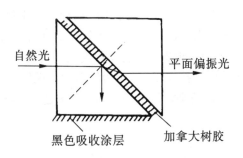

自然光　　　　　　　　　　　平面偏振光

黑色吸收涂层　　加拿大树胶

图 1-17　尼科耳棱镜产生偏振光

(2)偏振光的检验 要测定从起偏镜出来的偏振光在空间的振动平面,还需要一块检偏镜(尼科耳棱镜)与之配合使用。若起偏镜与检偏镜的光路相互平行,则偏振光能够全部通过检偏镜,在检偏镜后得到亮视场(图 1-18a);若二者的光路相互垂直,则偏振光完全不能通过检偏镜,则得到暗视场(图 1-18b)。此时若在二者之间放置旋光性物质的溶液,则偏振光通过溶液后,其振动面将旋转一定角度 α,为了在检偏镜后面得到亮视场或暗视场,必须将检偏镜也相应旋转 α,检偏镜旋转的角度 α(有左右旋之分)即为旋光度(图 1-18c)。理论上可把亮视场或暗视场作为仪器的零点,但是由于人眼对亮、暗视场的感觉不甚灵敏,为提高测量的准确度,常利用三分视场确定仪器的零点。

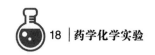

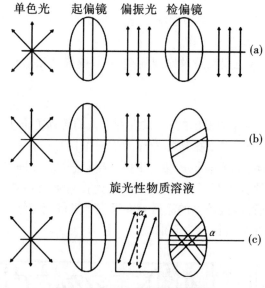

图 1-18 偏振光振动面的测定

三分视场的形成及零视场的选择：在起偏镜后面中部放置一个狭长的石英片（具有旋光性），其宽度约为起偏镜的 1/3，由于石英片具有旋光性，通过石英片的偏振光振动面被旋转了一个角度 φ（2°~5°），这样通过石英片和通过其两边检偏镜的偏振光成为两束振动方向不同的偏振光，如图 1-19 所示，图中 OA 表示通过石英片的偏振光，OC 表示通过石英片两边的偏振光，OB 表示检偏镜的光路方向。若转到检偏镜使其光路 OB 与偏振光 OA 垂直，则视场为图中（a）的情况；若 OB 与 OC 垂直，视场中将看到（b）的情况；若 OB 刚好处在 OA、OC 相交成两组对顶角的大角平分线上，则由于两束偏振光强度在光路 OB 方向的分量大小相等且最小，故视场如图（c），明亮程度均匀且最暗；若 OB 刚好位于小角的平分线上，则由于两束偏振光强度在光路 OB 方向的分量大小相等且最大，故视场如图（d），明亮程度均匀且最亮。因为人的视觉对明暗均匀与不均匀有较大的敏感，故实验中选择视场（c）作为仪器的零视场，而（d）视场太亮，不易辨别三分视场的消失。视场（c）作为零视场刚好位于（a）、（b）视场之间，这样寻找零视场更方便。

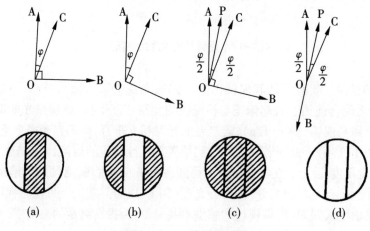

图 1-19 三分视场示意

（3）旋光度的测量　测量旋光性溶液的旋光度时一般先把装有蒸馏水的样品管放入旋光仪，找到零视场，然后将待测旋光度的溶液放入旋光仪，再次找到零视场。检偏镜旋转的角度 α（有左右旋之分）即为旋光度，该旋转的角度可由刻度盘读出。

2. 旋光仪的构造　图 1–20 为旋光仪的外形图，它主要由光源、起偏镜、检偏镜、刻度盘等构成，其构造示意图如 1–21 所示。

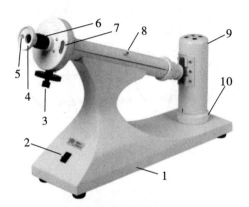

图 1–20　旋光仪的外形
1. 底座　2. 电源开关　3. 刻度盘转动手轮
4. 观察目镜　5. 放大镜　6. 调焦螺丝　7. 刻度
盘　8. 样品仓盖手柄　9. 灯罩　10. 灯座

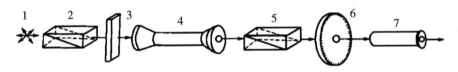

图 1–21　旋光仪的构造
1. 光源（钠光灯）　2. 起偏镜　3. 石英片　4. 旋光管　5. 检偏镜　6. 刻度盘　7. 目镜

3. 旋光仪的使用方法

（1）接通电源，开启开关预热 5～10 min，钠光灯发光正常后可开始测量。

（2）将样品管充满蒸馏水，盖好玻璃片，旋紧螺帽，检查样品管两端不漏水后，用滤纸擦干样品管，若样品管两端的玻璃片不干净，应用专用擦镜纸擦拭；装样时尽量避免气泡的产生，若有小气泡，应将其赶到样品管的球形膨大部分，使其不处在光路上。

（3）将样品管放入旋光仪，先调节目镜焦距使视场清晰，再调节刻度盘手轮，找到仪器的零视场，读取刻度值，取平均值作为仪器的零点值。

（4）在样品管中装入待测溶液（要润洗样品管 2～3 次，确保待测液浓度不变），放入旋光仪，再次转到刻度盘手轮找到零视场并读数，将读取的刻度值减去零点值，即为样品在该实验条件下的旋光度。

（5）旋光仪采用光学游标跳线对准的读数装置（图 1–22），它具有对线方便、读数准确、测量精度高等优点；且还采用对称读数，以消除盘心偏差。刻度盘分成 360 格，每格读数为 1°，游标分20 格，每格读数为 0.05°，刻度盘与检偏镜联动，可正确指示出检偏镜的旋转角度。读数时，先看游标的零刻度落在刻度盘上的位置，从刻度盘上读出整度数，再看游标尺上的哪条刻度线与刻度盘上的刻度线对齐，若从对齐的位置起数到游标尺的零刻度有 n 小格，则游标尺的读数为 $n \times$

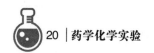

0.05°,刻度盘加游标尺读数即为旋光度。读数时,左右两刻度盘都要读,最后求平均值即可。

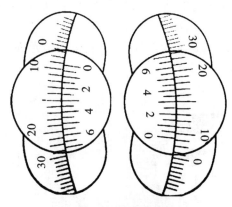

图 1-22 刻度盘读数示意

刻度盘上读数为 9.30°

4. 使用旋光仪的注意事项

(1)仪器应放在空气流通、温度适宜的地方。

(2)使用前应预热 5~10 min,钠光灯管使用时间不宜超过 4 h,长时间使用时,应关熄 10~15 min,待冷却后再使用。

(3)放置样品管时,球形膨大部分向上;样品管使用前后均应洗涤干净;使用时,样品管两端的玻璃片上应用专用擦镜纸擦干,不能残留液体,以免带来较大偏差。

(4)使用完毕,应将仪器放入专用箱内,以防灰尘侵入。

七、化学软件 ChemDraw

ChemOffice 软件是美国剑桥软件公司开发的一款针对化学工作者的化学绘图软件,可以绘制多种平面化学结构和立体分子结构图形。ChemOffice 软件主要有 ChemDraw(化学结构绘制)、Chem3D(分子模型和仿真)、ChemFinder(化学信息搜索及整合)三大软件。

ChemDraw 可用于绘制和编辑平面分子结构式和有机化学反应方程式,软件内有大量分子结构图,可通过直接输入化合物的名字获得其相应结构。Chem3D 软件能实现比例模型、线段模型和球棍模型中的自由变换,能够显示分子中各键的键长、键角和键能等参数,也可以对分子轨道进行计算和分析。ChemFinder 是一个智能化的快速搜索引擎,可以建立用户的化学成分数据库,方便以后进行查询。

ChemDraw 软件是目前国内外最流行、最受欢迎的化学结构绘图软件。其中嵌了许多国际权威期刊的文件格式,成为化学界出版物、稿件、报告、CAI 软件等领域绘制结构图的标准。它功能十分强大,可以编辑、绘制与化学有关的一切图形,如建立和编辑各类分子式、方程式、结构式、立体图形、轨道等,并能对图形进行编辑、翻转、旋转、缩放、存储、复制、粘贴等多种操作。用它绘制的图形可以直接复制、粘贴到 Word 软件中使用。

下面以实例的形式对有机物结构式、化学方程式和实验装置图绘制进行详细说明,使学生初步掌握 ChemDraw 15.1 中结构式、方程式和实验装置图的基本绘制功能与技巧。

1. 有机分子结构的绘制 水杨酸(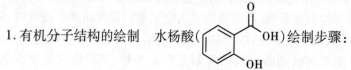)绘制步骤:

（1）鼠标左键单击左侧主工具图标板中的"⬡"，在文件窗口中的适当位置单击鼠标左键，即可绘制出一个苯环，如图⬡。

（2）鼠标左键单击主工具图标板中的"╲"，将鼠标移至苯环的一个碳原子上，单击鼠标左键，绘制出一个单键，并按此步绘制其他单键，如图。

（3）鼠标左键单击主工具图标板中的"╱"，在下拉工具图标板中选择"╱╱"绘制双键，如图;绘制双键的另一方法是，在同一位置重复绘制2次单键。

（4）鼠标左键单击主工具图标板中的"**A**"，将鼠标移至键端的碳原子上，单击鼠标左键，输入所需元素符号或基团（注意大小写），按回车键确定。并按此步骤输入其他元素，即可得到水杨酸的最终结构式，如图。

（5）绘制过程中，如有出错，可使用橡皮功能将错误擦除。即鼠标左键单击主工具图标板中的"▱"，在需要改动的区域，按住左键来回拖动至擦除完成。

（6）绘制好的结构式可以根据需要复制到 Word 或 PPT 中。鼠标左键单击主工具图标板中的"⌐"，选取结构式，点击鼠标右键，选择"Copy"，并在 Word 或 PPT 中粘贴即可。

另外，该软件可将化合物名称直接转为结构图，省去绘图的麻烦。即利用"Structure"菜单中"Convent Name to Structure"的子菜单，直接输入英文名称，然后按 OK 就可得到结构式。或者先在文档空白处写下物质英文名，点击主工具图标板中的"⌐"，选取此英文名，再选择"Structure"中的"Convent Name to Structure"，同样也可得到结构式。反之，已知化合物的结构式时，可对该物质进行规范命名。鼠标左键单击主工具图标板中的"⌐"，选取该结构式，再选择"Structure"中的"Convent Structure to Name"，在结构式的下方就会出现该物质的英文名，如图 1-23 所示。

2. 有机反应式的绘制　乙酰水杨酸又称阿司匹林，为常用的退热镇痛药物。制备乙酰水杨酸最常用的方法是将水杨酸与乙酸酐作用，生成乙酰水杨酸。反应方程式中的反应物和生成物的结构式绘制步骤与水杨酸结构式的绘制一样，绘制反应式仅多出反应条件部分（即箭头部分），如图 1-23 所示，步骤如下：

$$+\ (CH_3CO)_2O\ \xrightarrow[70\sim80\ ℃]{浓H_2SO_4}\ +\ CH_3COOH$$

（1）鼠标左键单击主工具图标板中的"➤"，在下拉工具图标板中选择"→"，在反应物后绘制适当大小及长度的箭头。

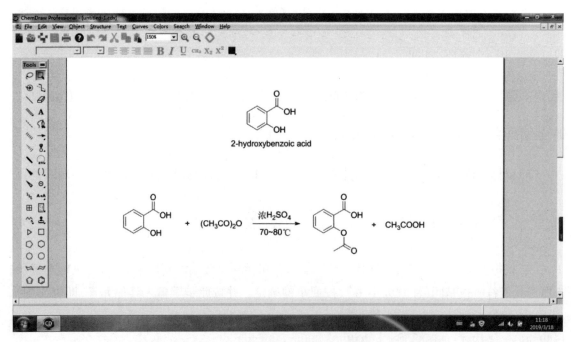

图 1-23　ChemDraw 工作界面及结构式和反应式的绘制

（2）鼠标左键单击主工具图标板中的"**A**"，将鼠标移至箭头上方需输入文字的区域，单击鼠标左键，输入"浓 H_2SO_4"，按回车键确定。中英文字体及大小可根据需要，在 `Arial` ▼ `10` ▼ 处更改。同样的，将鼠标移至箭头下方需输入文字的区域，单击鼠标左键，输入"70～80 ℃"，按回车键确定。

（3）鼠标左键单击主工具图标板中的"⬚"，选取结构式，或单击反应条件部分的文字及箭头，用鼠标或键盘的上下、左右键把反应式调整至最佳位置。也可以利用 Object 菜单中的 Distribute 子菜单调整反应式中结构式的水平或垂直分布。

3. 实验装置图的绘制　利用玻璃仪器模板工具 1 和玻璃仪器模板工具 2 进行实验装置的绘制，在模板中选择所需的实验仪器，鼠标左键单击产生相应的玻璃仪器。玻璃仪器连接处为阴影。通过旋转选择框改变角度和大小进行玻璃仪器的连接。以绘制常压蒸馏装置为例，鼠标左键单击主工具图标板中的"⬚"，在下拉菜单中选择"Clipware part 1"，单击"Clipware part 1"工具图标板中"⬚"，再单击文档空白处画出蒸馏烧瓶，其他所需玻璃仪器采用相同的步骤画出。鼠标左键单击主工具图标板中的"⬚"，依次选取仪器，把实验装置图调整至最佳位置，如图 1-24 所示。

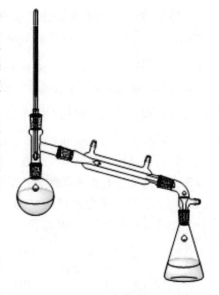

图 1-24　实验装置（常压蒸馏）示例

第五节 实验技术与基本操作

一、玻璃仪器的洗涤与干燥

熟悉实验所用仪器设备的性能、使用和保养方法,是对实验者最基本的要求。现将药学化学实验中比较常见的玻璃器皿及其洗涤与干燥方法介绍如下。

(一)常用玻璃仪器介绍

1. 普通玻璃仪器 化学实验中常用的玻璃仪器分为普通玻璃仪器和标准磨口仪器。常见的普通玻璃仪器有烧杯、量筒、锥形瓶等,如图1-25所示。

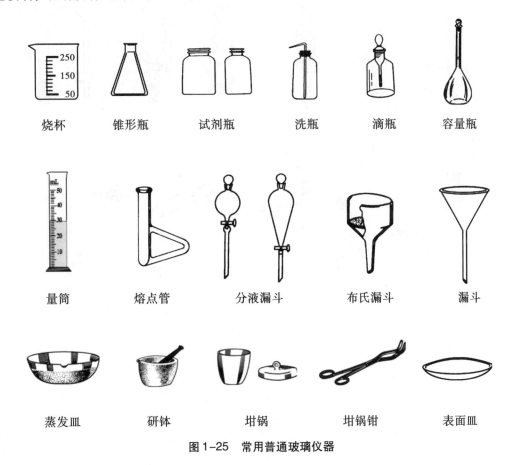

| 烧杯 | 锥形瓶 | 试剂瓶 | 洗瓶 | 滴瓶 | 容量瓶 |

| 量筒 | 熔点管 | 分液漏斗 | 布氏漏斗 | 漏斗 |

| 蒸发皿 | 研钵 | 坩埚 | 坩埚钳 | 表面皿 |

图1-25 常用普通玻璃仪器

2. 标准磨口仪器 有机化学实验和药物合成中通常使用标准磨口的组合玻璃仪器。这种仪器具有标准化、通用化和系列化等特点。标准磨口仪器根据磨口口径分为10、14、19、24、29、34、40、50等号。相同编号的子口与母口可以连接。当用不同编号的子口与母口连接时,中间可加一个相应尺寸的大小磨口接头。链接过程可免去配塞子和钻孔等环节,可避免反应物和产物被塞子所污染。药学化学实验中常用的标准磨口仪器如图1-26所示。

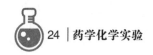

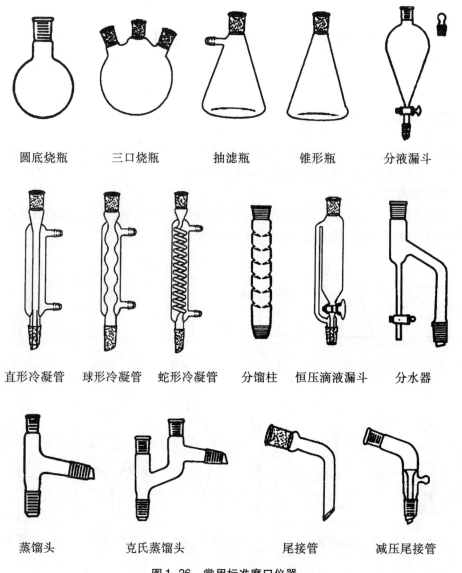

圆底烧瓶　　三口烧瓶　　抽滤瓶　　锥形瓶　　分液漏斗

直形冷凝管　球形冷凝管　蛇形冷凝管　分馏柱　恒压滴液漏斗　分水器

蒸馏头　　　克氏蒸馏头　　　　尾接管　　　减压尾接管

图1-26　常用标准磨口仪器

(二)玻璃仪器的洗涤

药学化学实验经常使用各种玻璃仪器,而这些仪器是否干净,常常影响到实验结果的准确性。因此,在进行实验时,必须把仪器洗涤干净。

洗净的玻璃器皿应该内、外清洁透明,而且水沿内壁流下后,均匀润湿,不挂水珠。洗涤玻璃仪器要根据实验的要求、污物的性质和沾污的程度等来选用洗涤剂。一般来说,附着在仪器上的污物有尘土和其他不溶性物质、可溶性物质、有机物等。一般用自来水和刷子刷洗可除去仪器上的尘土、不溶性物质和可溶性物质;用去污粉、肥皂和合成洗涤剂可以洗去油污和有机物质。也就是说,一般的玻璃器皿如烧杯、锥形瓶、离心试管等,先用自来水冲洗,再用去污粉或肥皂水刷洗,接着用自来水冲洗,最后用少量蒸馏水荡洗2~3次。如还不能洗净,可以根据污垢的性质选用适当的洗液来洗涤。

带刻度的容量器皿如容量瓶、吸量管、滴定管等,为了保证容积的准确性,不宜用刷子刷洗,应选用适当的洗液(通常用铬酸洗液)来洗,具体办法如下。

1.移液管和吸量管的洗涤　为了使量出的溶液体积准确,要求管内壁和下部的外壁不挂水珠。先用自来水冲洗,再用洗耳球吹出管内残留的水,然后将移液管管尖插入洗液瓶内,再用洗耳球将洗液缓缓吸入移液管球部或吸量管全管约 1/4 处,用右手食指堵住移液管上口,将移液管横置,左手托住没沾洗液的下端,右手指松开,平转移液管,使洗液润洗内壁,然后将洗液由下口放回原瓶,再用自来水充分冲洗,最后从洗瓶挤出少量蒸馏水荡洗内壁 2~3 次即可。

2.容量瓶的洗涤　先用自来水洗涤内壁,倒出水后,内壁如不挂水珠,即可用蒸馏水洗涤,否则必须用洗液洗。用洗液之前,将瓶内残留的水倒出,装入约 15 mL 洗液,转动容量瓶,使洗液润洗内壁后,稍停一会儿,将其倒回原瓶,用自来水充分冲洗,最后用少量蒸馏水荡洗 2~3 次即可。

3.滴定管的洗涤　滴定管分酸式和碱式两种。一般用自来水冲洗,零刻度以上部位可用毛刷蘸洗涤剂刷洗,零刻度线以下部位如不干净,则采用洗液洗(碱式滴定管应除去乳胶管,用橡胶乳头将滴定管下口封住)。少量的污垢可装入约 10 mL 洗液,双手平托滴定管的两端,不断转动滴定管,使洗液润洗滴定管内壁,操作时管口对准洗液瓶口,以防洗液外流。洗完后,将洗液分别由两端放出。如果滴定管太脏,可将洗液装满整根滴定管浸泡一段时间。为防止洗液漏出,在滴定管下方可放一烧杯。最后用自来水、蒸馏水洗净。

不能用刷子刷的仪器,如滴管等可用洗液浸泡数分钟(先取下橡皮头),然后用自来水、蒸馏水洗。

(三)洗液的配制和使用

1.铬酸洗液(重铬酸钾的浓硫酸溶液)　铬酸洗液常用来洗涤不宜用毛刷刷洗的器皿,可洗油脂及还原性污垢。5% 的铬酸洗液的配制方法是称 10 g 工业用 $K_2Cr_2O_7$ 固体于烧杯中,加入 20 mL 水,加热溶解后,在搅拌下慢慢加入 180 mL 浓 H_2SO_4,溶液呈暗红色,贮存于磨口玻璃瓶中备用。因浓 H_2SO_4 易吸水,应用磨砂玻璃塞子塞好。由于铬酸洗液是一种酸性很强的强氧化剂,腐蚀性很强,易烫伤皮肤、烧坏衣物,且铬有毒,所以使用时要注意安全,注意事项:①使用洗液前,必须先将仪器用自来水冲洗,倾尽水,以免洗液稀释后降低洗液的效率。②用过的洗液不能随意乱倒,应倒回原瓶,以备下次再用。残留在仪器中的少量洗液,先用少量的自来水洗一次,首次废水最好倒入废液缸中。③当洗液变为绿色($K_2Cr_2O_7$ 被还原成 Cr^{3+} 离子)表示洗液失效,必须重新配制。而失效的洗液绝不能倒入下水道,只能倒入废液缸内,另行处理,以免造成环境的污染。

2.合成洗涤剂　可用洗衣粉或洗洁精配成约 0.5% 的水溶液,适合于洗涤被油脂或某些有机物沾污的容器。此洗液也可反复使用多次。

3.特殊洗涤液　根据附着在器皿上污物的性质、附着情况,采用适当的方法或选用能与它作用的药品处理。例如,氧化性物质,如二氧化锰可用草酸的酸性溶液(10 g 草酸溶于 100 mL 20% 的 HCl 溶液中)等还原性物质除去;若附着的是银,就可用硝酸处理;如要清洁活塞内孔的凡士林,可用细铜丝将凡士林捅出后,再用少量的有机溶剂(如 CCl_4)浸泡。

(四)玻璃仪器的干燥

有机化学实验经常使用干燥的玻璃仪器,故应养成在每次实验后立即把玻璃仪器洗净、倒置使之干燥的习惯,以便下次实验使用。干燥玻璃仪器的方法有以下几种。

1.晾干　晾干是指把已洗净的仪器置于干燥架上自然风干,这是常用且简单的方法。对于干燥程度要求不高又不急于使用的仪器可以采用此法干燥。但需注意,若玻璃仪器洗得不够干净,水珠不易流下,晾干就会较为缓慢。

2.吹干　急需干燥的仪器,可采用吹风机或气流烘干器等吹干。如果先加少许易挥发又易

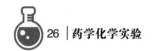

与水混溶的有机溶剂(乙醇或丙酮)到仪器里,倾斜并转动仪器,使器壁上的水与有机溶剂混溶,然后将其倾出再吹风,则干得更快。

3. 烘干　能经受高温的仪器可以放入烘箱内烘干,烘干时器皿口向上。磨口玻璃仪器,必须取下塞子,再行烘干。烘干温度一般保持在 100 ~ 105 ℃。带有刻度的计量仪器不能用此法干燥,热胀冷缩会影响它们的精密度。

二、溶液的配制

溶液的配制是科学实验和日常工作最基本的操作之一。化学实验中常配制的溶液有一般溶液、标准溶液和缓冲溶液等。

(一)一般溶液的配制

一般溶液的配制分 3 步:①计算,根据要求计算出所需溶质和溶剂的量;②称量,根据要求选择适当的仪器进行称量或量取试剂,将样品置于烧杯中;③溶液配制,先用适量水溶解,再稀释至所需体积。

根据不同情况,具体有以下 3 种方法。

1. 直接水溶法　对易溶于水而不发生水解的固体试剂,例如 NaOH、$H_2C_2O_4$、KNO_3、NaCl 等,配制其溶液时,可用托盘天平称取一定量的固体于烧杯中,加入少量蒸馏水,搅拌溶解后稀释至所需体积,再转移入试剂瓶中。

2. 介质水溶法　对易水解的固体试剂,如 $FeCl_3$、$SbCl_3$、$BiCl_3$ 等,配制其溶液时,先加入适量一定浓度的酸(或碱)使溶质溶解,再以蒸馏水稀释,摇匀后转入试剂瓶。

在水中溶解度较小的固体试剂,在选用合适的溶剂溶解后,稀释,摇匀转入试剂瓶。例如固体 I_2,可先用 KI 水溶液溶解。

3. 稀释法　对于液态试剂如 HCl、H_2SO_4、HNO_3、HAc 等,配制其稀溶液时,先用量筒量取所需量的浓溶液,然后用适量的蒸馏水稀释。配制 H_2SO_4 溶液时需特别注意,应在不断搅拌下将浓 H_2SO_4 缓慢地倒入盛水的容器中,切不可将操作顺序颠倒。

配制溶液时的注意事项:①配制溶液时应根据对纯度和浓度的要求选择不同等级的试剂,不要超规格使用,以免浪费。②由于试剂溶解时常伴有热效应,溶解操作一定要在烧杯中进行,并用玻璃棒搅拌,但搅拌不能太剧烈,更不能使玻璃棒触及烧杯。试剂溶解时若有放热现象,或以加热促进试剂溶解,一定要等溶液冷却至室温后,再转入试剂瓶或定量转移到容量瓶中。③配制饱和溶液时,所用溶质的量应稍多于计算值,加热促使其溶解,待冷却至室温并析出固体后即可使用。④对于易氧化、易水解的盐,如 $SnCl_2$、$FeSO_4$,不仅要防止其水解,同时溶液配好后还要加入相应的纯金属如锡粒、铁钉等,以防其因被氧化而变质。另外,一些易被氧化还原的试剂,常在使用前临时配制或采取措施防止氧化或还原。⑤易侵蚀或腐蚀玻璃的溶液,不能盛放在玻璃瓶内,如氟化物应保存在聚乙烯瓶中,氢氧化钠应保存在带橡皮塞的玻璃瓶中或最好盛放在聚乙烯瓶中。⑥配制指示剂溶液时,需称取的指示剂量往往很少,可用电子天平称量。要根据指示剂的性质,采用合适的溶剂,必要时还要加入适当的稳定剂,并注意其保存期。配好的指示剂一般储存于棕色的试剂瓶中。⑦配好的溶液必须标明药品名称、浓度、配制日期,标签应贴在试剂瓶的中上部。经常并大量使用的溶液,可先配制成浓度是使用浓度 10 倍的储备液,需要时取储备液稀释 10 倍即可。

以上注意事项不仅适用于一般溶液的配制,对于标准溶液和缓冲溶液同样适用。

(二)标准溶液的配制

标准溶液是指已知准确浓度的溶液。其配制方法有直接法和间接法(标定法)两种。

1.直接法 用电子天平准确称取一定量的基准物质,溶于适量的水中,再定量转移到容量瓶中,用水稀释至刻度。根据称取试剂的质量和容量瓶的体积,计算它的准确浓度。详细配制方法可参见"滴定分析基本操作"。

能用于直接配制或标定标准溶液的物质称为基准物质。作为基准物质必须具备下列条件:①物质的组成与化学式完全符合,若含结晶水,其含量也应与化学式相符。②物质的纯度足够高,一般要求纯度在99.9%以上。所含杂质不影响滴定反应的准确度。③性质稳定,在保存或称量过程中其组成不变。④试剂最好具有较大的摩尔质量,这样称量相同物质的量时质量较大,从而可减小称量误差。⑤参加滴定反应时,应按反应式定量进行,没有副反应。

常用的基准物质及其干燥条件见表1-2。

表1-2 常用基准物质及其干燥条件

基准物质		干燥后的组成	干燥条件	标定对象
名称	化学式			
无水碳酸钠	Na_2CO_3	Na_2CO_3	270~300 ℃	酸
十水合碳酸钠	$Na_2CO_3 \cdot 10H_2O$	Na_2CO_3	270~300 ℃	酸
硼砂	$Na_2B_4O_7 \cdot 10H_2O$	$Na_2B_4O_7 \cdot 10H_2O$	放入装有 NaCl 和蔗糖饱和溶液的干燥器中	酸
二水合草酸	$H_2C_2O_4 \cdot 2H_2O$	$H_2C_2O_4 \cdot 2H_2O$	室温空气干燥	碱或 $KMnO_4$
邻苯二甲酸氢钾	$KHC_8H_4O_4$	$KHC_8H_4O_4$	105~110 ℃	碱或 $KMnO_4$
重铬酸钾	$K_2Cr_2O_7$	$K_2Cr_2O_7$	140~150 ℃	还原剂
溴酸钾	$KBrO_3$	$KBrO_3$	150 ℃	还原剂
碘酸钾	KIO_3	KIO_3	130 ℃	还原剂
草酸钠	$Na_2C_2O_4$	$Na_2C_2O_4$	130 ℃	氧化剂
三氧化二砷	As_2O_3	As_2O_3	室温干燥器中保存	氧化剂
锌	Zn	Zn	室温干燥器中保存	EDTA
氧化锌	ZnO	ZnO	800 ℃	EDTA
氯化钠	NaCl	NaCl	500~600 ℃	硝酸银
苯甲酸	$C_7H_6O_2$	$C_7H_6O_2$	硫酸真空干燥器中干燥至恒重	CH_3ONa
对氨基苯磺酸	$C_6H_7O_3NS$	$C_6H_7O_3NS$	120 ℃	$NaNO_2$

2.间接法(标定法) 许多化学试剂由于它们的纯度或稳定性不够等原因,不能用直接法配制标准溶液。可先将它们配成近似浓度的溶液,然后再用基准物质或其他已知浓度的标准溶液进行标定,从而得到该溶液的准确浓度,这种配制标准溶液的方法称为间接法或标定法。

需要注意的是:储存的标准溶液,由于水分蒸发,水珠凝于瓶壁,使用前应将溶液摇匀。如果溶液浓度有了改变,必须重新标定。对于自身性质不稳定的溶液应定期标定。

(三)缓冲溶液的配制

缓冲溶液是指加入少量的强酸、强碱或有限稀释后,其自身的 pH 值基本不变的溶液。按照酸碱质子理论,缓冲溶液一般是由足够浓度的共轭酸碱对组成。

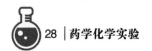

1. 缓冲溶液的配制步骤和一般原则

（1）选择合适的缓冲对，使所配制的缓冲溶液的 pH 值在所选择的缓冲对的缓冲范围（pK_a±1）内，且尽量接近弱酸的 pK_a，以使缓冲溶液具有较大的缓冲容量。

（2）缓冲溶液的总浓度要适当，一般在 $0.05 \sim 0.2\ mol \cdot L^{-1}$ 之间。

（3）选定缓冲对后，根据公式 $pH = pK_a + \lg \dfrac{c_{碱}}{c_{酸}}$ 计算出所需共轭酸、碱的量。

（4）若要求精确配制时，可用 pH 计或精密 pH 试纸对所配制缓冲溶液的 pH 值进行校正。

2. 缓冲溶液的简便配制方法

（1）选择合适的缓冲体系。

（2）配制浓度等于所需缓冲液总浓度的共轭酸或共轭碱溶液。

（3）将 pH 计电极插入上述溶液中，滴加强碱或强酸溶液至其 pH 值达到所需数值。

3. 配制缓冲溶液需要注意的事项

（1）所选择的缓冲对不能与反应物质作用，不得干扰样品相及主化学反应。药用缓冲溶液还必须考虑是否有毒性等。

（2）所用试剂必须使用二级以上纯度的试剂。

（3）实验用水选用新鲜蒸馏水。pH 值大于 6 的缓冲溶液应用无 CO_2 的水配制，并在储存期间防止 CO_2 的侵入。

（4）贮藏在抗腐蚀的玻璃或聚乙烯塑料瓶中。保存期一般为 2～3 个月，如出现浑浊、霉变、沉淀等变质现象应停止使用。

常用的缓冲体系见表 1-3。

表 1-3　一些常用的缓冲体系

缓冲系	共轭酸	共轭碱	pK_a(298 K)
HAc–NaAc	HAc	Ac^-	4.75
H_2CO_3–$NaHCO_3$	H_2CO_3	HCO_3^-	6.37
H_3PO_4–NaH_2PO_4	H_3PO_4	$H_2PO_4^-$	2.12
H_3BO_3–NaH_2BO_3	H_3BO_3	$H_2BO_3^-$	9.14
$H_2C_8H_4O_4$–$KHC_8H_4O_4$[1]	$H_2C_8H_4O_4$	$HC_8H_4O_4^-$	2.92
NH_4Cl–NH_3	NH_4^+	NH_3	9.25
$CH_3NH_3^+Cl^-$–CH_3NH_2[2]	$CH_3NH_3^+$	CH_3NH_2	10.70
NaH_2PO_4–Na_2HPO_4	$H_2PO_4^-$	HPO_4^{2-}	7.21
Na_2HPO_4–Na_3PO_4	HPO_4^{2-}	PO_4^{3-}	12.67
Tris[3]–Tris·HCl	Tris·HCl	Tris	7.85(37 ℃)

（1）邻苯二甲酸-邻苯二甲酸氢钾；（2）盐酸甲胺-甲胺；（3）三羟甲基氨基甲烷

三、沉淀的分离和洗涤

沉淀的分离和洗涤常用在化合物的制备、混合物的分离、离子的分离和鉴定等操作中，通常有倾析法、过滤法和离心法 3 种方法。

(一)倾析法

对于相对密度较大的沉淀或颗粒较大的晶体,静置后能较快沉降至容器底部,可采用简便的倾析法进行分离和洗涤。倾析法的操作如图 1-27 所示。如果需对沉淀洗涤,应用蒸馏水充分搅拌后,再沉降、倾析,重复 2~3 次即可。

(二)过滤法

常压(普通)过滤、减压过滤(抽滤)是常用的两种过滤方法。

1. 常压过滤　此法通常使用 60° 角的圆锥形玻璃漏斗和滤纸。放进漏斗的滤纸,其边缘应比漏斗的边缘略低。先将滤纸润湿,然后过滤。倾入漏斗的液体,其液面应比滤纸的边缘低 1 cm,其操作见图 1-28。滤纸的纤维组织疏紧程度不同,过滤速度也不同,过滤无定形沉淀[如 $Fe(OH)_3$ 等]可选用疏松快速型滤纸,过滤晶形沉淀(如 CaC_2O_4 等)可选用中等疏松度的中速型滤纸,过滤微细形沉淀(如 $BaSO_4$ 等)可选用组织最紧密的慢速型滤纸。

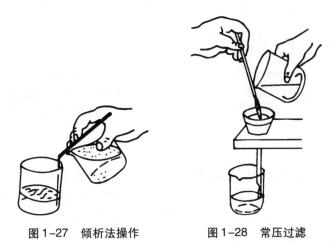

图 1-27　倾析法操作　　　　图 1-28　常压过滤

滤纸的折叠方法如图 1-29 所示。用清洁、干燥的手将滤纸对折,根据漏斗角的大小,再对折滤纸,张开成圆锥形,放入清洁而干燥的漏斗内,如滤纸与漏斗不贴合,改折滤纸成钝角或锐角。贴合后,将 3 层滤纸一边的外层撕下一小角,以便内层更贴紧漏斗。滤纸投入漏斗后,用手按住滤纸 3 层的一边,用洗瓶挤水湿润滤纸,用清洁的手指小心按压滤纸,赶出滤纸与漏斗间的气泡,使滤纸与漏斗贴紧。再向滤纸中加水至滤纸边缘,漏斗颈内形成水柱,借助这段液柱的重力可起到抽滤的作用,加快过滤速度。若不能很好地形成水柱,可用手指堵住漏斗下口,稍稍掀起滤纸一边,用洗瓶向滤纸和漏斗的空隙处加水充满,压紧滤纸边,松开手指即可。

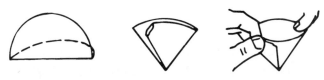

图 1-29　滤纸折叠法

过滤有机液体中的大颗粒干燥剂时,可在漏斗颈部的上口轻轻地放少量疏松的棉花或玻璃毛,以代替滤纸。如果过滤的沉淀物粒子细小或具有黏性,应该首先使溶液静置,然后过滤上层的澄清部分,最后把沉淀移到滤纸上,这样可以使过滤速度加快。

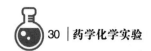

2. 减压过滤(抽滤)　常用的减压过滤装置(图1-30)由吸滤瓶、布氏漏斗、安全瓶和循环水泵组成。减压过滤的原理是利用水泵中急速的水流抽出吸滤瓶的空气,使吸滤瓶内压力减小,从而在布氏漏斗的液面与吸滤瓶内形成压力差,加快过滤速度。吸滤瓶和真空泵之间要连接安全瓶,其作用是一方面保证抽气气流平稳,避免体系内压力忽大忽小;另一方面避免倒吸,起到安全、缓冲的作用。图1-31为实验室常用的循环水真空泵。

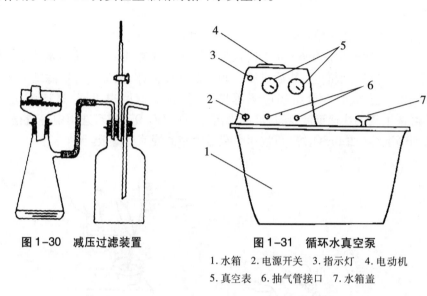

图1-30　减压过滤装置　　　　　图1-31　循环水真空泵

1. 水箱　2. 电源开关　3. 指示灯　4. 电动机
5. 真空表　6. 抽气管接口　7. 水箱盖

过滤前检查漏斗的颈口是否对准吸滤瓶的支管,滤纸应剪成比漏斗内径略小的圆形,但能保证完全盖住所有的小孔。过滤时,应先用溶剂把平铺在漏斗上的滤纸润湿,然后微开水泵抽气,使滤纸紧贴在漏斗上。小心地把要过滤的混合物倒入漏斗中,加入的溶液不要超过漏斗容积的2/3,使固体均匀地分布在整个滤纸面上,一直抽气到几乎没有液体滤出时为止。为了尽量把液体除净,可用玻璃瓶塞压挤过滤的固体——滤饼。

在漏斗上洗涤滤饼的方法:把滤饼尽量地抽干、压干。缓慢开启缓冲瓶上的二通旋塞,空气进入恢复常压,把少量溶剂均匀地洒在滤饼上,使溶剂恰能盖住滤饼。静置片刻,使溶剂渗透滤饼,待有滤液从漏斗下端滴下时,重新抽气,再把滤饼尽量抽干压干。这样反复几次,就可把滤饼洗净。注意:在停止抽滤时,应该先打开旋塞,然后关闭抽气泵,以免发生倒吸现象。

减压过滤的优点:过滤和洗涤的速度快,液体和固体分离得较完全,过滤出的固体容易干燥。强酸性或强碱性溶液过滤时,应在布氏漏斗上铺玻璃布或涤纶布来代替滤纸。另外,浓的强酸溶液也可使用烧结玻璃漏斗(也叫玻璃砂漏斗)过滤,但它不适用于强碱溶液的过滤,因为强碱会腐蚀玻璃。

(三)离心法

如果被分离的溶液和沉淀的量很少时,常采用离心分离代替过滤,离心分离在离心机上进行。离心机外形见图1-32,事先在离心机的对称管套底部各垫点棉花,然后将盛有待分离的沉淀和溶液的1支离心试管插入已垫棉花的离心机套管,在与之相对称的另一管套内也放入盛有相等体积水的离心试管,以便离心机在旋转时内臂保持平衡,而不致损坏离心机机轴。起动离心机调速钮,逐渐加速,停止离心时,应让离心机自然停止转动,以防损坏离心机。取出离心试管,用滴管轻轻吸取上层清液,使沉淀与溶液分离。若沉淀需洗涤,可将

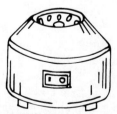

图1-32　离心机

洗涤液滴入试管,充分搅拌后再进行离心分离,重复2~3次即可。

四、重结晶

重结晶是提纯固体化合物的常用方法之一。固体物质在溶剂中的溶解度与温度密切相关,一般情况下,温度升高,溶解度增大;温度降低,溶解度减小。如果把固体化合物溶解在热的溶剂中制成饱和溶液,然后冷却至室温或室温以下,由于溶解度下降,溶液变成过饱和而析出晶体。利用溶剂对被提纯物质和杂质的溶解度不同,使杂质在热过滤时被除去或冷却后被留在母液中,从而达到提纯的目的。重结晶适用于产品与杂质溶解性质差别较大,且杂质含量小于5%的体系。

重结晶提纯法的一般过程为:选择溶剂→热溶液的制备→脱色→热过滤→晶体的析出、滤集→晶体的干燥。

1. 选择溶剂　选择合适的溶剂是重结晶操作中的关键之一。适宜的溶剂应符合下列条件:①与被提纯化合物不起化学反应。②被提纯化合物在溶剂沸点温度附近溶解度很大,而在室温或较低的温度下溶解度很小。③杂质的溶解度应该非常大或非常小(这样可把杂质留在母液中,不随被提纯物的晶体析出;或使杂质在热过滤时滤去)。④能生成较好的结晶。⑤溶剂沸点适宜,沸点太低易挥发,难以操作;沸点太高挥发性低,不易将晶体表面黏附的溶剂除去。⑥价格低廉,毒性小,回收容易,操作安全。

重结晶常用的溶剂见表1-4。在选择溶剂时,应根据"相似相溶"原理,通常极性化合物易溶于极性溶剂中,非极性化合物易溶于非极性溶剂中。但最主要是通过实验选择溶剂。其方法如下:把少量(约0.1 g)被提纯的样品研细放入试管中,滴入约1 mL溶剂,振荡下观察样品溶解情况,若不加热很快溶解,说明样品在此溶剂中的溶解度太大,不适宜作重结晶溶剂;若加热至沸腾,样品还不溶解,可慢慢再滴入溶剂,每次约加0.5 mL并加热至沸腾,若加入溶剂已达3~4 mL,该样品仍不能溶解,则此溶剂也不适用。如果该样品能溶解在1~4 mL沸腾溶剂中,将试管冷却,以观察结晶析出情况。如结晶不能析出,可用玻璃棒摩擦试管壁,或用冰水冷却,促使结晶析出,若结晶仍不能析出,则此溶剂仍不适用。在这种条件下可改用其他溶剂或混合溶剂。无机化合物的重结晶使用水作溶剂即可,而对于有机化合物的重结晶常需要在合适的混合溶剂中进行。

表1-4　常用的重结晶溶剂性质

溶剂名称	沸点/℃	相对密度	极性	溶剂名称	沸点/℃	相对密度	极性
水	100	1.0	很大	环己烷	80.8	0.78	小
甲醇	64.7	0.792	很大	苯	80.1	0.88	小
乙醇(95%)	78.1	0.804	大	甲苯	110.6	0.867	小
丙酮	56.2	0.791	中	二氯甲烷	40.8	1.325	中
乙醚	34.5	0.714	小~中	四氯化碳	76.5	1.594	小
石油醚	30~60 60~90	0.68~0.72	小	乙酸乙酯	77.1	0.901	中

若不能选出单一的溶剂进行重结晶,则可应用混合溶剂。一般是由两种能以任何比例互溶

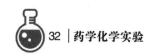

的溶剂组成,其中一种对被提纯的化合物溶解度较大,称为良溶剂;另一种溶解度很小,称为不良溶剂。操作时先加热使样品溶解于适量的良溶剂中;趁热过滤,以除去不溶性杂质或经脱色后的活性炭;趁热在滤液中滴加不良溶剂,至滤液出现混浊为止;再加热或滴加极少量的良溶剂,使滤液刚好澄清,冷却至室温,使结晶全部析出。

如冷却后析出油状物,则需调整两溶剂的比例,再进行实验,或换另一对溶剂。有时也可将两种溶剂按比例预先混合好,再进行重结晶。一般常用的混合溶剂有:乙醇-水、丙酮-水、乙醚-甲醇、乙醚-石油醚、醋酸-水、吡啶-水、乙醚-丙酮、苯-石油醚等。

2. 热溶液的制备 选择好溶剂后,即可进行较大量产品的重结晶。用水作为溶剂时,可在烧杯或锥形瓶中进行重结晶;而用有机溶剂时,则必须用锥形瓶或圆底烧瓶作为容器,同时还需装上回流冷凝管,防止溶剂挥发造成火灾,特别是以乙醚作为溶剂时,需先把水浴加热到一定温度,熄明火后再开始操作。

在容器中加入几粒沸石和待提纯的样品,再加比需要量略少的适宜溶剂,加热微沸,若未完全溶解,可分次逐渐添加溶剂,再加热到微沸并摇动,直到刚好完全溶解,停止滴加溶剂,记录溶剂用量。再多加约20%左右的溶剂,主要为了避免溶剂挥发和热过滤时因温度降低,使晶体过早地在滤纸上析出而造成产品损失。溶剂过量不宜太多,太多难以析出结晶,此时需将溶剂蒸出,再冷却结晶。但要注意判断是否有不溶或难溶性杂质存在,以免误加过多溶剂。若难以判断,宁可先进行热过滤,然后将滤渣再用溶剂处理,并将两次滤液分别进行处理。

在溶解过程中,应避免被提纯的样品成油珠状,这样往往混入杂质和少量溶剂,对纯化产品不利,还要尽量避免溶质的液化。具体方法是:①所选择溶剂的沸点应低于被提纯物的熔点。实在不能选择沸点较低的溶剂,则应在比熔点低的温度下进行溶解。②适当加大溶剂的用量。

3. 脱色 若溶液有颜色或存在少量树脂状物质或极细的不溶性杂质,难以用简单的过滤方法去除时,需用活性炭来处理。活性炭是一种多孔物质,可以吸附色素和树脂状杂质,但同时它也可以吸附被分离组分或其他组分,因此加入量不宜太多,一般为粗品质量的1%~5%。活性炭在水溶液中进行脱色效果最好,它也可在其他溶剂中使用,但在烃类等非极性溶剂中效果较差。具体方法是:先将待结晶化合物加热溶解在溶剂中;待热溶液稍冷后,加入活性炭,振摇,使其均匀分布在溶液中;加热煮沸5~10 min即可。注意千万不能在沸腾的溶液中加入活性炭,否则易引起暴沸,使溶液冲溅出来。

除活性炭脱色外,也可采用柱层析来脱色,如氧化铝吸附色谱等。

4. 热过滤 制备好的热溶液,必须趁热过滤,以除去不溶性杂质及活性炭,应避免在过滤过程中有结晶析出。使用易燃溶剂进行热过滤操作时,附近的火源必须熄灭。选一颈短而粗的玻璃漏斗放在烘箱中预热,过滤时趁热取出使用。在漏斗中放一折叠滤纸,见图1-33(a),折叠滤纸向外的棱边,应紧贴于漏斗壁上。先用少量热的溶剂润湿滤纸,然后加溶液,再用表面皿盖好漏斗,以减少溶剂挥发。如过滤的溶液量较多,则应用热水保温漏斗,将它固定安装妥当后,预先将夹套内的水烧热,如图1-33(b),切忌在过滤时用火加热。若操作顺利,只有少量结晶析出在滤纸上,可用少量热溶剂洗下。若结晶较多,用刮刀刮回原来的瓶中,再加适量溶剂溶解,过滤。滤毕,将溶液瓶加盖,放置冷却。

折叠滤纸的方法:将选定的圆滤纸按图1-34,先一折为

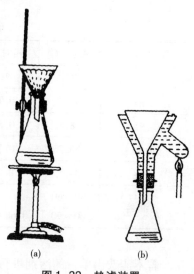

图1-33 热滤装置

二,再对折成圆形的1/4,展开后,以1对4折出5,3对4折出6,如图中(a);1对6折出7,3对5折出8,如图中(b);以1对5折出10,3对6折出9,如图中(c)。最后在8个等分的每一小格中间以相反方向(图1-34d)折成16等份,结果得到折扇一样的排列。再在1→2和2→3处各向内折一小折面,展开后即得到折叠滤纸,或称扇形滤纸,见图1-34(e)。在折叠纹集中的圆心处折叠时切勿重压,否则滤纸的中央在过滤时容易破裂。在使用前,应将折好的滤纸翻转并整理好后再放入漏斗中。

整个热过滤操作中,周围不能有火源,应事先做好充分准备,操作应迅速。也可以在减压抽滤装置上进行热过滤,操作更为快速简便,其缺点是滤下的热溶液,由于减压溶剂易沸腾而被抽走,导致溶液浓度变大,晶体过早析出。

减压热过滤应注意:滤纸不能大于布氏漏斗的底面;在过滤前应将布氏漏斗放入烘箱(或用电吹风)预热;抽滤前用同一热溶剂将滤纸润湿后抽滤,使其紧贴于漏斗的底面。

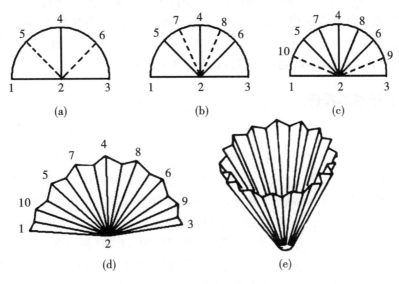

图1-34 折叠滤纸的方法

5. 晶体的析出和滤集 若将热滤液迅速冷却或在冷却下剧烈搅拌,所析出的结晶颗粒很小,小晶体包裹杂质少。因其表面积较大,吸附在表面上的杂质较多。若将热滤液在室温或保温静置让其慢慢冷却,析出的结晶体较大,往往有母液或杂质包在结晶体之间。

杂质的存在将影响化合物晶核的形成和晶体的生长。虽已达到饱和状态也不析出结晶体。为了促进化合物结晶体析出,通常采取一些必要的措施,帮助其形成晶核,以利晶体的生长。方法如下:①用玻璃棒摩擦瓶壁,以形成粗糙面或玻璃小点作为晶核,使溶质分子呈定向排列,促使晶体析出。②加入少量该溶质的晶体于此过饱和溶液中,晶体往往很快析出,这种操作称为"接种"或"种晶"。实验室如无此晶种,也可自己制备,取数滴过饱和溶液于一试管中旋转,使该溶液在试管壁表面呈一薄膜,然后将此试管放入冷冻液中,所形成的结晶作为"晶种"用,也可取1滴过饱和溶液于表面皿上,溶剂蒸发而得到晶种。③冷冻过饱和溶液,再补以玻璃棒摩擦瓶壁,温度低,则有利于形成晶体。或将过饱和溶液放置冰箱内较长时间,亦可使晶体析出。

有时被纯化物质呈油状物析出,长时间静置冷却,虽也可固化,但其固体杂质较多。用溶剂大量稀释,则产物损失较大。这时可将析出油状物溶液加热重新溶解,然后慢慢冷却。当发现油状物开始析出时便剧烈搅拌,使油状物在均匀分散的条件下固化,这样包含的母液较少。当然最好还是另选合适的溶剂,以便得到纯的结晶产品。

析出的晶体与母液分离,常用布氏漏斗进行抽气过滤。为了更好地将晶体与母液分开,最好用清洁的玻璃塞将晶体在布氏漏斗上挤压,并随同抽气尽量除去母液和晶体表面残留的母液。可用很少量的溶剂洗涤,这时抽气应暂时停止,用玻璃棒或不锈钢刮刀将晶体挑松,使晶体润湿,稍待片刻,再抽气把溶剂滤去,重复操作 1~2 次。从漏斗上取出晶体时,注意勿使滤纸纤维附于晶体上,常与滤纸一起取出,待干燥后,轻敲滤纸,晶体即全部下来。

过滤少量的晶体,可用玻璃钉漏斗(图 1-35),以抽滤管代替抽滤瓶,玻璃钉漏斗上铺的滤纸应较玻璃钉的直径稍大,滤纸用溶剂先润湿后再进行抽滤,用玻璃棒或刮刀挤压使滤纸的边沿紧贴于漏斗上。

6.晶体的干燥　经洗涤后的结晶体,表面上还有少量的溶剂,因此应选用适当方法进行干燥。当使用的溶剂沸点比较低时,可在室温下使溶剂自然挥发。当使用的溶剂沸点比较高而产品又不易分解和升华时,可用红外灯烘干。当产品易吸水或吸水后易发生分解时,应用真空干燥器进行干燥。重结晶后的产物,必须充分干燥,通过测定熔点来检验其纯度。

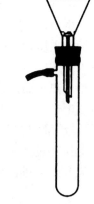

图 1-35　玻璃钉漏斗过滤

五、滴定分析基本操作

(一) 吸管

吸管用来准确移取一定体积的溶液。吸管分为无分度吸管和分度吸管。无分度吸管通称移液管。移液管是中间有膨大部分(球部)的玻璃管。球部上下两端的管颈细长,管颈上端刻有环形标线。在标示的温度下吸入溶液,使溶液的弯月面下缘与标线上缘相切,让溶液按一定方法自由流出,则流出溶液的体积与管上所标示的体积相同。实际上两者的体积可能稍有差异,在要求较高的实验中可做校正。常用移液管的容积有 5、10、25、50 mL 等(图 1-36a)。

分度吸管又称吸量管,可以根据刻度吸取所需体积的溶液,常用的吸量管有 1、2、5、10 mL 等规格(图 1-36b、c)。吸量管的准确度不如移液管,如欲准确移取溶液,应尽可能使用移液管,吸量管主要在光度法实验中使用。现将吸管使用方法分述于下。

1.洗涤　使用前,吸管应洗至整个内壁和下部外壁不挂水珠,具体方法见本章"玻璃仪器的洗涤"部分。干净的吸管应放在吸管架上,以免沾污。

2.吸管的润洗　移取溶液前,先用滤纸将尖端内外的水除去,然后用少量待吸溶液润洗 3 次。吸入溶液时要注意勿使溶液回流,以免稀释溶液[1]。润洗吸管时,应使溶液浸润至吸管标线略高一些的管颈,注意不要让溶液流至上管口。润洗过的溶液应从吸管下口流出弃去。

3.溶液的移取　吸管经润洗后,可以直接插入待吸液液面下 1~2 cm 深处。注意不要伸入太浅,以免液面下降后造成吸空;也不要伸入太深,以免吸管外壁附有过多的溶液[2]。吸液时将洗耳球紧按在移液管上口(图 1-37),并注意容器中液面和吸管尖的位置,应使吸管尖随液面下降而下降。在使用洗耳球时要注意先捏洗耳球驱出其中的空气,再对准吸管上口以吸取溶液,不得先将洗耳球对住吸管后再捏洗耳球,造成在溶液中鼓泡。当液面上升至标线以上时,迅速移去洗耳球,并用右手食指按住管口(食指最好是潮而不湿),左手改拿待吸液的容器。将吸管提离液面(必要时用滤纸擦去管尖外壁的溶液),然后将容器倾斜约 45°,竖直吸管,吸管尖应与器壁紧贴(注意不要悬空调节液面),微微松动右手食指,用拇指及中指轻轻捻转管身,使液面缓缓下降,平视标线,待溶液弯月面下缘与标线上缘相切时,立即按紧管口。将吸管插入接受容器,吸管竖直,与接收容器成45°,管尖紧靠接收容器内壁,放开食指(图1-38),使溶液沿内壁自然流下(注意中途管尖不应离壁),待下降的液面静止后,再停留15 s,取出吸管。除非少数吸管在管身特别注有"吹"字,否则管尖最后留有的少量溶液不应吹入接受容器,因为在检定吸管时,未将此部分溶液体积计入。

使用吸量管时还应注意,有的吸量管的分刻度刻到末端收缩部分(图1-36b),有的只刻到距尖端1~2 cm处(图1-36c)。在同一实验中,应尽可能使用同一根吸量管的同一段,通常尽可能使用上面部分,而不用末端收缩部分。例如用5 mL的吸量管移取3 mL溶液,通常让溶液自0流至3 mL,而避免从2 mL分刻度流到末端。

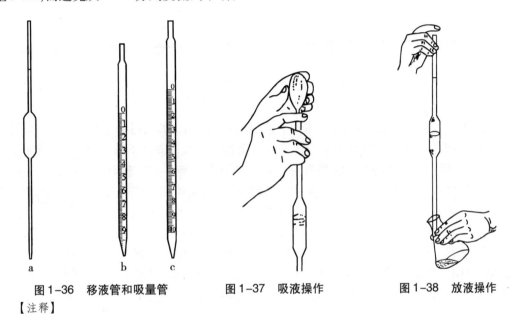

图1-36　移液管和吸量管　　　　图1-37　吸液操作　　　　图1-38　放液操作

【注释】

[1]为避免引起稀释或沾污,也可将部分溶液转移到干净烧杯中,烧杯也应用待吸液润洗3次。烧杯应加盖表面皿,并注意最好在临用前才转到烧杯,以免待吸液挥发或被污染。

[2]用吸管转移溶液,只考虑由吸管流出溶液的体积,如果吸管外壁附有过多的溶液(特别是挂有水珠),这些额外的溶液也同时进入接受容器,势必引进误差。

(二)容量瓶

容量瓶是一种细颈梨形的平底玻璃瓶,它用于把准确称量的物质配成准确浓度的溶液,或将准确体积及浓度的浓溶液稀释成准确体积及浓度的稀溶液。颈上有标线的容量瓶,表示在标明温度下,溶液充满到标线时,瓶内液体的体积恰好与瓶上标示的体积相同。容量瓶常用的规格有10、25、50、100、250、500、1000 mL等。容量瓶带有磨口玻璃塞或塑料塞。玻璃塞可用细纱绳或塑料绳固定在瓶颈,绳子不要过长。平顶塑料塞可倒置于桌面。

容量瓶的使用方法及注意事项如下:

1. 容量瓶的检查　使用前先检查:①瓶塞是否漏水;②标线位置距离瓶口是否太近(标线以上的体积太小不利于混匀)。如有上述情况的容量瓶不宜使用。检漏的方法是:加自来水至标线附近,一手用食指按住塞子,其余手指拿住瓶颈标线以上部分,另一手用指尖托住瓶底边缘(图1-39)[1],倒立约2 min,如不漏水,将瓶直立,并将瓶塞旋转180°后,再倒立实验之,如还不漏水,即可使用。使用玻璃塞容量瓶时,瓶塞尽量不要触及瓶颈外壁,以免沾污。操作时,可用食指及中指夹住瓶塞的扁头(图1-40)。

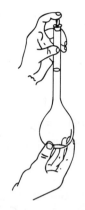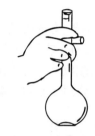

图1-39　检漏和混匀溶液操作　　　　图1-40　夹住瓶塞操作

2. 容量瓶的洗涤　用铬酸洗液清洗内部,然后依次用自来水、蒸馏水清洗(切记不可用待装溶液润洗)。具体方法可参见本章"玻璃仪器的洗涤"部分。

3. 溶液的配制　将已准确称量的固体置于洁净的小烧杯中,加入适量蒸馏水(或适当的溶剂)溶解(避免一次加入过多),然后定量地转移入容量瓶中。如果固体不易溶解,可适当加热或超声促进其溶解,但应注意冷却至室温后方可转入容量瓶内。转移时,烧杯口应紧靠玻璃棒,玻璃棒的下端应紧靠瓶颈内壁,其上部不要碰瓶口,使溶液沿玻璃棒和内壁流入瓶内(图1-41)。烧杯中溶液流完后,将烧杯沿玻璃棒稍微向上提起,同时使烧杯直立,再将玻璃棒放回烧杯。用洗瓶吹洗玻棒和烧杯内壁,如前法将洗涤液转移至容量瓶中,一般应重复5次以上,以保证定量转移。当加水至容量瓶约3/4容积时,用手指夹住瓶塞,将容量瓶拿起,旋转摇动几周,使溶液初步混匀(因为此时空间较大,混匀的效果较好,但注意此时不能加塞倒立摇动)。继续加水至距离标线约1 cm,等1~2 min,使附在瓶颈内壁的溶液流下后,再用滴管加水(用洗瓶加水容易超过标线)。注意滴管加水时,勿使滴管触及溶液。加水到溶液的弯月面下缘与标线上缘相切为止(有色溶液亦同)[2]。盖紧瓶塞,按图1-39的姿势,

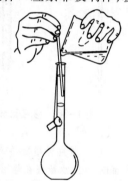

图1-41　转移溶液操作

倒转容量瓶,使气泡上升到顶部后,再摇动数次,如此反复10次左右。放正容量瓶(此时因一部分溶液附于瓶塞附近,瓶内液面略低于标线,不应补加水至标线),打开瓶塞,使瓶塞周围溶液流下,重新塞好塞子后,再倒转振荡1~2次,使溶液全部混匀。

如用容量瓶稀释溶液,则用吸管移取一定体积溶液于容量瓶中,加水稀至标线,其余操作同前。

配好的溶液如需保存,应转移至磨口试剂瓶中,不要将容量瓶当作试剂瓶使用。容量瓶用毕,应立即用水冲洗干净。如长期不用,应用纸片将磨口隔开,否则玻璃塞将来可能不易打开。

【注释】

[1]尽量避免手的温度对容量瓶体积的影响,特别注意不能用手掌托住或包住容量瓶底部。

[2]在一般情况下,当稀释不慎超过了标线,不得将超过标线的溶液吸出弃去,应全部弃去。

(三)滴定管

滴定管是滴定时准确测量流出标准溶液体积的玻璃量器。滴定管一般分为两种:一种是下端带有玻璃旋塞的酸式滴定管(简称酸管,图1-42a);另一种是用于盛放碱液的碱式滴定管(简称碱管,图1-42b),碱式滴定管下端连接一段乳胶管,内放玻璃珠以控制溶液流出,乳胶管下端再连接一个尖嘴玻璃管。

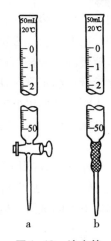

图 1-42　滴定管

a. 酸式滴定管
b. 碱式滴定管

　　酸式滴定管用来装酸性、中性及氧化性溶液,但不适宜装碱性溶液,因为碱性溶液能腐蚀玻璃,放置久了,旋塞不能转动。碱性滴定管用来装碱性及无氧化性溶液,凡能与橡胶起反应的溶液,如高锰酸钾、碘、硝酸银等溶液,都不能装入碱式滴定管。在平常的滴定分析中,因为酸式滴定管操作比较灵活、方便,所以除了强碱溶液外,一般均采用酸式滴定管进行滴定。

　　最常用的是 50 mL、25 mL 容积的滴定管,其最小刻度是 0.1 mL,最小刻度间可估读至 0.01 mL。此外,还有容积为 10、5、2、1 mL 的半微量和微量滴定管。

　　1. 酸式滴定管的准备　使用前,首先应检查活塞与活塞套是否配合紧密,如不密合将会出现漏水现象,则不宜使用。滴定管的洗涤方法见本章中"玻璃仪器的洗涤"部分。

　　玻璃活塞涂油:为了使玻璃活塞转动灵活并防止漏水,需将活塞涂油(凡士林或真空活塞油脂)。操作方法如下:①取下活塞小头处的小橡皮套圈,再取出活塞。②用滤纸片将活塞和活塞套擦干擦净,擦拭活塞套时可将滤纸片卷在玻璃棒上。③用玻璃棒或火柴梗将油脂薄而均匀地涂抹在活塞套小口内侧(图 1-43),用手指将油脂涂抹在活塞的大头上。也可以用手指均匀地涂一薄层油脂于活塞两头,但不涂活塞套(图 1-44)。油脂涂得太少,活塞转动不灵活;涂得太多,活塞孔容易被油脂堵塞。油脂涂得不好还会漏水。④将活塞插入活塞套中,插时活塞孔应与滴定管平行,径直插入活塞套,不要转动活塞,这样可以避免将油脂挤到活塞孔中。然后,向同一方向不断旋转活塞,并轻轻用力向活塞小头部分挤,以免来回移动活塞,直至油脂层中没有纹路,旋塞呈均匀的透明状态。最后将橡皮圈套在活塞的小头部分沟槽上。

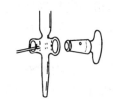

图 1-43　涂油操作(Ⅰ)

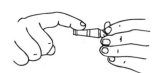

图 1-44　涂油操作(Ⅱ)

　　检漏:用水充满滴定管,安置在滴定管架上直立静置 2 min,观察有无水滴漏下。然后将活塞旋转 180°,再在滴定管架上直立静置 2 min,观察有无水滴漏下。如果漏水,则应重新进行涂油操作。如再经涂油,且操作正确,还出现漏水现象,这可能是滴定管本身的质量问题,只好另换一支滴定管。

　　若活塞孔或出口管尖被油脂堵塞,可将它插入热水中温热片刻,然后打开活塞,使管内的水突然流下,冲出软化油脂。必要时取出活塞,用螺旋状细金属丝将油脂带出,重新涂油。最后,再用蒸馏水淋洗滴定管 3 次(每次 5～10 mL),备用。

　　2. 碱式滴定管的准备　使用前,应检查乳胶管是否老化、变质。检查玻璃珠是否呈完整球状,玻璃珠的大小是否合适。玻璃珠过大,不便操作;玻璃珠过小,则会漏水。如不合要求,应及时更换。洗涤方法见本书本章"玻璃仪器的洗涤"部分。

　　3. 操作溶液的装入

　　(1)装液　将溶液装入滴定管前,应将试剂瓶或容量瓶中的溶液摇匀,使凝结在瓶内壁上的水珠混入溶液。在天气较热、室温变化较大或溶液放置时间较长时,尤需注意先行摇匀溶液。混匀后的操作溶液一般最好直接倒入滴定管中,而不借助漏斗等其他器皿,否则既浪费操作液又增加污染的机会。必要时(如试剂瓶太大、小容量滴定管管口较小、公用操作液等)也可先将操作溶液转移至烧杯(宜用干燥、洁净的烧杯,并用操作液洗3次,盖上表面皿),再倒入滴定管。转移溶液至滴定管时,用左手前三指持滴定管上部无刻度处,并稍倾斜,右手拿住试剂瓶,向滴定管倒入溶液。如用小试剂瓶,右手可握住瓶身(试剂瓶标签应向手心),倾倒溶液于管中。如遇大试剂瓶或容量瓶,可将瓶放在桌沿,手拿瓶颈,使瓶倾斜让溶液慢慢倾入管中。

(2)润洗　在正式装入操作溶液前,应用操作溶液先将滴定管润洗3次。首先关闭活塞,倒入操作液,每次用10 mL左右,润洗时两手平端滴定管,边转动、边倾斜管身,使溶液洗遍全部内壁,然后打开活塞将润洗液从下管口放出。每次洗涤尽量放干残留液。对于碱管,应特别注意玻璃珠下方的洗涤。最后,关好活塞(注意应使活塞柄与管身垂直),倒入操作液,直至充满到0刻度以上为止。

4.排气泡　滴定管充满溶液后,应检查活塞下部与玻璃尖嘴部分是否留有气泡。酸管的气泡一般容易看出。当有气泡时,右手拿滴定管上部无刻度处,并使滴定管倾斜30°,左手迅速打开活塞,使溶液冲出管口,反复数次,一般可以除去气泡。如仍不能使溶液充满,可能是出口管未洗净,必须重洗。排除碱管中的气泡时,右手拿住管身上端,并使管身稍向右倾斜,左手指捏住玻璃珠部位,使乳胶管向上弯曲翘起,捏挤乳胶管,使气泡随溶液排出(图1-45),再一边捏乳胶管一边把乳胶管放直,注意待乳胶管放直后,再松开拇指和食指,否则出口管仍会有气泡。除气泡后,重新补充溶液至0刻度以上。

5.滴定管的读数　滴定管读数前,应注意管出口嘴尖上有无挂着水珠。若滴定前发现挂有水珠,应先除去;如滴定后发现挂有水珠,说明操作有误或滴定管仍有轻微漏水,这时是无法读准确的。一般读数应遵守下列原则。

(1)读数时一般应将滴定管从架上取下,用右手大拇指和食指捏住滴定管上部无刻度处,必要时其他手指从旁辅助,使滴定管保持竖直,然后再读数。滴定管夹在架上很难确保管的竖直,也不容易保证视线的水平。

(2)由于水的内聚力小于水和器壁的附着力,因而使滴定管内的液体表面形成凹月面,当光进入玻璃和水或其他液体时,都会产生一定角度的反射和折射,因此,当我们观察液体在滴定管内弯月面时,往往看到好几层。在自然光和日光灯照射下,较明显的是三层阴影带。读数时,应读弯月面下缘实线的最低点,视线应与弯月面下缘实线的最低点在同一水平上(图1-46)。对于有色溶液,如颜色过深(如$KMnO_4$、I_2等有色溶液),则其弯月面不够清晰,读数时,可读液面两侧的最高点。但一定要注意初读数与末读数采用同一标准。

(3)在滴定管装满或放出溶液后,必须等1~2 min(注意关好活塞,并观察有无漏水),使附着在内壁的溶液流下来后再读数。如果放出液的速度较慢(如接近终点时),等0.5~1 min后即可读数。记住,每次读数前,都要看一下管壁有没有挂水珠,管的出口尖嘴处有无悬挂液滴,管嘴有无气泡。

(4)必须读到小数点后第二位,即要求估读到0.01 mL。

(5)初学者可采用黑白纸板练习读数。读数时,将纸板放在滴定管背后,使黑色部分在弯月面下约1 mm处(图1-47),此时即可看到弯月面的反射层全部成为黑色,然后,读此黑色弯月面下缘的最低点。对有色溶液需读其两侧最高点时,要用白色纸板作背景。基本掌握读数方法后,可不要求借助黑白纸板进行读数。

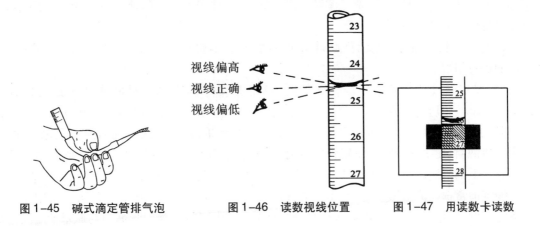

视线偏高
视线正确
视线偏低

图1-45 碱式滴定管排气泡　　　　图1-46 读数视线位置　　　　图1-47 用读数卡读数

6.滴定管的操作方法　进行滴定时,应将滴定管垂直地夹在滴定管架上。使用酸管时,左手握滴定管,无名指和小指向手心弯曲,无名指轻轻靠住出口玻璃管,拇指和食指、中指分别放在活塞柄上、下,控制活塞的转动(图1-48)。应该注意,不要向外用力,以免推出活塞造成漏水,应使活塞稍有一点向手心的回力。当然也不可过分向里用力,以免造成活塞转动困难。

使用碱管时,仍以左手握管,拇指在前食指在后,其他三指傍住出口管,用拇指和食指捏住玻璃珠所在部位(图1-49),往一旁(左右均可,通常在右比较省力)捏乳胶管,使溶液从玻璃珠旁空隙处流出(图1-50),注意不要从相反方向用力捏玻璃珠的中心位置,也不要使玻璃珠上下移动,不要捏玻璃珠下部胶管,以免空气进入而形成气泡,影响读数。

无论使用酸管还是碱管,都必须掌握3种滴液的方法:①连续滴加的方法,但不形成连续的水流,即"见滴成线";②控制一滴一滴加入的方法,要做到需1滴就能只加1滴,不能滴出1滴后滴定管的尖端仍挂有液滴;③学会使液滴悬而不落,只加半滴,甚至不到半滴的方法。

滴定时,滴定反应可在锥形瓶中或烧杯中进行。在锥形瓶中进行时,用右手拇指、食指和中指拿住锥形瓶,其余两指辅助在下侧,使瓶底离滴定台2~3 cm,滴定管下端伸入瓶口内约1 cm。左手握住滴定管,按前述方法,边滴加溶液,边用右手摇动锥形瓶。两手操作姿势如图1-48和1-49所示。

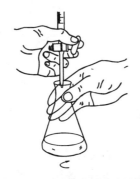　　　　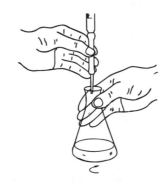

图1-48 酸式滴定管的操作　　　　图1-49 碱式滴定管的操作

进行滴定操作时,还应注意如下几点。

(1)最好每次滴定都从0.00 mL或接近0开始,这样滴定管不同段的误差可以相互抵消。

(2)滴定时,左手不能离开活塞,不能"放任自流"。

(3)摇动锥形瓶时,应微动腕关节,使溶液向同一方向旋转,不能前后摇动,不应听到滴定管

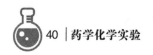

下端与锥形瓶内壁的撞击声,避免溶液溅出。摇瓶时,要求有一定的速度,不能摇得太慢,以免影响化学反应的顺利进行。

(4)滴定时,要注意观察滴落点周围颜色的变化,不要只注意滴定体积的变化,而不顾滴定反应的进行情况。

(5)滴定速度的控制。一般在开始时,滴定速度可稍快,呈"见滴成线",这时的速度约 10 mL·min^{-1},即 3~4 滴·s^{-1}左右。接近终点时,用洗瓶吹洗锥形瓶内壁,并改为一滴一滴加入,即每加一滴摇几下。最后是每加半滴,摇几下锥形瓶,直至溶液出现明显的颜色变化为止。加半滴溶液时,使溶液悬挂在滴定管出口上,用锥形瓶内壁将其沾落,再用洗瓶吹少量水将附于锥形瓶壁上的溶液冲下去,摇动几下,观察颜色变化。如此反复,直至终点。

滴定通常都在锥形瓶中进行,而溴酸钾法、碘量法(滴定碘法)等最好在碘量瓶中进行反应和滴定。碘量瓶是带有磨口玻璃塞和水槽的锥形瓶(图 1-51),喇叭形瓶口与瓶塞柄之间形成一圈水槽,槽中加纯水可形成水封,防止瓶中溶液反应生成的气体(Br_2、I_2 等)逸失。反应一定时间后,打开瓶塞,水即流下并同时冲洗瓶塞和瓶壁,接着进行滴定。

滴定有时也在烧杯中进行,这样方便于调节 pH 值。在烧杯中滴定时,将烧杯放在滴定台上,调节滴定管的高度,使其下端伸入烧杯内约 1 cm。滴定管下端应在烧杯中心的左后方处(放在中央影响搅拌;离杯壁过近不利搅拌均匀)。左手滴加溶液,右手持玻璃棒搅拌溶液,如图 1-52 所示。玻璃棒应做圆周搅动,尽量不要碰到烧杯壁和底部。当滴至接近终点只滴加半滴溶液时,可用玻璃棒下端沾下此悬挂的半滴溶液于烧杯中搅匀。其余操作同前。

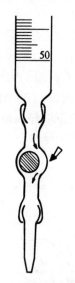 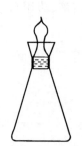 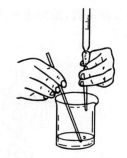

图 1-50 碱式滴定管放液　　图 1-51 碘量瓶　　图 1-52 在烧杯中的滴定操作

滴定结束后,滴定管内的溶液应弃去,不要倒回原瓶,以免沾污操作溶液。洗净的滴定管,用蒸馏水充满全管,夹在滴定管架上,上口用一微量烧杯或试管罩住,备用,或倒尽水后收在仪器柜中。

六、色谱分离技术

色谱法是一种物理或物理化学的分离分析方法,它是根据混合物中各组分在两相(流动相和固定相)间分配系数的差异,当样品随流动相经过固定相时,其组分就在两相间经过反复多次分配或吸附/解吸,最终实现分离。色谱法是分析复杂混合物的重要手段之一,具有极其广泛的用途。

按照分离机制不同,色谱法可分为吸附色谱、分配色谱、离子交换色谱和排阻色谱(又称凝胶色谱)等;按照操作形式不同可分为平面色谱(薄层色谱、纸色谱)和柱色谱;按照流动相的物理状态可分为气相色谱、液相色谱和超临界流体色谱。

(一)薄层色谱

薄层色谱(thin layer chromatography,TLC)是快速分离和定性分析少量物质的一种很重要的方法,属液固吸附色谱,它与柱色谱原理和分离过程相似,在柱色谱中适用的吸附剂的性质和洗脱剂的相对洗脱能力同样适用于薄层色谱中。与柱色谱不同的是,薄层色谱中的流动相是依靠吸附剂的虹吸作用从下而上移行,而柱色谱中的流动相则沿着吸附剂向下移动。TLC 兼有柱色谱和纸色谱的优点,一方面适用于少量样品(几微克,甚至 0.01 μg)的分离;另一方面在制作薄层板时,把吸附层加厚加大,又可用来精制样品,此法特别适用于挥发性较小或较高温度易发生变化而不能用气相色谱分析的物质,是中药及其制剂的鉴别中最常用的方法之一。此外,TLC 还可用来监控有机反应及寻找柱色谱的最佳分离条件等。

薄层色谱是将吸附剂均匀地涂在玻璃板上作为固定相,经干燥、活化后点样,在展开剂(流动相)中展开。当展开剂沿薄板上升时,混合样品中易被固定相吸附的组分移动较慢,而较难被固定相吸附的组分移动较快。利用各组分在展开剂中溶解能力或被吸附能力的不同,最终将各组分分开。

1. 吸附剂 薄层色谱中常用的吸附剂有氧化铝和硅胶等。氧化铝和硅胶的颗粒大小一般直径为 10~40 μm。若颗粒太小,样品随展开剂移动速度慢,斑点不集中,效果不好;若颗粒太大,样品随展开剂移动速度快,分离效果也不好。

薄层色谱用的硅胶分为:硅胶 H 不含黏合剂;硅胶 G 含煅石膏($CaSO_4 \cdot H_2O$)黏合剂;硅胶 HF_{254} 含荧光物质,可于波长 254 nm(紫外灯)下观察荧光;硅胶 GF_{254} 既含煅石膏又含荧光物质。与硅胶相似,氧化铝也分为氧化铝 G、氧化铝 HF_{254}、氧化铝 GF_{254}。

黏合剂除煅石膏外,还可用淀粉、羧甲基纤维素钠(CMC)。使用时,一般配成百分之几的水溶液。如羧甲基纤维素钠的质量分数一般为 0.5%~1%,淀粉的质量分数为 7%。通常又将加黏合剂的薄层板称为硬板,不加黏合剂的薄层板称为软板。

2. 薄层板的制备 薄层板制备的好坏直接影响到色谱的结果。为此,薄层应尽可能地均匀而且厚度(0.25~1 mm)要固定。

薄层板的制备方法有干法制板和湿法制板两种。干法制板在涂层时不加水,一般用氧化铝做吸附剂时使用。这里主要介绍湿法制板。湿法制板按铺层的方法不同,分为平铺法、浸涂法和倾注法 3 种。

制湿板前首先要制备浆料。称取 3 g 硅胶 G,加 7 mL 水,立即调成糊状物(可铺 3×10 cm 玻板两块)。如需加黏合剂,用煮沸配好的 0.5%~0.8% 的 CMC 水溶液与吸附剂调配即可。

平铺法:用购置或自制的薄层涂布器。把洗净的几块玻璃板在涂布器中间摆好,上下两边各夹一块比前者厚的玻璃板,在涂布器槽中倒入糊状物,将涂布器自左向右推,即可将糊状物均匀地涂在玻璃板上。

浸涂法:将两块干净的玻璃板对齐紧贴在一起,浸入浆料中,使载玻片上涂上一层均匀的吸附剂,取出分开,晾干。

倾注法:将调好的糊状物迅速均匀地倒在玻璃板上,用手拿玻璃板一端,另一只手在下面轻轻敲击玻璃板,使吸附剂均匀地摊在玻璃板上,然后放于水平的桌面上晾干。

薄层板在室温下晾干后,置烘箱内加热活化。硅胶薄层板在烘箱中一般要慢慢升温,维持 $105 \sim 110\ ℃$ 活化 30 min。氧化铝薄层板在 $150 \sim 160\ ℃$ 活化 4 h。活化后的薄层板应放在干燥器中备用。

3. 点样 将样品用低沸点溶剂(氯仿、丙酮、甲醇、乙醇、苯、乙醚或四氯化碳等)配成 $1\% \sim 5\%$ 的溶液,在距薄层板一端 1 cm 处,用铅笔轻轻地画一横线作为点样线。用内径小于 1 mm 管口平齐的毛细管吸取样品溶液,垂直地轻轻接触到点样线上(图 1-53),待第一次点的样点溶剂挥发后,再在原处重复点第二次,点样斑点的直径一般不超过 2 mm。样品的用量对物质的分离有很大的影响,若样品量太小,有的成分不易显出;若量太多,斑点过大,易造成交叉和拖尾现象。一块薄层板可以点多个样,但样点间距以 $1 \sim 1.5$ cm 为宜。

4. 展开 薄层板的展开(图 1-54)在层析缸中进行。首先将配好的展开剂注入层析缸中,使层析缸内空气饱和 $5 \sim 10$ min(也可在层析缸中放一张滤纸,以使器皿内的蒸气很快地达到气液平衡)。再将点好样品的薄层板倾斜放入层析缸中进行展开,一般薄层板浸至 0.5 cm 高度,勿使样品浸入展开剂中。当展开剂上升到距薄层板顶端 $1 \sim 1.5$ cm 处,取出薄层板放平晾干,立即画出展开剂前沿的位置,展开剂挥发后即可显色。

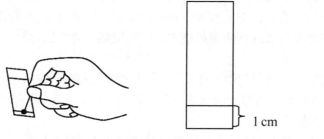
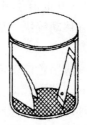

图 1-53 薄层板的点样方法　　　　图 1-54 薄层色谱的展开过程

5. 显色及比移值 R_f 的计算 若样品各组分本身有颜色,则可直接观察斑点的位置;若样品本身无色,则可在溶剂挥发后用显色剂显色。常用的显色剂有碘和三氯化铁水溶液等。许多有机化合物能与碘生成棕黄色的配合物。利用这一性质,在一密闭容器中(一般用层析缸即可)放几粒碘,容器内为碘蒸气饱和,将展开并干燥的薄层板放入其中,几分钟后即可显出棕黄色斑点,取出薄层板用铅笔将点圈好即可。除饱和烃和卤代烃外,均可采用此方法。三氯化铁溶液可用于带有酚羟基化合物的显色。

对于含有荧光的薄层板可在紫外光下观察。用硅胶 GF_{254} 制成的薄层板,由于加入了荧光剂,在 254 nm 波长的紫外灯下,可观察到暗色斑点,此斑点就是样品点。立即用铅笔标出各斑点的位置。记下斑点中心及展开剂前沿离起点距离,计算出 R_f 值。

$$R_f = \frac{斑点中心至原点中心的距离}{溶剂前沿至原点中心的距离}$$

由于 R_f 值受展开剂、吸附剂、薄层板的厚度、温度等因素的影响,因此同一化合物的 R_f 值与文献值会相差很大。对于同一化合物,当上述条件固定时,R_f 值是一个常数,可用于化合物的鉴定。但是,在实验中常采用在一块板上同时点已知物溶液和未知物溶液进行展开,通过计算 R_f 值来确定是否为同一化合物。

(二)纸色谱

纸色谱(paper chromatography,PC)是一种正相分配色谱。它对样品的分离作用不是靠滤纸的吸附作用,而是以滤纸作为载体,以吸附在滤纸上的水或有机溶剂为固定相,流动相(展开剂)

是被水饱和过的有机溶剂,根据样品中各组分在两相间的分配系数不同而达到分离的目的。通常极性大的组分在固定相中分配得多,随流动相移动的速度会慢一些;极性小的组分在流动相中分配得多一些,随流动相移动的速度就快一些(图1-55)。

与薄层色谱一样,纸色谱也可用于分离和鉴定有机化合物。纸色谱法多用于多官能团或极性较大的化合物如糖、氨基酸和天然色素等的分离,对亲水性强的物质分离较好,对亲脂性的物质则较少用纸色谱。它的缺点是展开时间较长,一般需要几小时到几十个小时。滤纸越长,层析越慢,因为溶剂上升速度随高度的增加而减慢。但由于它操作简单,试剂用量少,所得到的色谱图便于保存等优点,在实验室条件受限时常用此方法。

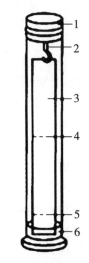

图1-55 纸色谱装置
1.橡皮塞 2.玻璃钩 3.纸条 4.溶剂前沿 5.点样线 6.溶剂

1. 滤纸选择 所选用的滤纸应厚薄均匀,全纸平整,无折痕、边缘整齐,滤纸纤维松紧适宜,纸质要纯,杂质少,无明显荧光斑点。通常做定性实验时,可采用新华Ⅰ号,滤纸大小可自行选择,一般为3 cm×20 cm、5 cm×30 cm、8 cm×50 cm等。

2. 展开剂的选择 根据被分离物质的不同,选用合适的展开剂。展开剂应对被分离物质有一定的溶解度。溶解度太大,被分离物质会随展开剂跑到前沿;溶解度太小,则会留在原点附近,都将使分离效果不好。选择展开剂应注意下列几点:对能溶于水的化合物,以吸附在滤纸上的水作固定相,以与水能混合的有机溶剂作展开剂(如醇类);对难溶于水的极性化合物,以非水极性溶剂(如甲酰胺、N,N-二甲基甲酰胺等)作固定相,以不能与固定相混合的非极性化合物(如环己烷、苯、四氯化碳、氯仿等)作展开剂;对不溶于水的非极性化合物,应以非极性溶剂(如液体石蜡、α-溴萘等)作固定相,以极性溶剂(如水、含水乙醇、含水乙酸等)作展开剂。

3. 样品的处理及点样 用于色谱分析的样品,一般需初步提纯,如氨基酸的测定,不能含有大量的盐类、蛋白质,否则互相干扰,分离不清。

取少量样品完全溶解在适当的有机溶剂(如丙酮、乙醇、氯仿等)中,配制成约1%的溶液,尽量避免用水,因水溶液斑点易扩散,并且水不易挥发除去。若为液体样品,一般可直接点样,点样时先在离滤纸一端2~3 cm处用铅笔画好点样线,然后用内径约0.5 mm管口平整的毛细管吸取少量试样溶液点在点样线上,一般控制点的直径为2~3 mm。每点一次样可用电吹风吹干或在红外灯下烘干。如有多种样品,则各点间距离约为2 cm左右。

4. 展开 纸色谱亦须在密闭的层析缸中展开。在层析缸中加入展开剂,将已点样的滤纸晾干后悬挂在层析缸中,让展开剂蒸气饱和约10 min。再将点有试样的一端放入展开剂液面下约1 cm处,但试样斑点的位置必须在展开剂液面之上。

5. 显色与结果处理 展开剂由于毛细作用沿滤纸上升,当展开剂前沿接近滤纸上端时将滤纸取出,用铅笔画出溶剂前沿的位置,晾干,显色。如果化合物本身有颜色,就可直接观察到斑点。如本身无色,可在紫外灯下观察有无荧光斑点,用铅笔在滤纸上画出斑点位置,形状大小。通常可用显色剂喷雾显色,不同类型化合物可用不同的显色剂,如氨基酸用茚三酮、生物碱用碘蒸气、有机酸用溴酚蓝等。最后计算出各斑点的比移值。

(三)柱色谱

柱色谱(column chromatography,CC)一般有吸附色谱和分配色谱两种,实验室中最常用的是吸附色谱。柱色谱是在色谱柱(带有下旋塞或无下旋塞的长玻璃管)中装经活化的吸附剂如氧化铝或硅胶等(固定相),将已溶解的样品加入到色谱柱中,样品首先被吸附在柱的上端,然后用适当的洗脱剂(流动相)进行淋洗,由于吸附剂表面对样品中各组分的吸附能力不同,下移速度不同就会形成若干色带,继续加洗脱剂,吸附能力最弱的组分随溶剂首先流出。分别收集各组分,再进行分析鉴定。对于柱上不显色的化合物分离时,可用紫外光照射后呈现的荧光来检查,或用薄层色谱法对洗脱液跟踪检测。柱色谱的装置如图1-56所示。

1. 吸附剂　选择吸附剂的首要条件是与被分离物质不发生化学反应。常用的吸附剂有硅胶、氧化铝等,在这两种吸附剂中氧化铝的极性更大一些。通常市售的氧化铝分为酸性、中性和碱性3种。酸性氧化铝用于分离酸性有机物质;中性氧化铝用于分离中性物质,如醛、酮、酯等;碱性氧化铝用于分离碱性有机物质,如生物碱、烃类化合物等。市售的硅胶略带酸性。

硅胶和氧化铝都属于极性吸附剂,对被分离物质的吸附能力与分子极性有关,分子极性越强,化合物吸附能力越强,分子中含有极性较大的基团,其吸附能力也较强。氧化铝对各种化合物的吸附性按下列次序递减:酸和碱 > 醇、胺、硫醇 > 醛、酮、酯 > 芳香族化合物 > 卤代物、醚 > 烯烃 > 饱和烃。

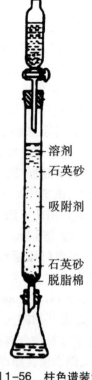

　　　　　溶剂
　　　　　石英砂

　　　　　吸附剂

　　　　　石英砂
　　　　　脱脂棉

图1-56　柱色谱装置

吸附能力还与吸附剂颗粒大小有关。若颗粒太小,表面积大,吸附能力强,洗脱剂流速缓慢;若颗粒太大,表面吸附能力低,洗脱剂流速快,分离效果差。通常使用的吸附剂颗粒大小以100～150目为宜。

吸附剂的活性与其含水量有关,含水量越高,活性越低,吸附剂的吸附能力越弱;相反则吸附能力越强。吸附剂的含水量和活性等级关系如表1-5所示。

表1-5　吸附剂的含水量和活性等级关系

活性等级	I	II	III	IV	V
氧化铝含水量	0	3%	6%	10%	15%
硅胶含水量	0	5%	15%	15%	38%

一般常用的是 II 和 III 级吸附剂,I 级吸附性太强,而且易吸水,V 级吸附性太弱。

2. 洗脱剂　一般根据被分离物中各组分的极性、溶解度及吸附剂的活性来考虑。先将要分离的样品溶于一定体积的极性小的溶剂中,如有的样品在极性小的溶剂中溶解度很小,则可加入少量极性较大的溶剂,使溶液体积不致太大。将样品溶液从柱顶慢慢加入柱中,先加入极性较小的溶剂洗脱,使吸附能力最弱的组分分离。再用极性更大的溶剂或混合溶剂洗脱,将极性较大的化合物自色谱柱中洗脱下来。常用洗脱剂的极性按下列次序递增:己烷和石油醚 < 环己烷 < 四氯化碳 < 甲苯 < 苯 < 二氯甲烷 < 氯仿 < 乙醚 < 乙酸乙酯 < 丙酮 < 乙醇 < 甲醇 < 水 < 吡啶 < 乙酸。

极性化合物用极性溶剂洗脱是有效的,非极性化合物用非极性溶剂洗脱有效的。若欲分离的混合物组成复杂,单一溶剂不能将各组分分开,这时可采用混合溶剂作为洗脱剂。常用混合洗脱剂的极性按如下次序递增:氯仿 < 环己烷-乙酸乙酯(80∶20) < 二氯甲烷-乙醚(60∶40) < 环己烷-乙酸乙酯(20∶80) < 乙醚 < 乙醚-甲醇(99∶1) < 乙酸乙酯 < 四氢呋喃 < 正丙醇 < 乙醇 <

甲醇。

3. 操作步骤 色谱柱的大小要根据处理量和吸附剂的性质而定,柱的长度与直径比一般为7.5：1。吸附剂用量一般为待分离样品的30~40倍,有时还可再多些。

(1)装柱 装柱之前,先将色谱柱洗净干燥,柱底铺一层玻璃棉或脱脂棉,再铺一层约0.5 cm厚的石英砂,然后将吸附剂装入柱内。装柱分为湿法装柱和干法装柱两种。

湿法是先将洗脱剂倒入柱内约为柱高的3/4,然后将吸附剂用洗脱剂中极性最低的洗脱剂调成糊状,慢慢倒入柱内,同时打开柱下活塞,使洗脱剂流出(控制1滴·s^{-1}),并不断轻击柱管,使吸附剂逐渐下沉。加完吸附剂后,继续让洗脱剂流出,至吸附剂不再下沉为止。

干法是在柱的上端放一漏斗,将吸附剂均匀装入柱内,轻敲柱管,使之填装均匀。加完后,加入洗脱剂,使吸附剂全部润湿。在吸附剂顶部盖一层约0.5 cm厚的石英砂,再轻敲柱身,使石英砂上层呈水平。在石英砂上面放一张与柱内径相当的滤纸。也可以先加入3/4的洗脱剂,然后再倒入干的吸附剂。

无论采用哪种方式装柱,都必须装填均匀,严格排除空气,吸附剂不能裂缝,否则将影响分离效果。一般说来,湿法比干法装得紧密均匀。

(2)加样 装好色谱柱后,当溶剂降至吸附剂表面时,把已配好的样品溶液,小心地加到色谱柱顶端,开启下端活塞,使液体慢慢流出。当溶液液面与吸附剂表面相齐时,再用洗脱剂洗脱,控制流速1~2滴·s^{-1},分别收集各组分洗脱液。整个操作过程中,都应保持有溶剂覆盖吸附剂。

(四)现代色谱技术简介

1. 气相色谱法 气相色谱法(gas chromatograph,GC)是一种应用广泛的分离分析方法,是以气体作为流动相,具有快速、高效、高灵敏度、高选择性的优点,目前已成为现代分析中极其重要的工具,被广泛地应用于有机合成、石油化工、生物化学和环境检测工作中。它主要用于沸点在500 ℃以下、对热稳定的挥发物质的分离和测定,对于不易挥发或对热不稳定的化合物,以及腐蚀性物质的分离还有其局限性。

气相色谱按固定相状态的不同,分为气-固色谱和气-液色谱两种类型。前者属于吸附色谱,后者属于分配色谱。本节主要介绍气-液色谱。

(1)基本原理:气-液色谱原理与纸色谱类似,都是利用混合物中各组分在固定相和流动相之间分配情况不同,从而达到分离的目的。所不同的是气-液色谱中使用载气(仅用于载送试样的稀有气体,如氢气、氮气、氦气等)作为流动相,以吸附在惰性固体(称为担体或载体)上的高沸点液体(称为固定液)为固定相。担体是一种具有热稳定性和惰性的材料,常用的担体有硅藻土、聚四氟乙烯等。担体本身没有吸附能力,对分离不起作用,只是用来支撑固定相,使其停留在柱内。样品在气化室中受热迅速气化,随载气(流动相)进入色谱柱中,由于样品中各个组分的极性和挥发性不同,气化后的样品在柱中固定相和流动相之间不断地发生分配。挥发性较高的组分由于在流动相中的溶解度大,因此随流动相迁移快,而挥发性较低的组分在固定相中的溶解度大于在流动相中的溶解度,因此随流动相迁移慢。这样,易挥发的组分先随流动相流出色谱柱,而难挥发的组分随流动相移动得慢,从而达到分离的目的。

(2)气相色谱法的分析流程:气相色谱分析所采用的气相色谱仪一般由气路系统、进样系统、分离系统、检测系统和数据采集和处理系统5部分组成,其中色谱柱和检测器是关键部件。常见的气相色谱分析流程如图1-57所示。

载气由高压钢瓶供给,经减压、净化、调节和控制流量后,进入色谱柱。待基线平稳后即可进样。样品经气化室后,随载气带入色谱柱,在柱内逐渐被分离,分离后的组分依次从色谱柱中流出,进入检测器,检测器各组分的浓度或质量的变化转变为电信号。经放大器放大后,由色谱工

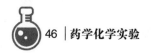

作站或微处理机记录下来,称为色谱图。根据色谱图,可以对样品中待测组分进行定性和定量分析。

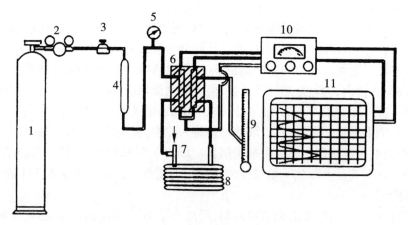

图 1-57　气相色谱流程示意

1. 高压钢瓶　2. 减压阀　3. 精密调压阀　4. 净化干燥管　5. 压力表　6. 热导池
7. 进样器　8. 色谱柱　9. 皂膜流速计　10. 测量电桥　11. 记录仪

　　色谱柱是气相色谱仪的核心部件。最常用的色谱柱是一根细长的玻璃管或不锈钢管(内径 3~6 mm,长 1~3 m),弯成"U"形或螺旋形,在柱中装满表面涂有固定液的担体。另一种是毛细管色谱柱,它是一根内径 0.5~2 mm 的玻璃毛细管,内壁涂以固定液,长度可达几十米,用于复杂样品的快速分析。固定液的选择是能否有效分离试样各组分的一个决定因素。通常要求固定液的结构、性质、极性与被分离的组分相似或相近。

　　检测器是气相色谱仪的重要组成部分,常用的检测器有火焰离子化检测器(FID)和电子捕获检测器(ECD)等。

　　FID 是对大多数的有机物都有很高的灵敏度,当样品组分自色谱柱流出,由载气携带流经氢火焰时,样品组分在氢火焰燃烧的高温下被电离,形成正离子和电子,在直流电场作用下,正离子和电子各向极性相反的电极运动,从而产生微电流信号,经放大可以显示出来。由于它的灵敏度高、体积小、响应快、线性范围广,适用于痕量有机物分析,是目前应用最为广泛的一种检测器。

　　ECD 是一种高选择性、高灵敏度的检测器。对含有较强电负性元素的物质,如含有卤素、氧、硫、氮等的化合物有响应,元素的电负性越强,检测器的灵敏度越高。它已广泛用于有机氯农药残留量、金属配合物、金属有机物、多卤或多硫化合物、甾体化合物等的分析。

　　(3)气相色谱分析

　　1)定性分析　利用保留值进行定性分析是气相色谱中最方便、最常用的方法,图 1-58 为 3 组分混合物的气相色谱图。当每一组分从色谱柱中洗脱出来时,在色谱图上就出现一个峰,当空气随试样进入后,由于空气挥发性高,它就和载气一样,最先通过色谱柱,故第一个峰为空气峰。从试样注入第一个信号峰的最高点所经过的时间叫作某一组分的保留时间,在色谱条件相同时,一个化合物的保留时间是一特定常数,无论该化合物是以纯的组分或以混合物注入,这个值是不变的,因而保留值可用于化合物的定性鉴定。

　　利用保留值鉴定未知物时,由于许多有机物有相同的沸点,且在特定色谱条件下具有相同的保留时间,因而不能完全确定它们为同一化合物。为了准确地鉴定未知物,必须保证在几种极性不同的固定液中未知物和已知物都有相同的保留时间。如果未知物和已知物在相同的色谱条件下,在任意一种色谱柱上它们的保留时间不同(±3%)时,则可以认为二者是不同的化合物。

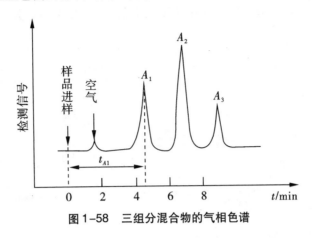

图 1-58 三组分混合物的气相色谱

2)定量分析 被分析组分的质量(或浓度)与色谱峰面积成正比,通过测量相应的峰面积,可以确定组分的含量。

测量峰面积的最简单的方法是用峰高 h 乘以半峰宽 $W_{1/2}$(图 1-59),即:

$$A = 1.065 \, h \cdot W_{1/2}$$

峰面积确定后,某组分的质量分数为:

$$x_i = \frac{A_i}{A_1 + A_2 + A_3 + \ldots + A_i} \times 100\%$$

式中,x_i 为组分 i 的质量分数;$A_1, A_2, \cdots, A_i \cdots A_n$ 为各组分的峰面积。

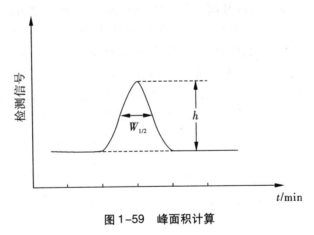

图 1-59 峰面积计算

2. 高效液相色谱法 高效液相色谱法(high performance liquid chromatography, HPLC)是以高压输出的液体为流动相的色谱技术,是在经典液相色谱法的基础上发展起来的一项高效、高速、高灵敏度、高自动化的分离分析技术。它适用于那些高沸点、热稳定性差、分子量大的有机物的分离与分析。作为分离分析手段,高效液相色谱和气相色谱可以互补。就色谱过程而言,它们的差别主要在于,前者的流动相是液体,而后者的流动相是气体。

(1)高效液相色谱仪 高效液相色谱仪主要由高压输液系统、进样系统、分离系统、检测系统和数据处理系统等 5 部分组成。具体流程如图 1-60 所示。

贮液器中的流动相在高压泵的作用下经由进样器进入色谱柱,然后从检测器流出。带分离

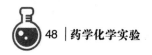

试样由进样器注入,流经进样器的流动相将试样带入色谱柱中进行分离,分离后的各组分依次进入检测器,检测器将被分离组分浓度的变化转变为电信号,进而由数据处理系统将数据采集、记录下来,得到色谱图。

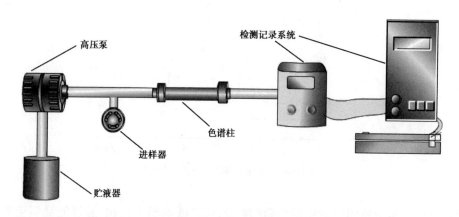

图1-60 高效液相色谱流程

高压输液泵:高效液相色谱的流动相(载液)是用高压输液泵来输送的。高压输液泵按其性质可分为恒压泵和恒流泵两类。对高压输液泵来说,一般要求压力为$(150 \sim 350) \times 10^5$ Pa,关键是流量稳定;另外,要求压力平稳无脉动。

梯度洗脱装置:所谓梯度洗脱,就是载液中含有两种(或更多)不同极性的溶剂,在分离过程中按一定的程序连续改变载液中溶剂的配比和极性,通过载液中极性的变化来改变被分离组分的分离因素。应用梯度洗脱可提高分离效果,使分离时间缩短,分辨能力增加。梯度洗脱装置一般都采用微型计算机控制,可分为高压梯度洗脱装置和低压梯度洗脱装置两类。

进样装置:在高效液相色谱仪中目前普遍采用六通阀进样。它能在不停流的情况下将样品进样分析。进样阀上可装不同容积的定量管,如5 μL、10 μL等。利用进样阀进样精密度好。

色谱柱:色谱柱是高效液相色谱仪的核心部件。高效液相色谱法常用的标准柱型是内径为4 ~ 6 mm,长度为15 ~ 30 cm 的直形不锈钢柱,内添颗粒直径为5 ~ 10 μm 的固定相。

检测器:高效液相色谱法常用的检测器有紫外吸收检测器、荧光检测器、示差折光检测器和电导检测器。紫外检测器灵敏度较高,通用性较好。荧光检测器选择性较好,仅适合检测有荧光的物质,其灵敏度比紫外检测器高出2 ~ 3 个数量级。示差折光检测器是一类通用检测器,只要组分折光率与流动相折光率不同就能检测,但两者之差有限,因此灵敏度较低,对温度变化较为敏感,不能用于梯度洗脱。

(2)高效液相色谱分析

定性分析:与气相色谱相同,其原理是要求在相同的色谱条件下,分别测定标准物质和样品中待测组分谱峰的保留时间,若样品中的全部组分已经确定且完全分离,组分的保留时间可作为定性的依据。

定量分析:对同一组分,在相同的色谱条件下和线性范围内,可用外标法、内标法或叠加法进行定量测定。①外标法:在相同的色谱条件下,分别测定和比较标准物和样品待测组分的峰值。计算试样中待测组分的含量。②内标法:在已知量的样品中加入定量的标准物质,测定和比较试样中待测组分和内标物的峰值,求出样品中待测组分的百分数。③叠加法:在相同的色谱条件下,测定试样中待测组分及其相邻组分的峰值,然后加入一定量的待测组分于该试样中,再次测定上述两组分的峰值,用外标法计算试样中待测组分的百分数。

第六节 实验误差与数据处理

一、误差的来源和分类

在定量分析中,要求准确测定组分的含量。因受分析方法、所用试剂、测量仪器和分析工作客观条件的限制,使测量值和真实值不完全一致,即存在误差。实验过程中要尽量减小误差的产生。按误差的性质,误差可分为系统误差和偶然误差两类。

1. 系统误差　系统误差是由分析过程中某些确定的原因造成的误差。系统误差对分析结果的影响是固定的,具有一定的方向(正或负)且大小可测,重复测定时重复出现。根据系统误差的来源,可分为方法误差、仪器误差、试剂误差和操作误差。

(1)方法误差　由于分析方法不够完善造成的误差。例如滴定分析中化学计量点与滴定终点的差异;色谱分析时由于色谱条件选择不当,待测组分峰与干扰组分峰没有良好分离,均属于方法误差。

(2)仪器误差　由于仪器不合格或者未经校正而引起的误差。例如各种测量仪器未经校准;使用的容量瓶和滴定管的刻度不准,均属于仪器误差。该误差可以通过校正仪器进行减免。

(3)试剂误差　由于试剂不合格造成的误差。例如试剂纯度不够,去离子水不合格等引起的误差。试剂误差可以通过空白试验予以消除。

(4)操作误差　由于分析者的操作不符合要求引起的误差。例如操作者对终点颜色的判断偏深或者偏浅;读取滴定管体积时偏高或者偏低等引起的误差。

2. 偶然误差　偶然误差是由于分析过程中各种随机波动引起的误差。例如实验室温度、湿度、气压环境条件的不稳定,仪器的不稳定等引起的误差。偶然误差的方向(正或负)和大小是不固定的,无法加以校正。在消除系统误差的前提下,适当增加平行测定次数,取平均值表示测定结果,可以减小偶然误差。

二、有效数字及运算规则

1. 有效数字　有效数字是指在分析过程中能测量到的有实际意义的数字。记录测量数据时,最后一位数字是欠准数值,这位欠准数值是可疑数字,它也属于有效数字。有效数字包括所有准确数字和一位可疑数字。例如,最小分刻度值为 0.1 mL 的滴定管读数应记录至小数点后第二位,当消耗液体体积为 22.45 mL,此数据中,包括 4 位有效数字,前 3 位为准确值,最后 1 位为欠准值。有效数字位数不仅表示数值的大小,而且能反映出仪器测量的准确程度。

2. 有效数字的修约规则　有效数字的修约指的是有效数字的位数确定以后,超过有效数字位数的数字按一定的规则对其进行取舍。有效数字的修约规则是"四舍六入五留双"。当多余尾数的首位≤4 时,舍去;当多余尾数的首位≥6 时,进位;当多余尾数的首位等于5,若 5 后数字不为 0 时,进位;若 5 后数字为 0 时,则根据 5 前数字是奇数还是偶数,采用"奇进偶舍"的方式进行修约,使被保留数据的末位为偶数。例如,将下列数据修约为四位有效数字:15.344 1→15.34,16.678 8→16.68,16.145 0→16.14,16.135 0→16.14,16.145 1→16.15。

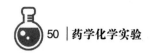

对标准偏差的修约,其结果应使精密度降低。例如,某计算结果的标准偏差为0.221,修约为两位有效数字为0.23。表示标准偏差和相对标准偏差时,一般取两位有效数字。

3. 有效数字的运算规则

(1)加减运算　有效数字进行加减运算时,计算结果的小数位数应与小数点后位数最少的数据一致,即计算结果的绝对误差与数据中绝对误差最大的数据相当。例如,1.213、23.56、5.678 94三个数据相加,23.56小数点后位数最少,计算结果应保留两位小数。在计算前,先将数据修约为两位小数,再进行计算:1.21+23.56+5.68=30.45。

(2)乘除运算　有效数字进行乘除运算时,计算结果的有效数字位数应与有效数字位数最少的数据一致,即计算结果的相对误差与数据中相对误差最大的数据相当。例如0.001 21、23.56、5.678 94 3个数据相乘,0.001 21有效数字位数最少,计算结果应保留3位有效数字。在计算前,先将数据修约为3位有效数字,再进行计算:0.001 21×23.6×5.68=0.162。

(3)乘方和开方运算　有效数字进行乘方和开方运算时,计算结果的有效数字位数不变。例如$3.89^2 = 15.1$。

(4)对数和反对数运算　有效数字进行对数和反对数运算时,对数尾数的位数与真数有效数字位数相同。例如$[H^+] = 3.6 \times 10^{-8}$,则pH=7.44。

4. 数据处理　测得一组平行数据$x_1, x_2, \cdots, x_n$后,对其中的可疑数据是保留还是舍弃,可用Q检验法或Grubbs法进行检验后决定,然后算出算术平均值。同时,还应把分析结果的精密度表示出来。分析结果的精密度可用相对平均偏差、标准偏差(S)及相对标准偏差(RSD)表示,这些是实验中最常用的几种处理数据的表示方法。

三、实验报告书写格式

实验报告要求整洁、条理清晰、简明扼要。实验报告一般包括下列内容。

实验编号:_____　实验名称:_____　实验日期:_____

(1)实验目的　参考实验教材和指导老师课件。

(2)实验原理　简要地用文字和化学反应式说明。

(3)实验用品　列举主要的仪器和试剂。

(4)实验步骤　详细写出具体步骤,或用流程图表示。

(5)实验数据及其处理　应用文字、公式、表格、图形将数据表示出来,并结合实验过程进行适当的分析和讨论。

(6)问题及讨论　问题及讨论部分,可以围绕以下方面展开:实验的关键条件、关键步骤;实验现象及结果;实验成功的经验或失败的教训等。

上述几项内容的繁简、取舍,应根据具体实验情况而定。报告中原理、表格、计算公式等,要求在实验预习时准备好,其他内容可在实验过程中以及实验完成后填写。

附:实验报告示例

实验编号:实验 xxx　实验名称:食醋总酸度的测定　实验日期:xxxx.x.x

操作者姓名:xxx　年级、专业及班级:xxxx级 xx 专业 x 班

一、实验目的

1. 掌握酸碱滴定法测定食醋总酸度的原理和方法。

2. 熟悉强碱滴定弱酸的原理及指示剂的选择。

3. 了解食醋总酸度的定义和表示方法。

二、实验原理

滴定反应:$NaOH + CH_3COOH \rightleftharpoons CH_3COONa + H_2O$

滴定终点产物为 CH_3COONa 水溶液,即化学计量点时溶液显弱碱性,故用酚酞作指示剂指示滴定终点,终点颜色由无色变为浅红色。

三、实验用品

碱式滴定管、移液管、容量瓶、白醋(市售)、氢氧化钠、酚酞等。

四、实验步骤

1. 样品溶液的处理 用 10 mL 移液管吸取食醋 1 份,置于 100 mL 容量瓶中,用蒸馏水稀释至刻度,摇匀。

2. 食醋总酸度的测定 用 25 mL 移液管吸取样品溶液 3 份,分别置于 250 mL 锥形瓶中,各加入蒸馏水 25 mL 和酚酞指示剂 2~3 滴,用 NaOH 标准溶液滴定至微红色在 30 s 内不褪色为终点。

五、实验数据及其处理

1. 0.1 mol·L^{-1} NaOH 标准溶液的配和标定。

$c(NaOH) = 0.1008$ mol·L^{-1}(上次实验标定结果)。

2. 食醋总酸度的测定见表 1-6。

表 1-6 食醋总酸度测量记录

记录项目	测定次数		
	1	2	3
指示剂	酚酞		
滴定终点颜色变化	无色变为微红色		
c_{NaOH}/(mol·L^{-1})	0.1008		
$V_{醋}$(稀释后试液)/mL	25.00		
$V_{NaOH(初)}$/mL	0.00	0.00	0.00
$V_{NaOH(末)}$/mL	20.36	20.40	20.36
ΔV_{NaOH}/mL	20.36	20.40	20.36
总酸度/(g·100 mL^{-1})*	4.930	4.939	4.930
平均总酸度/(g·100 mL^{-1})	4.933		
次测定偏差 d/(g·100 mL^{-1})	-0.003	+0.006	-0.003
平均相对偏差/%**	0.08		

*食醋总酸度用每 100 mL 食醋(原液)含 CH_3COOH 的质量(g)表示。计算公式为:

$$总酸度 / \frac{m}{100\ mL} = \frac{c_{NaOH} V_{NaOH} M_{CH_3COOH}}{\frac{25.00}{100.00} \times 10.00 \times 1000} \times 100$$

式中,M_{CH_3COOH} 为醋酸的分子量。

** 相对平均偏差 /% $= \dfrac{|d_1| + |d_2| + |d_3|}{3 \times 平均总酸度} \times 100$

六、问题及讨论

1. 样品稀释、移液、滴定速度及终点颜色的判断等都是影响本实验结果准确度和精密度的重要步骤,操作时应注意这几个环节。

2. 结果精密度较好,但第二份偏差较大,可能是由于滴定速度较快,读数过早而造成的。

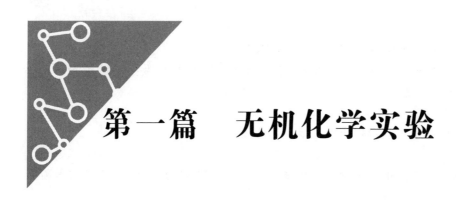

第一篇　无机化学实验

本篇分为"无机物的制备与提纯"和"基本性质与常数测定"两部分,共 9 个实验。其中"无机物的制备与提纯"部分介绍了常见溶液的配制方法、几种常用无机药物的制备方法以及产品纯度、含量的定性和定量分析方法。通过本部分的实验使学生掌握化学实验的基本常识和必备的化学实验技能,了解无机物制备的基本原理、分离提纯方法以及产品纯度、含量的检测办法,掌握无机物制备的基本操作,为后续开展有机化学、分析化学和物理化学相关实验奠定基础。

"基本性质与常数测定"部分涉及酸碱平衡、沉淀-溶解平衡、氧化还原平衡、配位平衡四大平衡的基本原理和性质,以及酸碱的电离平衡常数、难溶电解质的溶度积常数、配合物的稳定常数等物理常数的测定。本部分实验能使药学和药剂等专业学生进一步理解无机化学的基本原理,掌握化学平衡常数的测量方法,分析判断平衡移动的方向、程度以及表现出的物理化学性质,旨在提高学生应用无机化学基本原理、分析方法和基本操作解决实际问题的能力,培养学生的创新意识和科研技能。

第二章　无机物的制备与提纯

实验一　溶液的配制

【实验目的】

1. 掌握溶液浓度的计算方法及常见溶液的配制方法。

2. 熟悉台秤、量筒、移液管、容量瓶的使用方法。

3. 了解溶液的定量转移及稀释操作。

【实验原理】

溶液的配制是药学工作的基本内容之一。无机化学实验通常配制的溶液有一般溶液和标准溶液。

1. 一般溶液的配制　配制一般溶液常用以下 3 种方法。

（1）直接水溶法 对易溶于水而不发生水解的固体试剂,例如 NaOH、$H_2C_2O_4$、KNO_3、NaCl 等,配制其溶液时,可用托盘天平称取一定量的固体于烧杯中,加入少量蒸馏水,搅拌溶解后稀释至所需体积,再转移到试剂瓶中。

（2）介质水溶法 对易水解的固体试剂如 $FeCl_3$、$SbCl_3$、$BiCl_3$ 等,配制其溶液时,称取一定量的固体,加入适量一定浓度的酸(或碱)使之溶解,再以蒸馏水稀释至所需体积,摇匀后转入试剂瓶。

对于在水中溶解度较小的固体试剂,应先选用合适的溶剂溶解后,再稀释,摇匀转入试剂瓶。例如固体 I_2,可先用 KI 水溶液溶解。

（3）稀释法 对于液态试剂如 HCl、H_2SO_4、HNO_3、HAc 等,配制其稀溶液时,先用量筒量取所需量的浓溶液,然后用适量的蒸馏水稀释。配制 H_2SO_4 溶液时,需特别注意,应在不断搅拌下将浓 H_2SO_4 缓慢地倒入盛水的容器中,切不可将操作顺序颠倒。

一些容易见光分解或易发生氧化还原反应的溶液,要防止在保存期间失效。如 Sn^{2+} 及 Fe^{2+} 溶液应分别放入一些锡粒和铁屑。$AgNO_3$、$KMnO_4$、KI 等溶液应贮于干净的棕色试剂瓶中。容易发生化学腐蚀的溶液应贮于合适的容器中。

2. 标准溶液的配制 已知准确浓度的溶液称为标准溶液。配制标准溶液的方法有两种。

（1）直接法 用分析天平准确称取一定量的基准物质于烧杯中,加入适量的蒸馏水溶解后,定量转移入容量瓶,再用蒸馏水稀释至刻度,摇匀。其准确浓度可由称量质量及稀释体积求得。

（2）间接法 不符合基准试剂条件的物质,不能用直接法配制标准溶液,但可先配成近似于所需浓度的溶液,然后用基准试剂或已知准确浓度的标准溶液标定其浓度。

无论是配制一般溶液还是标准溶液,首先应根据所提供的试剂计算出溶液及溶剂的用量,然后按照配制的要求决定采用的仪器。如果对溶液浓度的准确度要求不高,可采用台秤、量筒等仪器进行配制;若要求溶液的浓度比较准确,则应采用分析天平、移液管、容量瓶等仪器。

配制溶液的操作程序一般是:

计算:对于固体物质,如果物质含结晶水,则应将其计算在内。稀释浓溶液时,计算需要掌握的原则是稀释前后溶质的物质的量不变。

称量:用台秤或电子天平取固体试剂,用量筒或移液管量取液体试剂。

溶解:凡是易溶于水且不易水解的固体均可用适量的水在烧杯中溶解(必要时可加热)。易水解的固体试剂(如 $SnCl_2$、Na_2S 等),必须先以少量稀酸(碱)使之溶解,然后加水稀释至所需浓度。

定量转移:将溶液从烧杯向量筒或容量瓶中转移后,应注意用少量水清洗烧杯 2~3 次,并将清洗液全部转移到量筒或容量瓶中,再定容到所示刻度。

【实验用品】

仪器:量筒(10 mL、50 mL、100 mL),烧杯(50 mL、100 mL),移液管(25 mL),容量瓶(50 mL),台秤。

试剂:浓 H_2SO_4,HAc 溶液(0.2000 mol·L^{-1}),NaCl(固),$H_2C_2O_4 \cdot 2H_2O$(固)。

【实验步骤】

（一）由浓 H_2SO_4 配制稀 H_2SO_4

计算出配制 50 mL 3 mol·L^{-1} H_2SO_4 溶液所需浓 H_2SO_4(质量百分比为 98%,相对密度 1.84 g·mL^{-1})的体积。在一洁净的 50 mL 烧杯中加入 20 mL 左右蒸馏水,然后将用量筒量取的浓 H_2SO_4 缓缓倒入烧杯中,并不断搅拌,待溶液冷却后再转移至 50 mL 量筒内稀释至刻度,配制

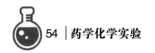

好的溶液倒入实验室统一的回收瓶内。

（二）由固体试剂配制溶液

1. 生理盐水的配制　计算配制 90 mL 生理盐水所需 NaCl 的用量，并在台秤上称量。将称得的 NaCl 置于 100 mL 洁净烧杯内，用适量水溶解，然后转移至 100 mL 量筒内稀释至刻度。将配制好的溶液统一回收。

2. $0.1\ mol \cdot L^{-1}$ 草酸（$H_2C_2O_4 \cdot 2H_2O$）溶液的配制　计算配制 $0.1\ mol \cdot L^{-1}$ 草酸溶液 50 mL 所需 $H_2C_2O_4 \cdot 2H_2O$ 的用量。自己设计步骤并配制溶液。将配制好的溶液统一回收。

（三）将标准浓度的溶液稀释

用 25 mL 移液管移取少量 $0.2000\ mol \cdot L^{-1}$ HAc 溶液清洗 2～3 次，然后准确移取 25.00 mL HAc 溶液于 50 mL 洁净的容量瓶中，加水稀释至刻度。将配制好的溶液统一回收。

【思考题】

1. 能否在量筒、容量瓶中直接溶解固体试剂？为什么？

2. 移液管洗净后还须用待移取液润洗？容量瓶也需要吗？为什么？

3. 稀释浓 H_2SO_4 时，应注意什么？

4. 在配制生理盐水时，若用台秤称取 NaCl，而用容量瓶定容，此操作是否正确？为什么？

5. 在配制和保存 $BiCl_3$、$FeSO_4$、$AgNO_3$ 溶液时应注意什么？为什么？

实验二　药用氯化钠的制备及纯度检查

【实验目的】

1. 掌握药用氯化钠的制备原理和方法。

2. 熟悉蒸发、结晶、过滤等基本操作，学习减压过滤的方法。

3. 了解药品的质量检查方法。

【实验原理】

药用氯化钠是以粗食盐为原料进行提纯的。粗食盐中含有不溶性杂质（如泥沙等）和可溶性杂质（主要是 K^+、Ca^{2+}、Mg^{2+}、SO_4^{2-} 等）。不溶性的杂质可采用溶解和过滤的方法除去，可溶性杂质要用化学方法除去。

首先在粗食盐溶液中加入稍过量的 $BaCl_2$ 溶液，即可将 SO_4^{2-} 转化为难溶解的 $BaSO_4$ 沉淀而除去。反应如下：

$$Ba^{2+} + SO_4^{2-} \Longrightarrow BaSO_4 \downarrow$$

将溶液过滤，除去 $BaSO_4$ 沉淀。再加入 NaOH 和 Na_2CO_3 溶液。由于发生下列反应：

$$2Mg^{2+} + 2OH^- + CO_3^{2-} \Longrightarrow Mg_2(OH)_2CO_3 \downarrow$$

$$Ca^{2+} + CO_3^{2-} \Longrightarrow CaCO_3 \downarrow$$

$$Ba^{2+} + CO_3^{2-} \Longrightarrow BaCO_3 \downarrow$$

食盐溶液中的杂质 Mg^{2+}、Ca^{2+} 以及沉淀 SO_4^{2-} 时加入过量的 Ba^{2+} 便相应转化为难溶的 $Mg_2(OH)_2CO_3$、$CaCO_3$、$BaCO_3$ 沉淀而通过过滤的方法除去。

过量的 NaOH 和 Na_2CO_3 可用盐酸溶液中和而除去。

少量可溶性杂质（如 K^+、Br^-、I^- 等），由于含量很少，可根据溶解度的不同，在结晶时使其残留在母液中而除去。

对产品杂质限度的检查,是根据沉淀反应原理,样品管和标准管在相同条件下进行比浊试验,样品管不得比标准管更深。

【实验用品】

仪器:试管,烧杯(100 mL),量筒(10 mL、50 mL),漏斗,漏斗架,布氏漏斗,吸滤瓶,蒸发皿,酒精灯,石棉网,三脚架,台秤,胶头滴管。

试剂:HCl(2 mol·L^{-1}、6 mol·L^{-1}),H$_2$SO$_4$(1 mol·L^{-1}),NaOH(0.02 mol·L^{-1}、1 mol·L^{-1}),NH$_3$·H$_2$O(6 mol·L^{-1}),饱和 Na$_2$CO$_3$溶液,25% BaCl$_2$,(NH$_4$)$_2$C$_2$O$_4$(0.25 mol·L^{-1}),pH 试纸,粗食盐,镁试剂。

【实验步骤】

(一)粗食盐的精制

1. 在台秤上称取 10.0 g 粗食盐于 100 mL 烧杯中,加入 50 mL 蒸馏水,搅拌,加热使其溶解,并过滤。

2. 继续加热至近沸,在搅拌下逐滴加入 25% BaCl$_2$溶液 1~2 mL 至沉淀完全(为了检查沉淀是否完全,可停止加热,待沉淀沉降后,用滴管吸取少量上层清液于试管中,加 2 滴 6 mol·L^{-1} HCl 酸化,再加 1~2 滴 BaCl$_2$溶液,如无混浊,说明已沉淀完全。如出现混浊,则表示 SO$_4^{2-}$尚未除尽,需继续滴加 BaCl$_2$溶液)。继续加热煮沸约 5 min,使颗粒长大而易于过滤。稍冷,抽滤,弃去沉淀。

3. 将滤液加热至近沸,在搅拌下逐滴加入饱和 Na$_2$CO$_3$溶液至沉淀完全(检查方法同前)。再滴加少量 1 mol·L^{-1} NaOH 溶液,使 pH 为 10~11。继续加热至沸,稍冷,抽滤,弃去沉淀,将滤液转入洁净的蒸发皿内。

4. 用 2 mol·L^{-1} HCl 调节滤液 pH=3~4,置石棉网上加热蒸发浓缩,并不断搅拌,浓缩至糊状稠液为止,趁热抽滤至干。

5. 将滤得的 NaCl 固体加适量蒸馏水,不断搅拌至完全溶解,如上法进行蒸发浓缩,趁热抽滤,尽量抽干,把晶体转移到干燥蒸发皿中,置石棉网上,小火烘干,冷却,称重,计算产率。

(二)产品纯度的定性检查

称取提纯前和提纯后的食盐各 1 g,分别用 5 mL 蒸馏水溶解,然后各盛于 3 支试管中,组成 3 组,按下法对照检验它们的纯度。

1. SO$_4^{2-}$的检验　在第一组中各加入 2 滴 25% BaCl$_2$溶液,在提纯的食盐溶液中检查有无 BaSO$_4$白色沉淀产生。

2. Ca^{2+}离子的检验　在第二组中各加入 5 滴 6 mol·L^{-1} NH$_3$·H$_2$O,2 滴 0.25 mol·L^{-1} (NH$_4$)$_2$C$_2$O$_4$溶液,在提纯的食盐溶液中检查有无 CaC$_2$O$_4$白色沉淀产生。

3. Mg^{2+}离子的检验　在第三组中各加入 2 滴 1 mol·L^{-1} NaOH 溶液使呈碱性,再各加入 1 滴"镁试剂",在提纯的食盐溶液中检查有无蓝色沉淀产生。

【思考题】

1. 如何除去粗食盐中的 Mg^{2+}、Ca^{2+}、SO$_4^{2-}$离子?怎样检查这些离子是否已经沉淀完全?

2. 在除去 Ca^{2+}、Mg^{2+}、SO$_4^{2-}$等离子时,为什么要先加入 BaCl$_2$溶液,然后再加入 Na$_2$CO$_3$溶液?

3. 加盐酸酸化滤液的目的是什么?是否可用其他强酸(如 HNO$_3$)调节 pH 值?为什么?

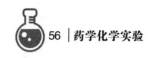

实验三　硫酸铜的制备及结晶水含量的测定

【实验目的】

1. 掌握无机物制备中的蒸发、结晶、过滤、干燥等基本操作。
2. 熟悉晶体中结晶水含量的测定方法。
3. 了解电子天平的使用方法。

【实验原理】

用 H_2SO_4 与 CuO 反应可以制取硫酸铜晶体：

$$CuO + H_2SO_4 \rightleftharpoons CuSO_4 + H_2O$$

由于 $CuSO_4$ 的溶解度随温度的改变有较大的变化，所以当浓缩、冷却溶液时，就可以得到硫酸铜晶体。

所得硫酸铜含有结晶水，加热可使其脱水而变成白色的无水硫酸铜。根据加热前后的质量变化，可求得硫酸铜晶体中结晶水的含量。

【实验用品】

仪器：量筒(10 mL)，蒸发皿，表面皿，玻璃棒，漏斗，烧杯，石棉网，铁架台，铁圈，瓷坩埚，坩埚钳，台秤，电子天平，干燥器，酒精灯。

试剂：H_2SO_4(3 mol·L^{-1})，CuO(固)，滤纸。

【实验步骤】

(一) 制备硫酸铜晶体

用量筒量取 10 mL 3 mol·L^{-1} H_2SO_4 溶液，倒进洁净的蒸发皿里，放在石棉网上用小火加热，一边搅拌，一边用药匙慢慢地撒入 CuO 粉末，一直到 CuO 不能再反应为止。如出现结晶，可随时加入少量蒸馏水。反应完全后，溶液呈蓝色。

趁热过滤 $CuSO_4$ 溶液，再用少量蒸馏水冲洗蒸发皿，将洗涤液过滤，并收集滤液。将滤液转入洗净的蒸发皿中，放在铁圈上加热，用玻璃棒不断搅动，当液面出现的结晶膜搅拌不消失时，即可停止加热。待冷却后，析出硫酸铜晶体。

用药匙把晶体取出放在表面皿上，用滤纸吸干晶体表面的水分后在台秤上称量，记录数据并计算产率。

(二) 硫酸铜结晶水含量的测定

先在台秤上粗称干燥洁净的瓷坩埚的质量，再在电子天平上精确称量(读至小数点后4位)，然后向坩埚中加约 2 g 自制晾干的硫酸铜晶体(在台秤上粗称后再在电子天平上精确称量)，记录数据于表 2-1 中。多余的硫酸铜晶体统一回收。

把盛有硫酸铜晶体的瓷坩埚放在石棉网上，用酒精灯慢慢小心加热(防止液体溅出)，直到硫酸铜晶体的蓝色完全变白，且不逸出水蒸气为止。然后把瓷坩埚放到干燥器中冷却。待瓷坩埚在干燥器里冷却至室温，取出，迅速在台秤上粗秤后再在电子天平上精确称量，记录数据。

把盛有无水硫酸铜的瓷坩埚再加热，放在干燥器里冷却后再称量，记下数据。直至两次称量的差不超过 0.01 g 为止。

【数据记录与处理】

表 2-1　硫酸铜结晶水含量的测定

瓷坩埚的质量/g	（坩埚+硫酸铜）的总质量/g		结晶水		无水硫酸铜		$\dfrac{n_{CuSO_4}}{n_{H_2O}}$
	加热前	加热后	质量/g	物质的量 $(n_{H_2O})/mol$	质量/g	物质的量 $(n_{CuSO_4})/mol$	

例如:1 mol 硫酸铜晶体中含 x mol 结晶水,则:

$$\frac{m_{CuSO_4}}{M_{CuSO_4}} : \frac{m_{H_2O}}{M_{H_2O}} = n_{CuSO_4} : n_{H_2O} = 1 : x$$

式中,m_{CuSO_4} 和 m_{H_2O} 分别为无水硫酸铜和结晶水的质量(g);M_{CuSO_4} 和 M_{H_2O} 分别为硫酸铜和水的摩尔质量。

【思考题】

1. 如何计算硫酸铜晶体的理论产量?

2. CuO 与 H_2SO_4 反应结束后,为什么要趁热过滤?

3. 常压过滤操作中应注意什么?

4. 下列情况对测定硫酸铜结晶水含量的准确性有何影响?

(1)硫酸铜晶体未晾干。

(2)不小心将坩埚中的硫酸铜晶体撒出。

(3)加热脱水后的硫酸铜没有放在干燥器中冷却。

(4)蓝色硫酸铜晶体未全部变成白色,就停止加热,并冷却称量。

实验四　葡萄糖酸锌的制备及锌含量测定

【实验目的】

1. 掌握葡萄糖酸锌的制备方法。

2. 熟悉热过滤的方法、减压过滤基本操作。

3. 了解锌的含量测定方法。

【实验原理】

实验室用葡萄糖酸钙与等摩尔的硫酸锌反应,制得葡萄糖酸锌。其反应式如下:

$$Ca(C_6H_{11}O_7)_2 + ZnSO_4 \cdot 7H_2O \rightleftharpoons Zn(C_6H_{11}O_7)_2 + CaSO_4\downarrow + 7H_2O$$

锌的含量可采用配位滴定法测定。

【实验用品】

仪器:台秤,恒温水浴,抽滤装置,酸式滴定管,电炉,蒸发皿,烧杯,量筒(20 mL、100 mL),电子天平。

试剂:NH_3-NH_4Cl 缓冲溶液,EDTA 标准溶液(0.1000 mol·L^{-1}),铬黑 T 指示剂,95% 乙醇,

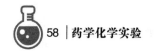

葡萄糖酸钙(固),ZnSO₄·7H₂O(固)。

【实验步骤】

(一)葡萄糖酸锌的制备

量取 80 mL 蒸馏水置于烧杯中,加热至 80～90 ℃,加入 13.4 g ZnSO₄·7H₂O 使完全溶解,将烧杯放在 90 ℃ 的恒温水浴中,再逐渐加入葡萄糖酸钙 20 g,并不断搅拌。在 90 ℃ 水浴上保温 20 min 后趁热抽滤,滤液移至蒸发皿中并在沸水浴上浓缩至黏稠状(体积约为 20 mL,如浓缩液有沉淀,需过滤掉)。滤液冷至室温,加 95% 乙醇 20 mL 并不断搅拌,此时有大量的胶状葡萄糖酸锌析出。充分搅拌后,用倾析法去除乙醇液。再在沉淀上加 95% 乙醇 20 mL,充分搅拌后,沉淀慢慢转变成晶体状,抽滤至干,即得粗品(母液回收)。再将粗品加水 20 mL,加热至溶解,趁热抽滤,滤液冷至室温,加 95% 乙醇 20 mL 充分搅拌,结晶析出后,抽滤至干,即得精品,在 50 ℃ 烘干。

(二)锌含量测定

用电子天平准确称取 0.8 g 葡萄糖酸锌,溶于 20 mL 水中,加 10 mL NH₃–NH₄Cl 缓冲溶液,加铬黑 T 指示剂 4 滴,用 0.1 mol·L⁻¹ EDTA 标准溶液滴定至溶液呈蓝色。样品中锌的含量计算如下:

$$\text{Zn}\% = \frac{(cV)_{\text{EDTA}} \times 65}{m_s \times 1000} \times 100\%$$

式中 c_{EDTA} 为 EDTA 标准溶液的浓度(mol·L⁻¹),V_{EDTA} 为消耗 EDTA 标准溶液的体积(mL),m_s 为样品的质量(g),实验结果列于表 2-2 中。

【数据记录及处理】

表 2-2　锌含量测定

实验序号	m_s/g	c_{EDTA}/(mol·L⁻¹)	V_{EDTA}/mL	锌的摩尔质量/(g·mol⁻¹)	锌含量
1					
2					

【思考题】

1. 为什么葡萄糖酸钙和硫酸锌的反应需保持在 90 ℃ 的恒温水浴中?

2. 葡萄糖酸锌可以采用什么方法进行重结晶?

3. 测定葡萄糖酸锌中锌的含量还可采用哪些方法?试举一两例。

4. 查阅有关资料,了解微量元素锌在人体中的重要作用。

第三章　基本性质与常数测定

实验五　醋酸解离平衡常数的测定

【实验目的】
1. 掌握用酸度计测定溶液 pH 值的方法。
2. 熟悉弱电解质解离平衡的规律。
3. 了解 pHS-3C 型酸度计的原理及构造。

【实验原理】
醋酸(CH_3COOH,简写为 HAc)是弱电解质,在水溶液中发生部分解离:

$$HAc \rightleftharpoons H^+ + Ac^-$$

达到解离平衡时,其解离平衡常数的表达式为:

$$K_a = \frac{[H^+][Ac^-]}{[HAc]}$$

式中 K_a 为解离平衡常数,$[H^+]$、$[Ac^-]$、$[HAc]$ 分别为 H^+、Ac^-、HAc 的平衡浓度。醋酸溶液的初始准确浓度 c 可用 NaOH 标准溶液滴定得到,由于 $[H^+] = [Ac^-]$,$[HAc] = c - [H^+]$,所以:

$$K_a = \frac{[H^+]^2}{c - [H^+]}。$$

解离度:

$$\alpha = \frac{[H^+]}{c}$$

当 $\alpha < 5\%$ 时,$K_a = \frac{[H^+]^2}{c}$,故测定了已知准确浓度醋酸溶液的 pH 值,就可以计算出其解离度及解离平衡常数。

【实验用品】
仪器:pHS-3C 型 pH 计,复合电极,移液管,锥形瓶(250 mL,3 个),酸式滴定管,碱式滴定管,烧杯(50 mL,5 个),碎滤纸。

试剂:酚酞指示剂,NaOH 标准溶液,醋酸溶液($0.1\ mol \cdot L^{-1}$)。

【实验步骤】
1. 醋酸溶液浓度的标定　用移液管移取 3 份 25.00 mL 0.1 $mol \cdot L^{-1}$ 的醋酸溶液,分别置于 3 个 250 mL 的锥形瓶中,各加入 2 滴酚酞指示剂。分别用 NaOH 标准溶液滴定至溶液呈微红色,30 s 内不褪色为终点。记录消耗 NaOH 标准溶液的体积并计算醋酸溶液的准确浓度。

2. 不同浓度醋酸溶液的配制　取两支干燥洁净的酸式滴定管和碱式滴定管,一支装蒸馏水,另一支装准确浓度的醋酸溶液(装入醋酸溶液前,先润洗 2~3 次)。

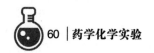

取 5 只干燥洁净的烧杯,按顺序编号,按表 3-1 所列体积,准确从酸式滴定管中放出相应体积的蒸馏水和醋酸溶液于烧杯中,并摇匀。

表 3-1　不同浓度醋酸溶液的配制

烧杯编号	V_{HAc}/mL	V_{H_2O}/mL
1	1.50	22.50
2	3.00	21.00
3	6.00	18.00
4	12.00	12.00
5	24.00	0.00

3. 不同浓度醋酸溶液 pH 值的测定　用酸度计测定 1~5 号醋酸溶液的 pH 值并记录,然后计算醋酸溶液的解离度及解离平衡常数。

【数据记录与处理】

数据记录及处理见表 3-2、表 3-3。

表 3-2　醋酸溶液的标定

滴定序号		1	2	3
V_{HAc}/mL				
c_{NaOH}/(mol·L^{-1})				
$V_{NaOH,初}$/mL				
$V_{NaOH,末}$/mL				
ΔV_{NaOH}/mL				
c_{HAc}/(mol·L^{-1})	测定值			
	平均值			

表 3-3　醋酸溶液 pH 值的测定及解离度和解离平衡常数的计算　温度____℃

溶液编号	c/(mol·L^{-1})	pH 值	[H$^+$]/(mol·L^{-1})	解离度 α	解离平衡常数 K_a	
					测定值	平均值
1						
2						
3						
4						
5						

【注意事项】

1. 用酸度计前,先要接通电源,预热 30 min,并进行校正。

2.每次测溶液 pH 值前,都应先用蒸馏水冲洗电极,并用滤纸轻轻吸干。

3.配制溶液后要振摇均匀。

4.保护电极。

5.烧杯必须干燥。

6.测量 pH 值时,待测液浓度须由小到大。

【思考题】

1.根据测定的结果,醋酸溶液的解离度随浓度如何变化?

2.改变醋酸溶液的温度,对测定的解离度及解离平衡常数有何影响?

3.测定醋酸溶液 pH 值时,为何按待测液浓度从小到大的次序进行? 如果次序相反,对测定结果有何影响?

实验六　电离平衡和沉淀溶解平衡

【实验目的】

1.掌握同离子效应对电离平衡的影响。

2.熟悉沉淀的生成、溶解和转化的条件。

3.了解盐的水解及其影响因素。

【实验原理】

1.同离子效应　弱电解质在水溶液中都会部分电离,电离出来的离子与未电离的分子处于平衡状态。例如:

$$HAc \rightleftharpoons H^+ + Ac^- \qquad K_a = \frac{[H^+][Ac^-]}{[HAc]}$$

如果向溶液中加入更多的 Ac^-(如 NaAc)或 H^+,都可以使平衡向左移动,降低 HAc 的电离度,这种作用称为同离子效应。

同离子效应能使弱电解质的电离度降低,从而改变弱电解质溶液的 pH 值。pH 值的变化可借助指示剂变色来确定。

2.盐的水解　盐的离子与溶液中水电离出的 H^+ 或 OH^- 作用产生弱电解质的反应,称为盐的水解。

$$Ac^- + H_2O \rightleftharpoons HAc + OH^-$$

$$NH_4^+ + H_2O \rightleftharpoons NH_3 \cdot H_2O + H^+$$

盐类水解程度的大小,主要由盐类的本性决定。此外还受温度、盐的浓度和酸度等因素的影响。

根据同离子效应,向溶液中加入 H^+ 或 OH^- 离子就可以防止它们的水解。另外,由于水解反应是吸热反应,加热可促使盐类水解。

3.沉淀–溶解平衡

(1)溶度积规则　难溶电解质的饱和溶液中,存在未溶解的固体与溶解的离子之间的多相平衡:

$$A_mB_n(s) \rightleftharpoons mA^{n+}(aq) + nB^{m-}(aq)$$

平衡常数 $K_{sp} = [A^{n+}]^m[B^{m-}]^n$,该常数称为 $A_mB_n(s)$ 的溶度积。在沉淀溶解平衡中,同样存

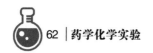

在同离子效应,若增加 A^{n+} 或 B^{m-} 的浓度,平衡向生成沉淀的方向移动,有沉淀析出。

根据溶度积规则可判断沉淀的生成或溶解,当离子积 $Q_i = c_{A^{n+}}^m \cdot c_{B^{m-}}^n > K_{sp}$ 时,则有沉淀析出; $Q_i = c_{A^{n+}}^m \cdot c_{B^{m-}}^n = K_{sp}$ 时,溶液达到饱和,但仍无沉淀析出; $Q_i = c_{A^{n+}}^m \cdot c_{B^{m-}}^n < K_{sp}$ 时,溶液未饱和,没有沉淀析出。

(2)分步沉淀　如果在溶液中有两种或两种以上的离子都可以与同一种沉淀剂反应生成难溶盐,沉淀的先后次序是根据所需沉淀剂离子浓度的大小而定。所需沉淀剂离子浓度小的先沉淀出来,所需沉淀剂离子浓度大的后沉淀出来,这种先后沉淀的现象,称为分步沉淀。

所需沉淀剂浓度的计算: $[A^{n+}] = \sqrt[m]{\dfrac{K_{sp}}{[B^{m-}]^n}}$

(3)沉淀转化　一种沉淀生成以后可以转化为另一种比其更难溶的沉淀。

$$ML(s) + N(aq) \Longleftrightarrow MN\downarrow + L(aq)$$

【实验用品】

仪器:离心机,试管,试管夹,酒精灯,烧杯(100 mL),离心管,量筒(10 mL)。

试剂:饱和 Na_2SO_4 溶液,饱和 $(NH_4)_2C_2O_4$ 溶液,HCl (6 mol·L^{-1}),HAc (0.1 mol·L^{-1}),$NH_3 \cdot H_2O$ (0.1 mol·L^{-1}、1.0 mol·L^{-1}),NaAc (0.5 mol·L^{-1}),$BaCl_2$(0.5 mol·L^{-1}),NaCl (0.1 mol·L^{-1}、0.5 mol·L^{-1}、1.0 mol·L^{-1}),Pb(NO$_3$)$_2$(0.01 mol·L^{-1}、0.1 mol·L^{-1}),KI (0.1 mol·L^{-1}、0.001 mol·L^{-1}),KCl (0.1 mol·L^{-1}),K_2CrO_4(0.1 mol·L^{-1}、0.5 mol·L^{-1}),$AgNO_3$(0.1 mol·L^{-1}),Na_2S (1.0 mol·L^{-1}),NH$_4$Ac(固体),Bi(NO$_3$)$_3$(固体),精密 pH 试纸,酚酞指示剂,溴甲酚绿-甲基橙混合指示剂(pH<4.2 时呈墨绿色,pH=4.2 时呈橙色,pH>4.2 时呈蓝绿色)。

【实验步骤】

(一)同离子效应

1. 在试管中加入 5 滴 0.1 mol·L^{-1} HAc 溶液和 1 滴溴甲酚绿-甲基橙混合指示剂,摇匀,观察溶液颜色。再加入固体 NH$_4$Ac 少许,振摇使之溶解,观察溶液颜色的变化,解释之。

2. 在试管中加入 5 滴 0.1 mol·L^{-1} NH$_3 \cdot H_2O$ 溶液和 1 滴酚酞指示剂,摇匀,观察溶液颜色。再加入固体 NH$_4$Ac 少许,振摇使之溶解,溶液颜色有何变化,解释原因。

(二)盐类的水解及其影响因素

1. 温度对水解平衡的影响,在两支试管中分别加入 1 mL 0.5 mol·L^{-1} NaAc 溶液,先将其中一支试管加热,然后同时向两支试管中各加入 1 滴酚酞指示剂,观察溶液颜色的变化,并解释。

2. 溶液酸度对水解平衡的影响,在试管中加米粒大 Bi(NO$_3$)$_3$ 固体,再加少量水,摇匀后观察现象。然后往试管中加 6 mol·L^{-1} HCl 溶液至沉淀完全溶解为止。再用水稀释又有何变化? 解释有关现象。在配制 Bi(NO$_3$)$_3$ 溶液时应注意什么问题? 还能找出类似的盐类吗?

3. 在试管中加入 1 mL 0.1 mol·L^{-1} 的 $Al_2(SO_4)_3$ 溶液,然后再加入 1 mL 0.5 mol·L^{-1} NaHCO$_3$ 溶液,有何现象? 用水解平衡观点解释。写出反应方程式并说明该反应的实际应用。

(三)沉淀溶解平衡

1. 沉淀的生成

(1)取两支试管,分别加入 0.01 mol·L^{-1} Pb(NO$_3$)$_2$ 溶液 4 滴,向第一支试管中加入 5 滴 0.001 mol·L^{-1} KI,在第二支试管中加入 5 滴 0.1 mol·L^{-1} KI,观察现象并解释。

(2)取一支离心管,将上述实验生成的 PbI$_2$ 离心分离后,吸取上层清液逐滴滴加 0.1 mol·L^{-1} KI,验证同离子效应对 PbI$_2$ 溶解度的影响。

2.沉淀的溶解

（1）于小试管中加入 5 滴 0.5 mol·L^{-1} BaCl$_2$溶液加入 3 滴饱和(NH$_4$)$_2$C$_2$O$_4$溶液,观察沉淀的生成。离心分离弃去上层清液,在沉淀物中逐滴加入 6 mol·L^{-1} HCl 溶液振荡、搅拌,观察有什么现象,写出反应方程式并解释之。

（2）取一支试管,加入 2 滴 0.1 mol·L^{-1} KCl 和 2 滴 0.1 mol·L^{-1} AgNO$_3$溶液,振荡试管,观察反应产物的状态和颜色。然后再加数滴 1.0 mol·L^{-1} NH$_3$·H$_2$O 溶液,观察现象并解释。

3.分步沉淀 用离心试管分别制备 AgCl、Ag$_2$CrO$_4$沉淀,观察其颜色,为下面实验对照使用。

在一支离心管中加入 3 滴 0.1 mol·L^{-1} NaCl 溶液和 3 滴 0.1 mol·L^{-1} K$_2$CrO$_4$溶液,并将该溶液稀释至 2 mL,然后边振荡试管边滴加 0.1 mol·L^{-1} AgNO$_3$溶液,当白色沉淀中开始出现砖红色时,停止加入 AgNO$_3$溶液。离心分离吸取上层清液并滴入数滴 0.1 mol·L^{-1} AgNO$_3$溶液。观察并比较离心分离前后所生成的沉淀颜色有何不同。试通过计算解释之。

4.沉淀的转化

（1）取两支离心管,分别加入几滴 0.5 mol·L^{-1} K$_2$CrO$_4$、NaCl 溶液,均加入 2 滴 0.1 mol·L^{-1} AgNO$_3$溶液,观察 Ag$_2$CrO$_4$ 和 AgCl 沉淀的生成和颜色。离心,弃去清液,向 Ag$_2$CrO$_4$沉淀中加入 0.5 mol·L^{-1} NaCl 溶液,向 AgCl 沉淀中加入 0.5 mol·L^{-1} K$_2$CrO$_4$溶液,充分搅拌,哪种沉淀的颜色发生变化? 实验说明 Ag$_2$CrO$_4$、AgCl 中何者溶解度较小?

（2）于离心试管中加入 5 滴 0.1 mol·L^{-1} Pb(NO$_3$)$_2$溶液,加入 3 滴 1.0 mol·L^{-1} NaCl 溶液,待沉淀完全后,离心分离,用蒸馏水洗涤 1 次。在沉淀中加入 3 滴 0.1 mol·L^{-1} KI 溶液,观察沉淀的转化和颜色的变化。

按上述操作得到 PbCl$_2$后加入 10 滴饱和 Na$_2$SO$_4$溶液、5 滴 0.5 mol·L^{-1} K$_2$CrO$_4$溶液、5 滴 1.0 mol·L^{-1} Na$_2$S 溶液,每加入一种新的溶液后都观察沉淀的转化和颜色的变化。用上述生成物溶解度数据解释实验中出现的现象,总结沉淀转化的条件。

【思考题】

1.用酚酞是否能正确指示 HAc 或 NH$_4$Cl 溶液的 pH 值? 为什么?

2.为什么 NaHCO$_3$水溶液呈碱性? 而 NaHSO$_4$水溶液呈酸性?

3.加热对水解有何影响?

4.沉淀的溶解和转化的条件各有哪些?

实验七　缓冲溶液的配制及性质

【实验目的】

1.掌握缓冲溶液的配制方法和缓冲性质。

2.熟悉缓冲溶液的缓冲原理。

3.了解缓冲容量与缓冲对总浓度、缓冲比的关系。

【实验原理】

1.缓冲溶液的配制与 pH 值的计算 缓冲溶液是能够抵抗外来少量强酸、强碱或适量稀释,而自身的 pH 值基本不变的溶液。按照质子酸碱理论,缓冲溶液一般是由足够浓度的共轭酸碱对组成,其中共轭酸为抗碱成分,共轭碱为抗酸成分。

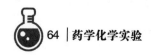

缓冲溶液的 pH 值可用下式计算：

$$pH = pK_a + \lg \frac{[共轭碱]}{[共轭酸]}$$

缓冲溶液 pH 值主要决定于共轭酸的 K_a 值，同时与缓冲比有关。

若配制缓冲溶液所用共轭酸碱对的原始浓度均为 c，共轭酸的体积为 V_a，共轭碱的体积为 V_b，总体积为 V，混合后共轭酸的浓度为 $\frac{cV_a}{V}$，共轭酸的浓度为 $\frac{cV_b}{V}$，则：

$$\frac{[共轭碱]}{[共轭酸]} = \frac{cV_b/V}{cV_a/V} = \frac{V_b}{V_a}$$

所以，缓冲溶液的 pH 值也可用下式计算：

$$pH = pK_a + \lg \frac{V_b}{V_a}$$

配制缓冲溶液时，共轭酸碱对溶液的体积只要按理论计算值量取，混合均匀即可得到一定 pH 值的缓冲溶液。

2. 缓冲溶液的性质　任何缓冲溶液的缓冲作用都是有限度的。如果加入的酸或碱过多或过量的稀释，都会使缓冲溶液丧失其缓冲作用。缓冲溶液的缓冲能力可以用缓冲容量来表示。缓冲对总浓度越大，缓冲比越接近1，缓冲容量越大。缓冲溶液的有效缓冲范围为：$pH = pK_a \pm 1$。

【实验用品】

仪器：吸量管（5.00 mL，10.00 mL），试管（25 mL），注射器（1.00 mL），锥形瓶（25 mL），精密 pH 试纸，烧杯（25 mL），广泛 pH 试纸。

试剂：HCl（$0.1\ mol \cdot L^{-1}$），NaOH（$0.1\ mol \cdot L^{-1}$），NaOH（$2.0\ mol \cdot L^{-1}$），HAc、NaAc、NaH_2PO_4、Na_2HPO_4、$NH_3 \cdot H_2O$、NH_4Cl（均为 $0.1\ mol \cdot L^{-1}$），酚酞指示剂。

【实验步骤】

（一）缓冲溶液配制

甲、乙、丙3种缓冲溶液的组成如表3-4。若配制3种缓冲溶液各20 mL，计算所需各组分的体积，并填入表3-4中。按计算所需各组分的体积配制甲、乙、丙3种缓冲溶液于已标号的3支试管中。用广泛 pH 试纸测定所配制缓冲溶液的 pH 值，填入表3-4中，试比较实验值与计算值是否相符（保留溶液，留作下面实验用）。

（二）缓冲溶液的性质

1. 强酸和强碱对缓冲溶液缓冲能力的影响

（1）在两支试管中各加入 3 mL 蒸馏水，用 pH 试纸测定其 pH 值，然后分别加入 3 滴 $0.1\ mol \cdot L^{-1}$ HCl 和 $0.1\ mol \cdot L^{-1}$ NaOH 溶液，用 pH 试纸测其 pH 值，填入表3-5中。

（2）将实验（一）中配制的甲、乙、丙3种溶液依次各取 3 mL，每种取 2 份，共 6 份，分别加入 3 滴 $0.1\ mol \cdot L^{-1}$ HCl 和 $0.1\ mol \cdot L^{-1}$ NaOH 溶液，用 pH 试纸测试其 pH 值并填入表3-5中。

2. 稀释对缓冲溶液缓冲能力的影响　在 4 支试管中，依次加入 1 mL pH=4 的缓冲溶液、pH=4 的 HCl 溶液、pH=10 的缓冲溶液、pH=10 的 NaOH 溶液，然后在各试管中加入 3~5 滴蒸馏水，混合后用 pH 试纸测量其 pH 值，结果记录在表3-6中，并解释实验现象。

（三）缓冲容量

1. 缓冲容量与缓冲对总浓度的关系　用 $2.0\ mol \cdot L^{-1}$ NaOH 溶液滴定下面两种缓冲溶液，以酚酞作指示剂，记录溶液由无色变为浅红色时消耗的碱液体积，结果填入表3-7中，并解释实验结果。

（1）2.5 mL 0.1 mol·L^{-1} HAc 与 2.5 mL 0.1 mol·L^{-1} NaAc 的混合液。

（2）2.5 mL 1.0 mol·L^{-1} HAc 与 2.5 mL 1.0 mol·L^{-1} NaAc 的混合液。

2. 缓冲容量与缓冲比的关系　取两支试管，按照表3-8配制两个缓冲溶液，并测定他们的 pH 值，然后再分别加入 0.1 mol·L^{-1} NaOH 溶液 0.9 mL，摇匀后测定 pH 值。记录结果，解释原因。

【数据记录与处理】

请将上面5个实验的结果分别填充到以下5个表格中，并合理解释实验结果产生的原因。

表3-4　缓冲溶液理论配制与实验测定

缓冲溶液	pH 值（计算值）	缓冲溶液的组成（各物质浓度均为 0.1 mol·L^{-1}）	各组分的体积/mL	pH 值（测定值）
甲	4	HAc+NaAc		
乙	7	NaH$_2$PO$_4$+Na$_2$HPO$_4$		
丙	10	NH$_4$Cl+NH$_3$·H$_2$O		

表3-5　缓冲溶液的性质

测试溶液	蒸馏水			甲		乙		丙	
所加物质	不加	加酸	加碱	加酸	加碱	加酸	加碱	加酸	加碱
pH 值									

表3-6　缓冲溶液的稀释

试管	溶液	稀释后的 pH 值	解释实验现象
1	pH＝4 的缓冲溶液		
2	pH＝4 的 HCl 溶液		
3	pH＝10 的缓冲溶液		
4	pH＝10 的 NaOH 溶液		

表3-7　缓冲容量与缓冲对总浓度的关系

试管	试管内的溶液	ΔV_{NaOH}/mL	解释原因
1	2.50 mL 0.1 mol·L^{-1} HAc 与 2.50 mL 0.1 mol·L^{-1} NaAc		
2	2.50 mL 1.0 mol·L^{-1} HAc 与 2.50 mL 1.0 mol·L^{-1} NaAc		

表3-8　缓冲容量与缓冲比的关系

试管	$V_{Na_2HPO_4}:V_{NaH_2PO_4}$	缓冲比	pH 值	加 NaOH 后 pH 值	解释原因
1	5.00 mL : 5.00 mL				
2	9.00 mL : 1.00 mL				

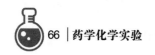

【思考题】

1. 通过实验,总结缓冲溶液的缓冲容量与缓冲对的总浓度和缓冲比有怎样的关系?
2. 缓冲溶液的 pH 值与哪些因素有关? 其中主要的决定因素是什么?
3. 标准缓冲溶液的 pH 值受哪些因素的影响?

实验八　氧化还原反应

【实验目的】

1. 掌握电极电势与氧化还原反应的关系。
2. 熟悉常用氧化剂和还原剂的反应,学习选择氧化剂和还原剂。
3. 了解浓度、酸度、温度、催化剂对氧化还原反应的影响。

【实验原理】

氧化还原反应的实质是反应物之间发生了电子的转移或偏移。氧化剂在反应中得到电子,还原剂在反应中失去电子。氧化剂、还原剂的相对强弱,可用它们的氧化态及其共轭还原态所组成的电对的电极电势大小来衡量。根据电极电势的大小,还可以判断氧化还原反应进行的方向。

浓度、酸度、温度均影响电极电势的数值。它们之间的关系可用 Nernst 方程式表示:

$$\varphi = \varphi^{\theta} + \frac{RT}{nF} \ln \frac{[\text{Ox}]}{[\text{Red}]}$$

【实验用品】

仪器:pH 计,盐桥,铜片,锌片,导线,酒精灯,烧杯(50 mL),试管,量筒(50 mL)。

试剂:HCl(2 mol·L^{-1}、浓),H_2SO_4(3 mol·L^{-1}),HAc(6 mol·L^{-1}),$H_2C_2O_4$(0.1 mol·L^{-1}),$NaOH$(6 mol·L^{-1}),$NH_3·H_2O$(6 mol·L^{-1}),KI(0.1 mol·L^{-1}),KBr(0.1 mol·L^{-1}),$FeCl_3$(0.1 mol·L^{-1}),$FeSO_4$(0.1 mol·L^{-1}),$ZnSO_4$(0.1 mol·L^{-1}),NH_4SCN(0.1 mol·L^{-1}),$KMnO_4$(0.01 mol·L^{-1}),CCl_4,Na_2SO_3(0.1 mol·L^{-1}),Na_3AsO_3(0.1 mol·L^{-1}),$MnSO_4$(0.1 mol·L^{-1}),$CuSO_4$(1 mol·L^{-1}),碘水,$AgNO_3$(0.2 mol·L^{-1}),溴水,MnO_2(固),$(NH_4)_2S_2O_8$(固),淀粉–KI试纸。

【实验步骤】

(一)电极电势与氧化还原反应的关系

1. 在一支试管中加入 5 滴 0.1 mol·L^{-1} KI 溶液和 2 滴 0.1 mol·L^{-1} $FeCl_3$ 溶液,摇匀后加入 5 滴 CCl_4。充分振荡,观察 CCl_4 层的颜色变化并解释。

2. 用 0.1 mol·L^{-1} KBr 溶液代替 0.1 mol·L^{-1} KI 溶液,进行同样的实验和观察。解释实验现象。

3. 在两支试管中,分别加入 5 滴碘水和溴水,与 5 滴 0.1 mol·L^{-1} $FeSO_4$ 溶液相作用,观察现象。再各加 1 滴 0.1 mol·L^{-1} NH_4SCN 试液,又有何现象? 为什么? 根据以上实验的结果,定性比较 Br_2/Br^-、I_2/I^- 和 Fe^{3+}/Fe^{2+} 3 个电对的电极电势的相对大小,并指出哪种物质是最强的氧化剂,哪种物质是最强的还原剂,进而说明电极电势与氧化还原反应方向有何关系。写出有关反应方程式。

(二)浓度对电极电势的影响

在两个小烧杯中,分别加入 0.1 mol·L^{-1} 的 $CuSO_4$ 溶液 25 mL 和 0.1 mol·L^{-1} 的 $ZnSO_4$ 溶液

25 mL,在 $CuSO_4$ 和 $ZnSO_4$ 溶液中分别插入铜片和锌片,中间以盐桥相通。用导线将锌片和铜片分别与 pH 计的负极和正极相连,将 pH–mV 开关扳向"+mV"处,测原电池的电动势,记下读数。

取出盐桥,在 $CuSO_4$ 溶液中加入 $6\ mol\cdot L^{-1}NH_3\cdot H_2O$ 并不断搅拌至生成的沉淀完全溶解为止。放入盐桥,测此时的电动势,记下读数。

再取出盐桥,同样在 $ZnSO_4$ 溶液中加入 $6\ mol\cdot L^{-1}NH_3\cdot H_2O$ 并不断搅拌至生成的沉淀完全溶解为止。放入盐桥,测电动势,记下读数。

比较 3 次电动势的测定结果,利用 Nernst 方程式解释。

(三)浓度和酸度对氧化还原反应方向的影响

1. 浓度的影响　在一支试管中加入少许固体 MnO_2 和 10 滴 $2\ mol\cdot L^{-1}HCl$ 溶液,用湿的淀粉–KI 试纸在试管口检验有无 Cl_2 生成。用浓 HCl 代替 $2\ mol\cdot L^{-1}HCl$ 溶液进行同样的实验。比较实验结果,并解释之。

2. 酸度的影响　在一支试管中加入 5 滴碘水,再滴加 5 滴 $0.1\ mol\cdot L^{-1}Na_3AsO_3$ 溶液,观察现象。然后用 $3\ mol\cdot L^{-1}H_2SO_4$ 酸化,有何变化? 写出反应方程式。

(四)酸度、温度和催化剂对氧化还原反应速率的影响

1. 酸度的影响　在两支试管中各加入 5 滴 $0.1\ mol\cdot L^{-1}KI$ 溶液,然后在一支试管中加入 10 滴 $3\ mol\cdot L^{-1}H_2SO_4$ 溶液,在另一支试管中加入 10 滴 $6\ mol\cdot L^{-1}HAc$ 溶液,再各加入 1 滴 $0.01\ mol\cdot L^{-1}KMnO_4$ 溶液。观察并比较两支试管中紫色褪去的快慢,并解释之。

2. 温度的影响　在两支试管中分别加入 5 滴 $0.1\ mol\cdot L^{-1}H_2C_2O_4$ 溶液和 1 滴 $0.01\ mol\cdot L^{-1}KMnO_4$ 溶液,摇匀。将其中一支试管在酒精灯上加热数分钟,另一支不加热。观察两支试管中紫色褪去的快慢。并解释之。

3. 催化剂的影响　在两支试管中分别加入 10 滴 $3\ mol\cdot L^{-1}H_2SO_4$ 溶液、1 滴 $0.1\ mol\cdot L^{-1}MnSO_4$ 溶液和少量 $(NH_4)_2S_2O_8$ 固体,振荡使其溶解。然后往一支试管中加入 $1\sim2$ 滴 $0.2\ mol\cdot L^{-1}AgNO_3$ 溶液,另一支不加。微热,观察比较两支试管中颜色的变化,并解释之。

(五)酸度对氧化还原反应产物的影响

在 3 支试管中,分别加入 5 滴 $0.01\ mol\cdot L^{-1}KMnO_4$ 溶液,然后在第一支试管中加入 5 滴 $3\ mol\cdot L^{-1}H_2SO_4$ 溶液,在第二支试管中加入 5 滴蒸馏水,在第三支试管中加入 5 滴 $6\ mol\cdot L^{-1}NaOH$ 溶液,再分别加入 5 滴 $0.1\ mol\cdot L^{-1}Na_2SO_3$ 溶液。观察 3 支试管中颜色的变化,写出相应的反应方程式。

(六)设计实验

已知混合液中含有 Cl^-、I^- 离子,要使 I^- 离子氧化成 I_2,又不使 Cl^- 氧化,根据本实验提供的试剂设计方案并验证。

【思考题】

1. 实验室用 MnO_2 和盐酸制备 Cl_2 时,为什么用浓盐酸而不用稀盐酸?

2. 根据电极电势如何判断氧化剂和还原剂的相对强弱? 如何判断氧化还原反应进行的方向?

3. 浓度、酸度、温度、催化剂对氧化还原反应的方向、速率和产物有何影响?

4. 分别往 $CuSO_4$ 与 $ZnSO_4$ 溶液中加入氨水时,Cu^{2+} 离子浓度与 Zn^{2+} 离子浓度有何变化? 对铜锌原电池的电动势有何影响?

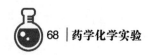

实验九　银氨配离子配位数及稳定常数的测定

【实验目的】

1. 掌握银氨配离子配位数及稳定常数测定的原理和方法。
2. 熟悉滴定操作。
3. 了解作图法处理实验数据。

【实验原理】

在 $AgNO_3$ 溶液中，加入过量的 $NH_3 \cdot H_2O$ 生成稳定的银氨配离子 $[Ag(NH_3)_n]^+$。再向溶液中加入 KBr 溶液，直到刚刚出现 AgBr 沉淀（混浊）为止。这时混合液中同时存在着以下配位平衡：

$$Ag^+ + nNH_3 \Longrightarrow [Ag(NH_3)_n]^+ \tag{1}$$

$$K_{稳} = \frac{[Ag(NH_3)_n^+]}{[Ag^+][NH_3]^n}$$

和沉淀–溶解平衡：

$$AgBr(s) \Longrightarrow Ag^+ + Br^- \tag{2}$$

$$K_{sp} = [Ag^+][Br^-]$$

(1)+(2)得：

$$AgBr(固) + nNH_3 \Longrightarrow [Ag(NH_3)_n]^+ + Br^-$$

$$K = \frac{[Ag(NH_3)_n^+][Br^-]}{[NH_3]^n} = K_{sp}K_{稳}$$

$$[Br^-] = \frac{K[NH_3]^n}{[Ag(NH_3)_n^+]}$$

式中，$[Br^-]$、$[NH_3]$、$[Ag(NH_3)_n^+]$ 均为平衡浓度，可以近似地按以下方法计算：设每份混合溶液最初取用的 $AgNO_3$ 溶液的体积为 V_{Ag^+}，浓度为 c_{Ag^+}，每份加入的过量 $NH_3 \cdot H_2O$ 和 KBr 溶液的体积分别为 V_{NH_3} 和 V_{Br^-}，其浓度为 c_{NH_3} 和 c_{Br^-}，混合溶液总体积为 $V_总$，则混合并达到平衡时：

$$[Br^-] = \frac{c_{Br^-} V_{Br^-}}{V_总}$$

$$[Ag(NH_3)_n^+] = \frac{c_{Ag^+} V_{Ag^+}}{V_总}$$

$$[NH_3] = \frac{c_{NH_3} V_{NH_3}}{V_总}$$

得：

$$V_{Br^-} = V_{NH_3}^n K \left(\frac{c_{NH_3}}{V_总}\right)^n \Big/ \frac{c_{Br^-} - c_{Ag^+} V_{Ag^+}}{V_总^2}$$

由于上式等号右边除 $V_{NH_3}^n$ 外，其他在本实验中均为已知数，故上式可写为：

$$V_{Br^-} = V_{NH_3}^n K'$$

两边取对数，得直线方程：

$$lgV_{Br^-} = nlgV_{NH_3} + lgK'$$

以 lgV_{Br^-} 为纵坐标,lgV_{NH_3} 为横坐标作图,所得直线的斜率 n(取最接近的整数)即为$[Ag(NH_3)_n]^+$的配位数。截距为 lgK',由截距求得 K,再由 K 和 AgBr 的 K_{sp} 可计算$[Ag(NH_3)_n]^+$的 $K_稳$。

【实验用品】

仪器:移液管(10 mL),酸式滴定管,锥形瓶,量筒(20 mL、50 mL)。

试剂:$NH_3 \cdot H_2O$(2 mol·L^{-1}),$AgNO_3$(0.0100 mol·L^{-1}),KBr(0.0100 mol·L^{-1})。

【实验步骤】

1. 用移液管准确量取 0.0100 mol·L^{-1} $AgNO_3$ 溶液 10.00 mL,注入洗净的锥形瓶中,再分别用 2 个量筒注入蒸馏水 20 mL 和 2 mol·L^{-1} $NH_3 \cdot H_2O$ 20 mL,混合均匀,然后在不断振荡下,从酸式滴定管中逐滴加入 0.0100 mol·L^{-1} KBr 溶液,直到刚产生的 AgBr 沉淀(混浊)不再消失为止。记下加入的 KBr 溶液的体积 V_{Br^-},并计算出溶液的总体积 $V_总$。

2. 用同样方法按表 3-9 的用量进行 5 次实验,结果列入表 3-9 中。

【数据记录和处理】

表 3-9 银氨配离子的配位数和稳定常数的测定

编号	V_{Ag^+}/mL	V_{NH_3}/mL	V_{H_2O}/mL	V_{Br^-}/mL	$V_总$/mL	lgV_{NH_3}	lgV_{Br^-}
1	10.00	20	20				
2	10.00	18	22				
3	10.00	15	25				
4	10.00	13	27				
5	10.00	10	30				
6	10.00	8	32				

以 lgV_{Br^-} 为纵坐标,lgV_{NH_3} 为横坐标作图,求得直线的斜率 n(取最接近的整数)即为$[Ag(NH_3)_n]^+$的配位数 n。截距为 lgK',求算出 K,进而求出 $K_稳$。

【思考题】

1. 测定银氨配离子的配位数和稳定常数的理论依据是什么?如何利用作图法处理实验数据?

2. 在计算平衡浓度$[Br^-]$、$[Ag(NH_3)_n^+]$和$[NH_3]$时,为什么可以忽略以下情况:

(1)生成 AgBr 沉淀时消耗掉的 Br^- 和 Ag^+。

(2)配离子$[Ag(NH_3)_n]^+$解离出的 Ag^+。

(3)生成配离子$[Ag(NH_3)_n]^+$时消耗掉的 NH_3。

3. 在滴定时,以产生 AgBr 混浊不再消失为其终点,怎样避免 KBr 过量?若已发现 KBr 少量过量,能否在此实验基础上设法补救?

4. 实验中滴至混浊和"中和滴定"时滴至指示剂变色是否有同样的含义?

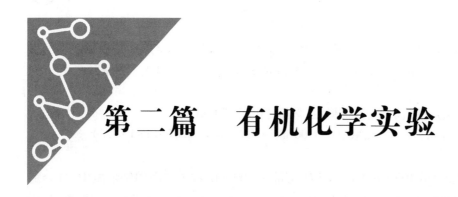

第二篇 有机化学实验

本篇分为有机化学实验基本操作和有机化合物的制备两部分。基本操作包括物理常数测定、分离提纯技术及有机模型组装。通过基本操作实验可使学生掌握熔沸点、旋光度等物理常数测定的实验技术;掌握常压蒸馏、减压蒸馏、水蒸气蒸馏、分馏、萃取和提取等分离和提纯方法;加深对碳的杂化类型和同分异构现象的理解,建立有机分子立体结构的概念。

有机化合物的制备实验涉及取代、消除、酯化、酰化以及氧化还原等多种反应类型。通过该部分的学习可使学生了解有机合成的基本流程,掌握合成的基本原理、实验装置、条件控制及分离提纯技术,为后续的药物合成实验和天然产物提取实验奠定坚实的基础。

第四章 有机化学实验基本操作

实验一 晶体化合物的熔点测定

【实验目的】

1. 掌握毛细管法测定熔点的操作方法。

2. 熟悉熔点、熔程的概念及纯净物的熔程范围。

3. 了解固态物质熔点测定的原理及意义。

【实验原理】

熔点是固体化合物固液两种相态在标准大气压下达成平衡时的温度。纯粹晶体有机化合物一般都有固定的熔点。在熔点时,固相和液相的蒸气压相等,固液两相可以同时并存。物质温度与蒸气压的关系如图 4-1 所示。曲线 SM 为物质固相的蒸气压随温度的变化曲线,曲线 ML 为物质液相的蒸气压与随温度的变化曲线(因为物质固相蒸气压随温度的变化的速率要比液相蒸气压随温度的变化的速率大,所以两曲线有交点),交点 M 处为固液两相蒸气压一致,即固液两相平衡共存,这时的温度 T_M 即为该物质的熔点。

加热纯净固体化合物,当达到熔点时,开始有液体出现(初熔)。一旦温度超过 T_M,甚至只超过零点几度时,只要有足够的时间,固体就可全部转变为液体(全熔)。所以要精确测定熔点,在接近熔点时加热速度一定要慢,温度升高每分钟不能超过 1~2 ℃,使整个熔化过程尽可能接近于两相平衡状态。对于纯净的固体化合物,从初熔到全熔(称为熔程)温度不超过 0.5~1.0 ℃。

如果固体化合物含有可溶性杂质,其熔点会降低,熔程增大。根据拉乌尔定律可知,在一定的温度和压力下,增加溶质的量导致溶剂蒸气分压降低。液相的蒸气压-温度曲线将下移(图 4-1 中 M₁L₁),与固相的蒸气压-温度曲线的交点对应的温度低于纯净的固体化合物的熔点,且熔程加大。所以,测定熔点不仅可以作为鉴别未知物的依据之一,还可以用来检验物质的纯度。

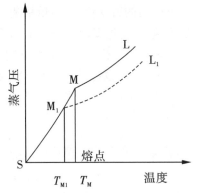

图 4-1　物质温度与蒸气压曲线

根据以上原理,我们要想判断两种熔点相同的物质是否同一化合物,可将其混合后测定熔点,如熔点无下降,即认为两种物质相同(至少测定 3 种比例 1:9、1:1、9:1)。但有时(如形成新化合物或固熔体)两种熔点相同的不同物质混合后,熔点并不降低或反而升高。

【实验用品】

仪器:b 形管,温度计,玻璃管(内径 8 mm,长约 400 mm),熔点管,表面皿,酒精灯。

试剂:二苯胺,萘,10% 的萘和 90% 二苯胺的混合物,未知物。

【实验步骤】

1. 装填样品　取少许样品(约 0.1 g),将其研磨成粉末,置于干净的表面皿上,并聚成一堆。将一根洁净熔点管的开口端向下插入样品堆中,使少量样品挤入熔点管内,然后将熔点管倒转过来,在桌面上轻轻敲击,使粉末落到管底。再取一根长约 400 mm 的洁净玻璃管,直立于另一干净的表面皿上,将装有样品的熔点管开口向上,从玻璃管中自由落下,使样品颠实。重复上述操作,直至熔点管底部紧密地填装 2~3 mm 高的样品为止。操作要迅速,以免样品受潮。最后用纸拭去沾在管外的样品粉末,以免沾污加热溶液。

要测得准确的熔点,样品一定要研得极细,装填结实,使热量的传导迅速均匀。

2. 仪器安装　取一个提勒(Thiele)管(又称 b 形管),用铁夹将其垂直夹在铁架台上,b 形管口配一缺口单孔软木塞,温度计插入孔中,刻度应朝向软木塞缺口处,以便观察温度。调节好温度计的位置,使其水银球位于 b 形管上、下侧口的中部。在温度计下端套上一个橡皮圈(不能浸入浴液),将熔点管紧固在温度计上,并使样品位于水银球中部。往 b 形管中加入浴液,至液面稍高于上侧口的上沿即可。最后将温度计连同装有样品的熔点管轻轻地插入 b 形管的浴液中。具体装置如图 4-2 所示。

浴液是用来间接加热的传热液体,应具有沸点较高、挥发性较小、在受热时较为稳定等特点。一般所选浴液的沸点要比被测物熔点高 20 ℃以上。样品熔点在 220 ℃以下的可采用液体石蜡或浓硫酸作浴液。本实验使用自来水作浴液。

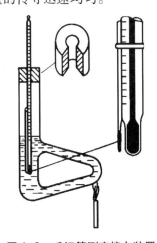

图 4-2　毛细管测定熔点装置

3. 测定和记录熔点　分别测定二苯胺和萘的熔点,每个样品至少测 3 次。先进行粗测,测定出样品的近似熔点。用酒精灯在 b 形管下侧管部位缓缓加热(图 4-2),使温度每分钟上升 5~

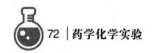

6 ℃,观察样品的状态变化,记下样品初熔(开始塌落并有液相产生)和全熔(固相完全消失)时的温度。

移开火源,使浴液温度降至低于近似熔点30 ℃左右,连同塞子一起取出温度计,换一支新的装有样品的熔点管[1],然后精测。开始时加热速度可稍快,待温度距离近似熔点约10 ℃时,控制加热速度,使温度以每分钟1~2 ℃的速度缓慢而均匀地上升[2],仔细观察熔融过程中样品的状态变化。记下样品初熔和全熔时的温度,即为被测样品的熔点。

为减少误差,可按上述步骤换一支新的装有样品的熔点管,再测一次。

按照上述方法,测定10%的萘和90%二苯胺的混合物,验证杂质对熔点的影响。

【注释】

[1]熔点管中的样品只能测一次,不允许将其冷却固化后再做第二次测定。因为某些物质会产生部分分解,有些会转变为具有不同熔点的其他结晶形式。

[2]正确控制加热速度是测定结果准确与否的关键。因为传热需要时间,如果加热太快,来不及建立平衡,会使测定结果偏高,而且看不清在熔融过程中样品的状态变化情况。

【思考题】

1.熔点管不洁净、样品填装不紧密、加热速度过快,分别对实验结果有什么影响?

2.浴液的液面低于b形管的上支管口有什么影响?

3.软木塞为什么要留有缺口?

4.如何鉴别外观晶体结构与二苯胺相似的未知物是否为同一物质?

附:熔点仪测定熔点

常用的显微熔点仪（X_4）构造如图4-3所示。它由显微镜、电加热台及照明、调温装置、显微镜头等组成。加热台是由铜或其他导热良好的金属制成的,内部装有电阻丝,外部有一带金属套管的温度计插孔。加热台上有大小两个金属保温环,并盖有两层耐热玻璃。

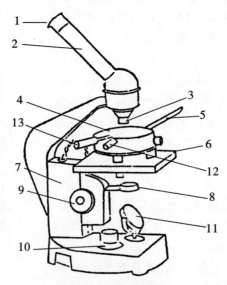

图4-3 显微熔点仪

1.目镜　2.棱镜检偏部件　3.物镜　4.热台　5.温度计　6.载热台　7.镜身　8.起偏振件　9.手轮　10.电位器　11.反光镜　12.拨动圈　13.上隔热玻璃

1. 测定原理　将被测有机化合物样品置于加热台表面中心位置,盖上隔热玻璃,形成隔热封闭腔体,由控制电路使加热台缓缓加热升温,当样品熔化时,立即测量加热台上表面中心位置的温度,即为该样品的熔点。

2. 测定步骤

(1)用药匙挑取微量样品放在一块干净的盖玻片上,再用另一块同样的盖玻片将样品盖好,轻轻按压并转动,使上下两块玻片贴紧。用干净的镊子将玻片夹好,小心平放于加热台上,然后用拨圈移动盖玻片,使样品位于加热台中心的小孔上。再把上隔热玻璃盖放在加热台的上台肩面上。

(2)转动反光镜并旋转手轮,调节样品位置使被观察结晶样品位于目镜焦面上,以获得清晰的结晶图像。

(3)将电位器调在所选温度的适当位置上。

(4)插上电源插头,将波段开关由指示板上的停止位置"1"转向快速升温位置"$\frac{\Delta}{\Delta}$"上。

(5)如样品的熔点为已知,则在离熔点30~40℃时,将波段开关置于测试"Δ"位置上,当离熔点10℃左右时,应控制升温速度在1℃/min左右。

(6)当晶体棱角开始变圆时即为初熔,当晶体刚刚全部消失,变为均一透明的液体时即为全熔,在此过程中可能会相伴产生其他现象,如水合物脱水、多晶体物质的晶形转变、升华和分解等,都要做详细记录。

(7)当样品熔点未知时,可进行一次粗测实验。

(8)测定完毕后,如需进行第二次样品的测定,则可将金属散热块置于加热台上,以使加热台温度迅速下降至所需温度,然后再进行第二次样品的测定。

(9)如需在偏振光下使用,可将起偏振片转入光路中,其他步骤同上。

(10)测定完毕,切断电源,将止紧螺钉拧松,加热台降到最低位置。

实验二　常压蒸馏及沸点测定

【实验目的】

1. 掌握常压蒸馏及沸点测定方法。

2. 熟悉常压蒸馏基本操作。

3. 了解常压蒸馏的原理及应用。

【实验原理】

液体物质在一定温度下具有一定的蒸气压,这是由液体的本性决定的。一般来说,液体的蒸气压随着温度升高而增大,当液体的蒸气压增大到与外界施于液面上的总压力(通常为大气压力)相等时,就有大量气泡从液体内部逸出,即液体沸腾。这时的温度称为液体在此压力下的沸点。显然沸点与外压大小有关。通常所说的沸点是指在101.3 kPa压力下液体的沸腾温度。例如水的沸点为100℃,就是指在101.3 kPa压力下,水在100℃时沸腾。在非标准大气压下测的沸点应注明压力。例如在47.3 kPa时水在80℃沸腾,这时水的沸点可以表示为80℃/47.3 kPa。

纯的液体物质在一定的压力下具有一定的沸点,不同物质的沸点不同。利用不同物质的沸点差异可以对液态混合物进行分离和纯化。所谓蒸馏就是将液体加热至沸腾变为蒸气,再将蒸

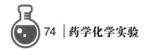

气冷凝为液体,并将冷凝液收集在另一种容器中的联合操作过程。蒸馏可分为常压蒸馏、减压蒸馏、水蒸气蒸馏和分馏。常压蒸馏是在常压下进行的,是最简单的一种蒸馏方法。它适用于沸点差别较大(至少30 ℃以上)的液态混合物的分离,沸点较低者先蒸出,沸点较高的随后蒸出,难挥发的留在蒸馏瓶内,从而使混合物得以分离和提纯。但沸点比较接近的混合物蒸馏时,各物质的蒸气将同时被蒸出,简单蒸馏难以将它们分离,只能借助于分馏。

纯液态有机化合物在蒸馏过程中沸点范围(沸程)很小,为0.5~1.0 ℃,而混合物的沸程较大,所以蒸馏可以用来测定物质的沸点、检验物质的纯度。需要指出的是,具有固定沸点的液体不一定都是纯的化合物,因为某些有机化合物常和其他组分形成二元或三元共沸混合物,它们也有固定的沸点。由于共沸混合物在气相中的组分含量与液体中的一样,故用蒸馏的方法不能进行分离。用蒸馏法测定沸点叫常量法,此法样品用量较大,要10 mL以上。若样品不多,可采用微量法。

蒸馏操作是实验室中常用的实验技术,除了可以分离液体混合物和测定沸点外,实验室还常用来提纯液体及低熔点固体,以除去不挥发性的杂质;回收溶剂或蒸出部分溶剂以浓缩溶液等。

【实验用品】

仪器:圆底烧瓶(100 mL),直形冷凝管,蒸馏头,玻璃漏斗,量筒,温度计,真空接液管,电热套,接收瓶。

试剂:工业乙醇。

【实验步骤】

1. 仪器安装 常压蒸馏装置(图4-4)主要有蒸发、冷凝、接收3部分组成。蒸发部分:蒸馏瓶一般用磨口的圆底烧瓶,上面安装蒸馏头、温度计。液体在瓶内受热气化,蒸气经蒸馏头支管进入冷凝管。冷凝部分:冷凝管的作用是将蒸气冷凝为液体[1]。冷凝管有空气冷凝管和水冷凝管两种。液体沸点高于140 ℃的用空气冷凝管;低于140 ℃的用水冷凝管。水冷凝管下端为进水口,用橡皮管接自来水龙头,上端为出水口,套上橡皮管引入水槽中。上端出水口应向上,以保证套管内充满水。接收器:由尾接管和接收瓶(锥形瓶或圆底烧瓶)组成。两者不可用塞子塞紧,应与大气相通[2]。

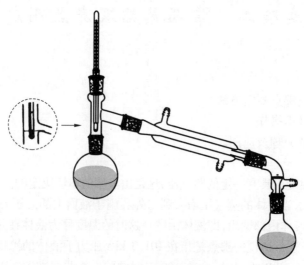

图4-4 常压蒸馏装置

仪器的安装顺序应先从热源开始,自下而上,从左到右,依次安装。温度计水银球的上沿和蒸馏头支管口下沿应在同一水平面上。整个装置要求无论从正面或侧面观察,各仪器的轴线都要处于同一平面内。所有铁夹和铁架台应尽可能整齐地放在仪器的背部。

2.操作步骤　通过玻璃漏斗将40 mL工业乙醇加入100 mL圆底烧瓶中,加入量为蒸馏瓶容积的1/3~2/3,注意勿使液体从支管流出。加入2~3粒沸石[3],塞好带有温度计的塞子,冷凝管通入冷凝水,调节中等流速。按适当的方法加热,当液体开始沸腾、蒸气到达温度计水银球时,温度计读数急剧上升,这时应调节加热速度,控制蒸馏速度1~2滴·s[-1]。当温度计读数恒定时,更换接收瓶,观察并记录馏出温度。继续蒸馏,定期记录馏出温度直至蒸馏瓶内仅剩1~2 mL液体,或者当维持原来的加热速度,温度计读数突然下降时,即可停止蒸馏[4]。观察、记录工业乙醇的沸程,量出馏出液的体积。蒸馏完毕,应先停止加热,再关冷凝水,然后按与安装仪器时相反的顺序拆卸实验装置。

【注释】

[1]冷凝管的形状很多,常用的为直形冷凝管和球形冷凝管。

[2]整套装置除了尾接管和接收瓶之外,各部分应紧密不漏气,并且端正。

[3]沸石的作用是形成气化中心,避免液体因过热而暴沸,保证蒸馏能平稳地进行。但要注意,沸石应在加热前加入。若加热后发现未加沸石,应先移去热源,待液体冷至沸点以下再补加。如中途停止蒸馏,恢复蒸馏前也应再补加沸石。

[4]无论蒸馏何种液体都不允许蒸干,至少要在留1 mL左右的液体时停止加热,以免蒸馏瓶破裂或发生其他意外事故。

【思考题】

1.常压蒸馏时为什么蒸馏瓶内所盛液体的体积不应超过其容积的2/3也不应少于1/3?

2.在安装仪器时,如果温度计水银球的上沿高于蒸馏头支管口上沿或低于其下沿,将会对结果造成什么影响?

3.为什么用蒸馏法测沸点时要加入少许沸石? 多加沸石有什么影响?

4.当加热后有馏分蒸出来时,才发现冷凝管未通水,应如何处理? 为什么?

实验三　水蒸气蒸馏

【实验目的】

1.掌握水蒸气蒸馏的仪器装置及其操作方法。

2.熟悉水蒸气蒸馏的原理及其应用。

3.了解水蒸气蒸馏分离薄荷油的操作流程。

【实验原理】

水蒸气蒸馏是分离和纯化有机物的常用方法之一,常用于分离在沸点温度时易发生分解或其他化学变化的有机物;混有大量树脂状杂质或不挥发性杂质的有机物;用其他方法分离纯化时,操作有一定困难的有机物。使用这种方法时,被提纯物质应该同时具备下列条件:①不溶或难溶于水;②在沸腾温度下与水及水蒸气长时间共存而不发生任何化学反应;③在100 ℃左右时必须具有一定的蒸气压,一般应不低于1.333 kPa(10 mmHg)。

根据道尔顿(Dalton)分压定律,当水和与其不相溶的物质A共存时,整个体系的蒸气压,应为各组分蒸气压之和,即:

$$p = p_水 + p_A$$

其中 p 代表总的蒸气压，$p_水$ 为水的蒸气压，p_A 为物质 A 的蒸气压。当混合物中各组分蒸气压总和等于外界大气压时，这时的温度即为它们的沸点。显然，混合物的沸点低于任何一个纯组分的沸点。因此，在常压下利用水蒸气蒸馏，就能在低于 100 ℃ 的情况下将高沸点组分与水一起蒸馏出来，这样的操作就叫作水蒸气蒸馏。蒸馏时混合物的沸点保持不变，直至其中一组分几乎完全蒸出（总的蒸气压与混合物中二者间的相对量无关），温度才上升至留在瓶中液体的沸点。我们知道，混合物蒸气中各组分分压之比等于它们的物质的量之比（$n_水$、n_A 分别表示这两种物质在一定容积气相中的物质的量）。即：

$$p_水 / p_A = n_水 / n_A$$

而 $n_水 = m_水 / M_水$；$n_A = m_A / M_A$。其中 $m_水$、m_A 为各物质在一定容积中蒸气的质量。$M_水$、M_A 分别为水和物质 A 的分子量。因此：

$$m_水 / m_A = \frac{M_水 n_水}{M_A n_A} = \frac{M_水 p_水}{M_A p_A}$$

可见，这两种物质在馏出液中的相对质量（蒸气中的相对质量）与它们的蒸气压和分子量之积成正比。

水具有低的分子量和较大的蒸气压，它们的乘积 $M_水 p_水$ 是较小的，这样就有可能用来分离较高分子量和较低蒸气压的物质。以溴苯为例，它的沸点为 156.2 ℃，且和水不相混溶。当和水一起加热至 95.5 ℃ 时，水的蒸气压为 86.1 kPa，溴苯的蒸气压为 15.2 kPa，它们的总压力为 0.1 MPa，于是液体就开始沸腾。水和溴苯的分子量分别为 18 和 157，代入上式：

$$\frac{m_水}{m_A} = \frac{86.1 \times 18}{15.2 \times 157} = \frac{6.5}{10}$$

也就是说每蒸出 6.5 g 水能够带出 10 g 溴苯，溴苯在溶液中的组分占 61%。上述关系式只适用于与水不相互溶的物质。

从以上例子可以看出，尽管在蒸馏温度时，溴苯的蒸气压比水低很多，但蒸馏液中溴苯的含量却比水高。因为有机物的分子量通常比水大得多，只要在 100 ℃ 有 0.665 kPa 左右的蒸气压，就可以用水蒸气蒸馏得到好的蒸馏效果，甚至固体也可以用水蒸气蒸馏提纯。

【实验用品】

仪器：水蒸气发生器，T 形管，螺旋夹，克氏蒸馏头，圆底烧瓶（100 mL、250 mL），直形冷凝管，真空接液管，长直玻璃管，水蒸气导管，温度计，酒精灯。

试剂：薄荷油，蒸馏水。

【实验步骤】

1. 仪器装置　常用的水蒸气蒸馏装置如图 4-5 所示。包括水蒸气发生器、蒸发部分、冷凝部分和接收部分。

用 500 mL 圆底烧瓶作水蒸气发生器，瓶口配一双孔软木塞，一孔插长 60 ~ 70 cm 内径约 5 mm 的玻璃管作为安全管[1]，安全管几乎插到发生器的底部；另一孔插入内径约为 8 mm 的水蒸气导出管。导出管与一个 T 形管相连，T 形管的支管套上一短橡皮管，橡皮管上用螺旋夹夹住，T 形管的另一端与蒸发部分的水蒸气导入管相连[2]。

蒸发部分通常是采用长颈圆底烧瓶，本实验用圆底烧瓶与克氏蒸馏头连接到一起代替，被蒸馏的液体量不能超过其容积的 1/3。克氏蒸馏头一孔插入内径约 9 mm 的水蒸气导入管，使它正对烧瓶底中央，距瓶底 8 ~ 10 mm，另一孔插入温度计，末端连接一直形冷凝管。

冷凝部分和接收部分与常压蒸馏装置相同。

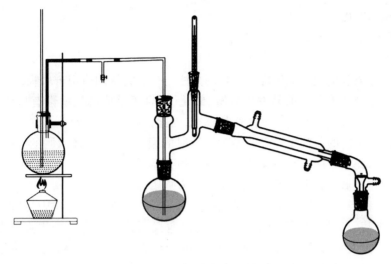

图4-5 水蒸气蒸馏装置

2. 操作步骤 先将20 mL薄荷油和50 mL蒸馏水置于250 mL圆底烧瓶中,再向水蒸气发生器中加入约占3/4容积的热水,并加入几粒沸石,按图4-5装好水蒸气蒸馏装置,待检查整个装置不漏气后[3],旋开T形管的螺旋夹,加热至沸腾。当有大量水蒸气产生并从T形管的支管冲出时,立即旋紧螺旋夹,使水蒸气均匀地进入蒸发部分,开始蒸馏。如果由于水蒸气的冷凝而使烧瓶内液体量增加,以至超过容积的2/3时,或者水蒸气蒸馏速度不快时,可将蒸发部分隔石棉网小火加热[4]。温度计读数稳定时,记录混合物的沸点。当馏出液无明显油珠时,便可停止蒸馏,这时必须先旋开螺旋夹,然后移去热源,以免发生倒吸现象。最后将馏出液分液,分别测量并记录薄荷油和蒸馏水的体积。

【注释】

[1]通过水蒸气发生器中安全管内水面的高低,可以观察整个水蒸气蒸馏系统是否畅通,若水面上升很高,则说明某一部分阻塞住了,这时应立即旋开螺旋夹,移去热源,拆下装置进行检查和处理。

[2]水蒸气导管应尽可能短,以减少水蒸气的冷凝。T形管用来除去水蒸气中冷凝下来的水,避免堵塞或大量水冲入蒸发容器中,有时在操作发生不正常的情况时,可使水蒸气发生器与大气相通。

[3]检查方法是旋紧螺旋夹,加热水蒸气发生装置,看蒸馏瓶中是否有气泡。

[4]加热蒸馏部分时,要注意瓶内蹦跳现象,如果蹦跳剧烈,则不应加热,以免将混合液冲入冷凝管中,或发生冲塞;另外必须控制加热速度,使蒸气能够全部在冷凝管中冷凝下来。

【思考题】

1. 为什么水蒸气蒸馏温度永远低于100 ℃?

2. 能用水蒸气蒸馏的化合物必须同时具备哪些条件?

3. 水蒸气蒸馏有哪些优点和缺点?

4. 安装水蒸气蒸馏装置时,蒸气导入管的末端为什么要插入到接近于容器的底部?

实验四 减压蒸馏

【实验目的】

1. 掌握减压蒸馏的仪器安装和操作方法。

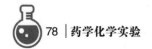

2.熟悉减压蒸馏操作步骤。

3.了解减压蒸馏的基本原理及应用。

【实验原理】

减压蒸馏是分离和提纯有机化合物的常用方法之一。它特别适用于那些在常压下沸点较高(200 ℃以上)或在到达沸点之前易发生分解、氧化、聚合等反应的热敏性有机化合物的分离提纯。一般把低于一个大气压的气态空间称为真空,因此,减压蒸馏也称为真空蒸馏。

液体的沸点是指它的蒸气压等于外界大气压时的温度,所以液体沸腾的温度会随外界压力的降低而降低。因此如采用真空泵连接盛有液体的容器,使液体表面上的压力降低,即可降低液体的沸点。这种在较低压力下进行蒸馏的操作称为减压蒸馏。

每种纯液态有机物在不同压力下都对应有不同的沸点。在实际操作中,可以通过 p-T 关系图(图 4-6)来查找,即从某一压力下的沸点近似地找到另一压力下的沸点。方法是在图 4-6(B)中找出物质的正常沸点,再在图 4-6(C)中找出系统压力,两点连线并延长交至图 4-6(A),此交点所示温度即为该物质在该压力下的沸点。

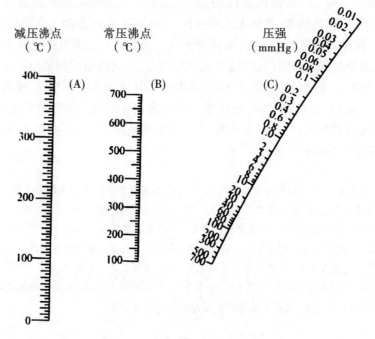

图 4-6 压力-费点近似关系图

当要进行减压蒸馏时,预先粗略地估计相应的沸点,对具体操作和选择合适的温度与热浴有一定的参考价值。一般"粗"真空(760 ~ 10 mmHg,101 ~ 1.33 kPa)可用水泵获得;"中度"真空(10 ~ 0.001 mmHg,1.33 ~ 1.33×10^{-4} kPa)可用油泵获得;"高"真空($<10^{-3}$ mmHg,低于 1.33×10^{-4} kPa)可用扩散泵获得。

【实验用品】

仪器:蒸馏烧瓶(50 mL、100 mL),量筒,玻璃漏斗,克氏蒸馏头,温度计,毛细管,橡皮管,螺旋夹,直形冷凝管,真空接液管,真空橡皮管,安全瓶,循环水式真空泵,电热套。

试剂:呋喃甲醛。

【实验步骤】

1. 仪器装置　图 4-7 是常用的减压蒸馏系统。整个系统可分为蒸馏、抽气（减压）、保护和测压装置 3 部分。

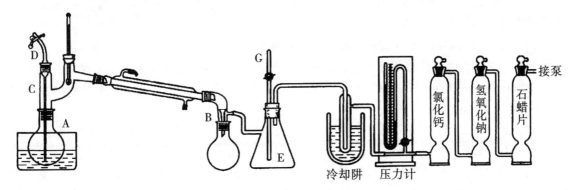

图 4-7　减压蒸馏的装置

由圆底烧瓶和克氏蒸馏头组成减压蒸馏瓶 A。在克氏蒸馏头带有支管的一颈中插入温度计；另一颈中插入一根末端拉成毛细管 C 的厚壁玻璃管，毛细管的下端要距瓶底 1 ~ 2 mm，上端连有一段带螺旋夹的橡皮管 D，橡皮管中最好放置一不锈钢丝，调节螺旋夹进入极少量的空气作为液体沸腾的气化中心，使蒸馏平稳进行。接收器 B 要用耐压的圆底烧瓶，收集不同的馏分而不中断蒸馏，可用多尾接液管（图 4-8）。

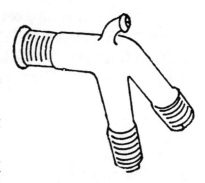

图 4-8　多尾接液管

实验室通常用水泵或油泵进行减压。若不需要很低的压力，可用水泵进行减压。使用水泵减压时可省去安全瓶之后的保护部分。若要求压力很低时，就要用油泵，好的油泵能抽至真空度为 0.0133 kPa。当用油泵进行减压时，为了保护油泵，油泵与接收器之间除连接安全瓶外，还需依次安装冷却阱（图 4-9）和内装无水氯化钙（或硅胶）、粒状氢氧化钠、石蜡片的 3 个吸收塔，用以吸收水分、酸性蒸气及烃类气体，保护油泵用油和机件。实验室常用水银压力计（图 4-10）来测量减压后的系统压力，封闭式水银的两臂液面高度之差即为蒸馏系统中的真空度。

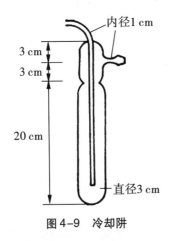

图 4-9　冷却阱

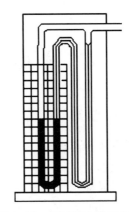

图 4-10　U 形管水银压力计

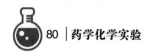

2. 操作步骤

(1)参考图4-7安装好仪器后,先检查系统能否达到所要求的压力。检查方法为:先关闭安全瓶上的活塞并旋紧毛细管上端的螺旋夹,然后用泵抽气,观察能否达到所要求的压力(如果漏气,可检查各部分塞子和橡皮管的连接是否紧密等)。然后慢慢旋开安全瓶上的活塞,放入空气至系统内外压力相等。

(2)通过玻璃漏斗向蒸馏瓶中加入30 mL呋喃甲醛,关闭安全瓶上的活塞,开动抽气泵,调节毛细管上端的螺旋夹使毛细管下端有成串的小气泡冒出,再细心地调节安全瓶活塞使系统内的压强值达到6.4 kPa或其附近的某个数值上并稳定下来。该压力时,呋喃甲醛沸点约为70 ℃。

(3)待压力稳定后,开启冷凝水,通过水浴(或电热套)缓缓加热。当开始有液体馏出时,用一个50 mL圆底瓶接收前馏分[1],并调节加热强度使馏出速度为每秒1~2滴。当温度上升至70 ℃左右时,停止加热、解除真空,用另一个干燥的50 mL圆底瓶作接收器。重新进行减压蒸馏,馏出速度仍然维持每秒1~2滴[2],直至温度计的读数恒定后又发生明显变化时停止蒸馏。如果温度计的读数一直恒定不变,则当蒸馏瓶中只剩下1~2 mL残液时也应停止蒸馏。量出馏分的体积,计算呋喃甲醛的回收率。

(4)蒸馏完毕,移去热源、热浴,旋开毛细管上的螺旋夹;慢慢打开安全瓶上的活塞解除真空,使测压计的水银柱缓慢地回复原状,待系统内外压力平衡后关闭压力计活塞;切断电源;关闭冷却水,取下接收器;自尾接管至蒸馏瓶依次拆除各件仪器并洗净后收存。

【注释】

[1]即使刚开始出液时的温度即在预期沸点附近且很稳定,也应将最初接得的1~2滴液体作为前馏分舍去。

[2]如果蒸馏中途发生毛细管折断或其他故障时,应按照以下步骤临时停止蒸馏:解除真空并停泵,更换毛细管排除故障后再重新开始蒸馏。如果已经发生了暴沸冲料,将冲入接收瓶中的粗料倒回蒸馏瓶中重新开始蒸馏。如果发现泵水正在倒吸入安全瓶中,应立即打开安全瓶上活塞制止倒吸,然后排除故障。

【思考题】

1. 具有什么性质的化合物需用减压蒸馏进行提纯?

2. 使用水泵减压蒸馏时,应采取什么措施?

3. 在进行减压蒸馏时,为什么必须用空气浴,而不能用直接火加热?为什么必须先抽真空后加热?

4. 当减压蒸馏完所要的化合物后,应如何停止减压蒸馏?为什么?

实验五 分 馏

【实验目的】

1. 掌握简单分馏的基本操作。

2. 熟悉分馏的主要仪器。

3. 了解分馏的原理及其应用。

【实验原理】

蒸馏是分离提纯液体混合物的常用方法,常压蒸馏可以把沸点相差30 ℃以上的混合组分充分分离。但对于沸点相近的混合物,仅用一次蒸馏是不可能把它们分开的。若要获得好的分离效果,就必须采用分馏技术。现在精密的分馏设备已能够将沸点相差仅 1 ~ 2 ℃ 的混合物分开,分馏实际上就是多次蒸馏,其基本原理与蒸馏原理是一样的。

当沸腾着的混合物蒸气进入分馏柱(工业上称为精馏塔)时,混合蒸气会多次受到固体和液体的阻挡而发生局部的液化。因为沸点较高的组分易于液化,所以冷凝液中就含有较多的高沸点组分,而上升的蒸气中则含有相对丰富的低沸点组分。这些蒸气在上升途中又会遇到从上面滴下的冷凝液,二者进行热交换,蒸气中高沸点组分被冷凝,低沸点组分仍呈蒸气上升,而冷凝液中低沸点组分受热气化,高沸点组分仍呈液态下降。如此经历很多次的气化–液化–气化的过程,使得低沸点组分不断上升最后被蒸馏出来,高沸点组分则陆续落回到柱底的加热容器中,从而将沸点不同的物质分离。所以在分馏时,柱内不同高度的各段,其组分是不同的。相距越远,组分的差别就越大。

了解分馏原理最好是应用恒压下的沸点–组成曲线(称为相图,表示这两组分体系中相的变化情况)。通常它是用实验方法绘出的,即在恒压下测定不同温度时气–液平衡体系中气相和液相的组成,以横坐标表示组成,纵坐标表示温度。图 4–11 即为大气压下由苯和甲苯组成的二元体系相图。从图中可以看出:纯粹的苯在 80 ℃ 沸腾,纯粹的甲苯在 110 ℃ 沸腾。含有 80% 甲苯和 20% 苯的混合液体(L_1)在 102 ℃ 时沸腾,和此液相平衡的蒸气(V_1)组成约为苯 40% 和甲苯 60%。若将此组成的蒸气冷凝成同组成的液体(L_2),则与此溶液成平衡的蒸气(V_2)组成约为苯 60% 和甲苯 40%。这说明在馏出液中易挥发组分(苯)的含量提高了,而高沸点组分(甲苯)的含量降低了,显然易挥发组分得到了一定程度的富集。如此继续反复,即可获得接近纯苯的馏出液和接近于纯甲苯的残液。

必须指出,在分馏过程中,有时可能得到与单纯化合物相似的混合物。它也具有固定的沸点和组成。其气相和液相的组成也完全相同,故不能用分馏法将其分离出来。这种混合物称为共沸混合物(或恒沸混合物)。附录九列出了一些常见的共沸混合物,有关共沸混合物的更全面的数据可在化学手册中查到。

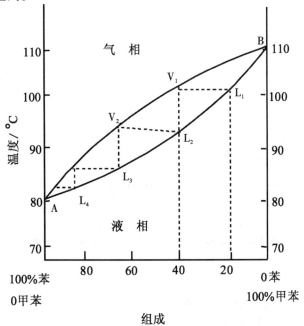

图 4–11 由苯和甲苯组成的二元体系相图

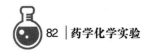

【实验用品】

仪器:圆底烧瓶(50 mL、100 mL),韦氏分馏柱,蒸馏头,温度计,直形冷凝管,真空接液管,电热套,量筒。

试剂:甲醇,水。

【实验步骤】

1.仪器装置 简单的分馏装置包括热源、蒸馏瓶、分馏柱、冷凝管和接收器5个部分(图4-12)。安装操作与蒸馏类似,自下而上,先将圆底烧瓶用铁夹固定于铁架台上,再装上韦氏分馏柱、蒸馏头和温度计。调节夹子使分馏柱垂直于实验台面,装上冷凝管并在指定的位置夹好夹子。然后连接尾接管并用橡皮筋固定,再将接收瓶与尾接管用橡皮筋固定。若接收瓶较大或馏出液较多,接收瓶应用物体支撑,切勿悬空,以免发生意外。

2.操作步骤 在 100 mL 的圆底烧瓶中分别加入 25 mL甲醇和 25 mL 水,加入几粒沸石,按图4-12 所示装好分馏装置。用电热套慢慢加热,开始沸腾后,蒸气慢慢进入分馏柱中,此时要仔细控制加热温度,使温度

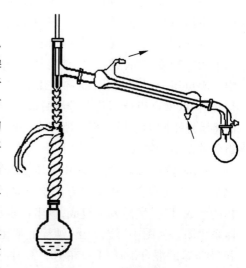

图4-12 简单分馏装置

慢慢上升,以维持分馏柱中的温度梯度和浓度梯度[1]。蒸气从柱底升到柱顶一般需 10~15 min。当冷凝管中有蒸馏液流出时,迅速记录温度计所示的温度。控制加热速度,使馏出液慢慢地均匀地以每 2~3 s 1 滴的速度流出[2]。当柱顶温度维持在 65 ℃时,大约收集 10 mL 馏出液(A)。随着温度上升,再分别收集 65~70 ℃(B);70~80 ℃(C);80~90 ℃(D);90~95 ℃(E)的馏分。瓶内所剩为残留液(F)。分别量出不同馏分的体积,以馏出液体积为横坐标,各段温度的中值为纵坐标,绘制分馏曲线(图4-13)。

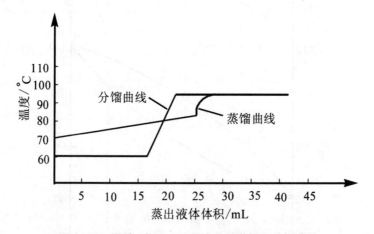

图4-13 甲醇-水(1∶1)混合物的蒸馏和分馏曲线

【注释】

[1]在分馏过程中,应防止回流液体在柱内聚集,否则会减少液体和上升蒸气的接触,或者上升蒸气把液体冲入冷凝管中造成"液泛",达不到分馏的目的。为了避免这种情况,通常在分馏柱外包扎石棉绳、石棉布等绝缘物以保持柱内温度,提高分馏效率。

[2]分馏一定要缓慢进行,要控制好恒定的蒸馏速度;要使有相当量的液体自柱流回烧瓶中;必须尽量减少分馏柱的热量散失和波动。

【思考题】

1.若加热太快,馏出液每秒的滴数超过要求量,用分馏法分离两种液体的能力会显著下降,为什么?

2.用分馏法提纯液体时,为了取得较好的分离效果,为什么分馏柱必须保持回流液?

3.什么是共沸混合物? 为什么不能用分馏法分离共沸混合物?

4.根据甲醇-水混合物的蒸馏曲线,哪一种方法分离混合物各组分的效率高?

实验六　萃　取

【实验目的】

1.掌握液相萃取的操作方法。

2.熟悉分液漏斗的使用方法。

3.了解萃取的原理及应用。

【实验原理】

萃取是分离和提纯有机化合物常用的操作之一,它是利用物质在两种不互溶(或微溶)的溶剂中溶解度或分配比的不同来达到分离、提取或纯化目的的一种操作。假如某溶液由有机化合物 X 溶解于溶剂 A 而成,如果要从其中萃取 X,可选择一种对 X 溶解度很大而与溶剂 A 不相混溶且不起化学反应的溶剂 B。把该溶液放入分液漏斗中,加入适量溶剂 B,充分振荡。静置后,由于 A 与 B 不相混溶,分成上下两层。此时 X 在 A、B 两相间的浓度比,在一定温度下为一常数,叫作分配系数,以 K 表示,这种关系称为分配定律。可用公式表示如下:

$$\frac{\text{X 在溶剂 A 中的浓度}}{\text{X 在溶剂 B 中的浓度}} = K(\text{分配系数})$$

在萃取中,用一定量的溶剂一次萃取好还是分几次萃取好呢? 设在 V mL 溶液中、溶解有 m_0 g 的溶质 X,每次用 S mL 溶剂 B 重复萃取。假如,第一次萃取后留在溶剂 A 中的 X 的质量为 m_1 g,则在溶剂 A 和溶剂 B 中的浓度分别为 m_1/V 和 $(m_0-m_1)/S$。根据分配定律:

$$\frac{\dfrac{m_1}{V}}{\dfrac{m_0 - m_1}{S}} = K \quad \text{或} \quad m_1 = m_0 \times \frac{KV}{KV + S}$$

设萃取两次后 X 在溶剂 A 中剩余质量为 m_2 g,则有:

$$\frac{\dfrac{m_2}{V}}{\dfrac{m_1 - m_2}{S}} = K \quad \text{或} \quad m_2 = m_1 \frac{KV}{KV + S} = m_0 \left(\frac{KV}{KV + S} \right)^2$$

显然,萃取 n 次后 X 在溶剂 A 中的剩余量 m_n 应为:

$$m_n = m_0 \left(\frac{KV}{KV + S} \right)^n$$

在用一定量溶剂进行萃取时,我们希望在 A 溶剂中剩余量越少越好,在上式中 $\dfrac{KV}{KV + S}$ 恒小于 1,所以 n 越大,m_n 就越小,即把一定量溶剂分成几份进行多次萃取比一次萃取好。值得注意的是,上面的式子只适用于 A、B 两种溶剂几乎不互溶的情况。若 B 是与水有少量互溶的溶剂时,则上式只为近似,但也能粗略地估计结果。

综上所述,对一定量的溶剂,少量多次萃取效率要高于一次用全量萃取,但是当萃取剂总量不变时,萃取次数(n)增加,S 就要减少。当 $n>5$ 时,n 和 S 这两种因素的影响几乎抵消。再增加 n,$m_n/(m_{n+1})$ 的变化很小,所以一般同体积溶剂分 3~5 次萃取即可。

【实验用品】

仪器:移液管,分液漏斗,锥形瓶,滴定管。

试剂:乙酸水溶液,乙醚,标准氢氧化钠溶液,酚酞指示剂。

分液漏斗的使用方法:实验室中最常使用的萃取器皿为分液漏斗。操作时应选择容积较液体体积大一倍以上的分液漏斗,并检查玻塞和活塞是否漏水。洗涤后将漏斗放在固定好的铁圈中,关好活塞,将要萃取的水溶液和萃取剂依次自上口倒入漏斗中,塞紧玻塞,取下分液漏斗振摇,使液层充分接触。具体振荡方法是:用右手紧握住分液漏斗的颈部,并紧紧顶住玻塞,用左手握住活塞,以拇指和食指压住活塞柄,倾斜倒置如图 4-14(1)所示。上下轻轻振摇,在振摇时,漏斗内水及有机溶剂(如乙醚)会产生很大的蒸气压力,因此要经常放气如图 4-14(2),以缓解分液漏斗内的压力。放气时将漏斗下管斜向上方(勿对着人),用按着活塞的拇指和食指拧动活塞使气体放出,立即关闭活塞,继续振摇。如此重复至放气时只有很小压力后,再剧烈振摇 2~3 min,然后将分液漏斗放回铁圈中静置。待两层液体完全分开后,打开上面的玻塞(或旋转玻塞对准气孔),再将活塞慢慢旋开,下层液体自活塞放出。上层液体从分液漏斗的上口倒出。

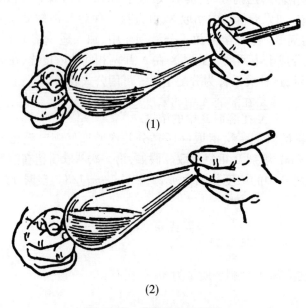

(1)

(2)

图 4-14　分液漏斗的振摇

【实验步骤】

1. 简单萃取　用移液管准确量取 10.00 mL 冰醋酸与水的混合液(冰醋酸与水以 1∶19 的体积比相混合),放入分液漏斗中,用 30 mL 乙醚萃取[1]。按上述方法进行振摇和放气[2],直至放气时只有很小压力后,再剧烈振摇 2~3 min。然后将分液漏斗放在铁圈上静置,待分液漏斗中的液体分成清晰的两层后,旋开活塞,放下层水溶液于 50 mL 锥形瓶中,加入 1~2 滴酚酞作指示剂,用标准氢氧化钠溶液滴定。计算:①留在水中的醋酸质量及质量分数;②乙醚萃取的醋酸质量及质量分数。

2.多次萃取　准确移取 10.00 mL 冰醋酸与水的混合液于分液漏斗中,用 10 mL 乙醚萃取。分去乙醚溶液,将水溶液再用10 mL 乙醚萃取,分出乙醚溶液后,将第二次剩余的水溶液再用 10 mL 乙醚萃取。最后将用乙醚第三次萃取后的水溶液放入 50 mL 锥形瓶中,用标准氢氧化钠溶液滴定。计算:①留在水中的醋酸质量及质量分数;②乙醚萃取的醋酸质量及质量分数。

根据上述两种不同步骤所得数据,比较萃取醋酸的效率。

【注释】

[1]本实验中使用了大量乙醚,因乙醚易挥发且易燃,实验过程中禁止使用明火。

[2]分液漏斗放气时将分液漏斗下管斜向上方,勿对着人。

【思考题】

1.若用乙醚、氯仿、环己烷或苯萃取水溶液,它们将在上层还是下层?

2.如果用有机溶剂提取水溶液,你不能确定分液漏斗中哪一层是有机层,如何迅速解决这个问题?

3.影响萃取效率的因素有哪些? 怎样才能选择好溶剂?

实验七　茶叶中茶多酚的提取

【实验目的】

1.掌握索氏提取器的使用方法。

2.熟悉索氏提取器的构造原理。

3.了解从茶叶中提取茶多酚的原理和方法。

【实验原理】

茶多酚(Tea Polypheneols,缩写为TP)是从天然植物茶叶中分离提取的多酚类物质的总称,是形成茶叶品质的重要成分之一,也是茶叶中具有保健功能的成分之一。它包括黄烷醇类、花青素类、黄酮类、黄酮醇类和酚酸类等,其中以儿茶素(黄烷醇类)最为重要,占总量的60% ~ 80%。茶多酚是一种天然高效的食品抗氧化剂,可以消除超氧阴离子和羟基自由基,同时具有抑菌、杀菌、降低大肠对胆固醇的吸收、增强机体免疫能力等功能。目前,茶多酚被广泛的用作食品、饮料、药品和化妆品的天然添加成分。

茶多酚在常温下是浅黄色或黄绿色粉末;易溶于热水、乙醇、丙酮、乙酸乙酯,难溶于氯仿和石油醚;在 pH=2 ~ 8 的条件下,性质非常稳定,但在碱性介质中易分解;遇 Fe^{3+} 离子会生成墨绿色络合物,与重金属离子及 Ca^{2+}、Al^{3+} 会生成沉淀络合物。

目前从茶叶中提取茶多酚的方法主要有:

1.溶剂萃取法　这是较传统的方法,也是目前工业化生产的主要方法。主要是利用茶多酚和茶叶中其他成分在不同溶剂中溶解度的差异,将茶多酚从茶叶中分离出来。具体流程为:将茶叶用有机溶剂(如乙醇、甲醇、丙酮、乙醚等)浸提数次,合并滤液;滤液经浓缩后加适量水再用氯仿萃取,以脱去并回收其中的咖啡因(占1% ~ 5%)和色素;水层用乙酸乙酯萃取后得茶多酚的乙酸乙酯溶液,再经浓缩、干燥后即得茶多酚粗品。

2.金属离子沉淀法　该方法是利用茶多酚可与 Ca^{2+}、Zn^{2+}、Al^{3+}、Ag^+、Hg^{2+}、Bi^{3+}、Pb^{2+}、Sb^{3+} 等

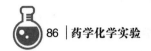

金属离子生成沉淀,经离心分离、酸溶解、溶剂萃取等过程,得到纯度较高的茶多酚。一般来说,先用热水将茶多酚从茶叶中浸提出来,再向茶汤中加入石灰乳,过滤后,向沉淀物中加入硫酸,然后再用乙酸乙酯萃取即可获得产品。

3. 树脂吸附分离法　该方法是利用吸附树脂对多酚类有选择性吸附和解吸的特性来达到将茶多酚与其他浸提物组分的分离。一般流程为:先用热水或稀释的乙醇浸提,将提取液浓缩后上吸附柱,经吸附、解吸后,对洗脱液浓缩后干燥,即得粗茶多酚。

随着新技术的进步,茶多酚的提取方法还有超声辅助提取法、微波辅助萃取法、超临界流体萃取法等。

【实验用品】

仪器:索氏提取器,圆底烧瓶,电热套,滤纸,分液漏斗,蒸馏头,冷凝管,真空接液管,接收器,带铁圈的铁架台。

试剂:茶叶粉末,乙酸乙酯,无水乙醇。

索氏提取器的原理:固体物质的萃取常采用索氏提取器(图4-15)来实现。它是利用溶剂回流及虹吸原理,使固体物质每一次都能被纯的溶剂所萃取,效率比较高。萃取前应将固体物质研细,以增加溶剂浸润的面积,然后将固体物质放在滤纸筒1内,置于提取器2中。提取器的下端通过木塞(或磨口)和盛有溶剂的烧瓶连接,上端接冷凝管。当加热烧瓶使溶剂沸腾时,蒸气通过蒸气导管3上升,被冷凝管冷凝为液体,滴入提取器中,当液面超过虹吸管4的最高处时,即虹吸流回烧瓶,被萃取物随溶剂进入烧瓶。就这样通过溶剂回流和虹吸作用,使固体中的可溶性物质富集到烧瓶中。最后再结合其他方法将萃取到的物质从溶液中分离出来。

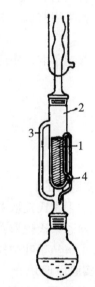

图4-15　索氏提取器
1. 滤纸筒　2. 提取器　3. 蒸气导管　4. 虹吸管

【实验步骤】

1. 茶多酚的提取　称取 10 g 茶叶粉末,用滤纸筒装好[1],放入索氏提取器中,在圆底烧瓶中加入 100 mL 30%(V/V)的乙醇[2],安装好索氏提取器,通冷凝水,用电热套加热,连续提取 3~5 次至提取液颜色很淡[3]。待回流液刚要虹吸下去时,立即停止加热,稍冷后,改蒸馏装置,浓缩提取液至 20 mL 左右。

2. 茶多酚的提纯　将浓缩液置于分液漏斗中,加等体积的氯仿,咖啡因溶于氯仿中,氯仿经收集后以回收咖啡因。经氯仿萃取的水相再用等体积的乙酸乙酯萃取 2 次[4],合并乙酸乙酯萃取液,减压蒸馏回收溶剂,残渣烘干得浅黄色纯品茶多酚,计算茶叶中茶多酚的含量。

【注释】

[1] 滤纸筒不能太粗,否则浸提膨胀后不容易取出。同时,要注意把茶叶粉末包裹严实,茶叶末漏出后很容易堵塞虹吸管。

[2] 为提高萃取效率,可将这 100 mL 乙醇的一部分先倒入索氏提取器内,并使液面刚刚没过滤纸筒,再将剩下的乙醇倒入圆底烧瓶中。

[3] 为加快虹吸速度,可在烧瓶外面缠一层棉布。

[4] 如果出现乳化现象,可加入些饱和食盐水或精盐。

【思考题】

1. 索氏提取器的原理是什么? 与直接用溶剂回流提取比较有何优点?

2. 用氯仿萃取时,氯仿层在上面还是在下面? 为什么?

实验八 葡萄糖比旋光度的测定

【实验目的】

1. 掌握旋光仪测定溶液旋光度的方法。
2. 熟悉旋光度、比旋光度等基本概念。
3. 了解旋光仪的测定原理及构造。

【实验原理】

自然界中许多天然有机化合物,因分子具有手性,能使平面偏振光的振动面发生旋转,称为旋光性物质,其旋光度可以通过旋光仪来测定(见第一章第四节中"常用仪器和软件的使用方法")。旋光度大小除与分子结构有关外,还与待测溶液的浓度、样品管的长度、测定时的温度、光源的波长以及溶剂的性质等有关。为便于比较各种物质的旋光性能,规定:在一定温度、波长下,溶液浓度为 1 g·mL^{-1} 时,在 1 dm 长的盛液管中,所测定的物质的旋光度,称为比旋光度,用 $[\alpha]_{\lambda}^{t}$ 表示。比旋光度与旋光度的关系为:

$$[\alpha]_{\lambda}^{t} = \frac{\alpha}{cL}$$

式中 α 为测定的旋光度,c 为被测溶液的浓度(g·mL^{-1}),L 为样品管的长度(dm),t 为测定时的温度,λ 为测定采用光的波长,常用单色光的波长是钠光灯 D 线(589.3 nm),可用"D"来表示。比旋光度像物质的熔点、沸点、密度等一样,是旋光性物质的特征物理常数。因此,测定旋光度可用于鉴定未知物,也可求出旋光性物质溶液的浓度。

葡萄糖是自然界分布最广且最为重要的糖,它具有旋光性。在不同的条件下可得两种 D-葡萄糖结晶:从冷乙醇中可得熔点为 146 ℃,比旋光度为+112°的晶体;而从热吡啶中可得熔点为 150 ℃,比旋光度为+18.7°的结晶;上述两种晶体的葡萄糖溶于水后比旋光度都会发生改变,且最终都在+52.5°时保持恒定不变。这种在水溶液中,比旋光度自行改变的现象称为变旋光现象。

葡萄糖在水溶液中存在 3 种异构体,其结构式及相互转化关系为:

α-D-葡萄糖　　　　　　开链D-葡萄糖　　　　　　β-D-葡萄糖
36%　　　　　　　　　0.02%　　　　　　　　　64%

α-D-葡萄糖和β-D-葡萄糖在水溶液中可以通过开链结构相互转化,最终达到平衡状态。D-葡萄糖发生变旋光性现象的内在原因,就是这两种端基异构体与开链结构之间处于动态平衡。

【实验用品】

仪器:WXG-4 型旋光仪,盛液管,擦镜纸,分析天平,容量瓶(100 mL),烧杯(100 mL),玻璃棒,胶头滴管。

试剂:葡萄糖,蒸馏水,2.5% ~2.8 % 氨水。

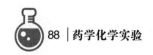

【实验步骤】

1. 试样溶液的配制　准确称取 10.05 g 葡萄糖[1]，用水溶解后滴加 1 滴 2.5% ~2.8% 氨水[2]，定量转入 100 mL 的容量瓶中，加水定容，摇匀备用。

2. 旋光仪零点校正　在测定样品前，要先对旋光仪进行零点校正。开启钠光灯，将仪器预热 5~10 min，待光源稳定后，将装水盛液管放入旋光仪内，盖上盖子，将刻度盘调在零点左右，旋转调节器，使视野内三分视场明暗程度一致且最暗，此时为零视场。记下左右刻度盘读数，取平均值作为零点值。

3. 旋光度测定　将盛液管用葡萄糖溶液润洗 2~3 次，然后装满新配置的葡萄糖溶液，将盛液管放入镜筒内（如有很小的气泡，对柱型盛液管来说，可将气泡赶到凸起部分，否则会影响测定结果）。旋转调节器，使视野出现三分视场均匀一致且最暗，记下左右刻度盘读数。所得读数平均值与零点值的差值，即为葡萄糖溶液的旋光度。每间隔 5 min 测一次，记录每次测得葡萄糖溶液的旋光度，观察葡萄糖溶液的变旋光现象，直至测定的葡萄糖溶液的旋光度连续 3 次不再变化。

根据盛液管长度和溶液浓度，计算该温度下葡萄糖的比旋光度。

【注释】

[1] 因葡萄糖通常含一分子结晶水，故配成 100 g·L^{-1}溶液时，需称 10.05 g，如糖已除水，称取 10.00 g 即可。

[2] 配制溶液时，加入 1 滴 2.5% ~2.8% 氨水，可加速变旋光现象，使被测液尽快达到平衡。

【思考题】

1. 物质旋光度与哪些因素有关？

2. 测定物质旋光度有何意义？

3. 如盛液管中有大的气泡，对测定结果有什么影响？

实验九　有机分子模型组装

【实验目的】

1. 掌握立体结构的含义和类别，加深对有机化合物立体结构的理解。

2. 熟悉碳的三种杂化模型及立体异构的空间分布。

3. 了解同分异构的现象及其分类，物质的立体结构及其性质的关系。

【实验原理】

同分异构现象在有机化合物中极为普遍且类型较多，可分为两大类。分子式相同，因分子中原子或基团的结合方式或排列顺序不同而产生的异构现象称为构造异构，如碳链异构、位置异构、官能团异构等；分子的构造相同，因分子中的原子或基团在空间的排布方式不同而产生的异构现象称为立体异构，如顺反异构（几何异构）、对映异构（光学异构）和构象异构。

烷烃分子中的碳原子都是 sp^3 杂化，结构中的共价键（C—H 和 C—C）都是 σ 键，两成键原子可围绕键轴自由旋转。当围绕分子中的 C—C σ 键旋转时，分子中的原子或基团在空间的排列形式即分子的立体形象不断变化，这种由于围绕 σ 键旋转所产生的分子的各种立体形象称为构象。分子的构象常用锯架式和纽曼投影式表示。

在含有碳碳双键（C=C）的化合物中，碳碳双键的存在限制了双键碳原子的自由旋转，与双键碳原子相连的原子或基团在空间排列的方式是固定的。这种由于连在刚性结构（碳碳双键或脂环）上的原子或基团在空间的排列方式不同而产生的立体异构称为顺反异构或几何异构。顺反异构体的构型常用顺/反或 Z/E 标记。

凡具有手性的分子一般都有旋光性,存在有对映异构体。一个分子是否有手性,可以看分子中是否有对称面或对称中心。使有机化合物具有手性的最普遍的因素是手性碳原子(不对称碳原子,常用 C* 表示),其构型常用 D/L 或 R/S 标记。含有 n 个不相同的手性碳原子化合物旋光异构体的数目为 2^n 个,有对映异构体 2^{n-1} 对。对映异构体的结构除用立体结构表示外还可以用费歇尔(Fischer)投影式表示,将立体结构转变成 Fischer 投影式的规则为:主碳链竖排;编号最小的碳原子位于上端;十字交叉线的交点代表手性碳原子,连接原子或基团的水平线代表伸向纸平面前方的化学键,连接原子或基团的竖直线代表伸向纸平面后方的化学键(横前竖后)。搭建化合物的结构模型时要遵循此规则。

【实验用品】

球棍模型一套。

【实验内容及方法】

(一)烷烃的空间结构及乙烯、乙炔、苯的分子模型

1. 甲烷的分子模型　取 1 个黑色 4 孔小球(sp^3 杂化),在小孔中插入 4 根塑料棍,再在棍上各套 1 个小白球(代表氢原子),得到甲烷的分子模型。观察其立体构型,并写出其楔线式结构。

2. 乙烷的分子模型　取 2 个黑色 4 孔小球和 6 个小白球组装乙烷的分子模型。围绕碳碳单键旋转后其构型是否发生变化? 写出乙烷的锯架式结构。

3. 乙烯的分子模型　取 2 个黑色 5 孔小球和 4 个小白球组装乙烯分子的模型(黑色 5 孔小球为 sp^2 杂化,p 轨道可用梨形模具组装)。它是平面分子吗? 碳碳双键能否旋转? 写出其投影式。

4. 乙炔的分子模型　取 2 个黄色 6 孔小球和 2 个小白球组装乙炔的分子模型(黄色 6 孔小球为 sp 杂化,p 轨道可用梨形模具组装)。观察碳碳三键的组成和空间位置并与乙烷、乙烯的分子模型比较。

5. 苯的分子模型　取 6 个黑色 5 孔小球和 6 个小白球组装苯的分子模型(p 轨道可用梨形模具组装)。观察结构模型中的大 π 键,苯是否为平面分子? 碳碳键长是否相等?

(二)顺反异构

组装 2-丁烯的分子模型,把其中一个双键碳上的氢和甲基互换位置,得到另一构型的 2-丁烯。二者能否重合? 并观察两个甲基的相对远近。写出二者的平面投影式,标明顺/反及 Z/E。

若将 2-丁烯分子中的两个甲基换成羧基代表丁烯二酸的分子模型,比较顺式和反式丁烯二酸的分子模型,从中理解丁烯二酸易失水生成顺丁烯二酸酐的原因。

(三)旋光异构(对映异构)

1. 乳酸(2-羟基丙酸)的分子模型　乳酸结构中 C_2 是手性碳原子。用 5 种颜色的球分别代表手性碳原子(黑色的 4 孔小球)、H、—CH_3、—COOH 和—OH,搭出 R-乳酸和 S-乳酸的分子模型,观察两种构型是否重合。转动分子模型,将手性碳原子中的两个键(碳链)竖立朝后,另外两个键横放朝前,写出两种构型乳酸的 Fischer 投影式。了解 D-乳酸、L-乳酸、R-乳酸和 S-乳酸的空间结构,并用 D/L 和 R/S 命名法分别命名。

2. 酒石酸(2,3-二羟基丁二酸)的分子模型　搭出酒石酸 3 种旋光异构体的分子模型,分别写出其 Fischer 投影式,并用 R/S 命名法分别命名,在内消旋体中找出其对称因素。

3. 借助模型回答下列几对投影式各为何关系?

①

$$
\begin{array}{ccc}
& \text{COOH} & \\
\text{H}_3\text{C} & \!\!\!-\!\!\!- & \text{OH} \\
& \text{C}_6\text{H}_5 &
\end{array}
\qquad
\begin{array}{ccc}
& \text{COOH} & \\
\text{HO} & \!\!\!-\!\!\!- & \text{C}_6\text{H}_5 \\
& \text{CH}_3 &
\end{array}
$$

②

CHO / H—OH / CH₂OH   CHO / H—CH₂OH / OH

③

$$\text{CHO} / \text{H—OH} / \text{CH}_2\text{OH} \xrightarrow[\text{翻转}180°]{\text{离开纸平面}} \text{CHO} / \text{HO—H} / \text{CH}_2\text{OH}$$

④

$$\text{CHO} / \text{H—OH} / \text{CH}_2\text{OH} \xrightarrow[\text{旋}90°]{\text{在纸平面上}} \text{H} / \text{HOH}_2\text{C—CHO} / \text{OH}$$

⑤

$$\text{CHO} / \text{H—OH} / \text{CH}_2\text{OH} \xrightarrow[\text{旋}180°]{\text{在纸平面上}} \text{CH}_2\text{OH} / \text{HO—H} / \text{CHO}$$

(四)构象异构

1. 乙烷的构象　按(一)2 中的方法组装乙烷的分子模型。旋转 C—C,使成重叠式及交叉式。分别观察前后两个碳原子上氢原子的空间位置,写出锯架式及纽曼投影式,指出优势构象。

2. 正丁烷的构象　组成正丁烷的分子模型。围绕 C_2—C_3 单键旋转 360°,其中每旋转 60°观察模型,分别得到全重叠式、邻位交叉式、部分重叠式及对位交叉式 4 种典型构象。写出 4 种典型构象的纽曼投影式,分析他们的稳定性顺序并指出优势构象。

3. 把下列构象用模型表示,说出他们各属于哪种构象?

4. 环己烷的构象　搭出环己烷的船式和椅式构象,注意观察他们之间的不同,并通过模型指出椅式构象中的 a 键和 e 键,对称轴及环平面;写出椅式构象和船式构象的透视式和纽曼投影式;说明为什么椅式构象比船式构象稳定。

5. 二取代环己烷的构象　搭出 1,2-二甲基环己烷的椅式构象模型,仔细观察顺反异构体并比较其稳定性,写出顺反异构体的椅式构象式;用同样的方法搭出 1,3-二甲基环己烷和 1,4-二甲基环己烷的椅式构象模型,通过对分子模型分析,比较各顺反异构体的稳定性。

(五)十氢化萘的立体异构

1. 十氢化萘的顺反异构　十氢化萘可看作是有两个环己烷分子稠合而成的双环,按稠合处两个氢原子的空间位置不同,有顺式十氢化萘和反式十氢化萘两种异构体。

顺式　　　反式

2. 十氢化萘的构象　电子衍射研究证实十氢化萘的两个环己烷都是稳定的椅式构象。在十氢化萘中,可以把一个环看作是另一个环的两个取代基。在反式十氢化萘中两个取代基都在 e

键,称 ee 稠合,而顺式十氢化萘中,一个取代基在 e 键,另一个取代基则在 a 键,称 ea 稠合。因此,反式十氢化萘较顺式稳定。

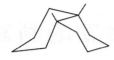 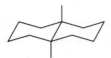

顺式 （ea 稠合）　　　　　　反式（ ee 稠合）

取 20 个黑色的 4 孔小球(代表碳原子),搭出十氢化萘的两种构象的分子模型,在 C_9、C_{10} 的游离键上套上白色小球(代表氢原子),观察两个环己烷的稠合方式以及 C_9、C_{10} 上两个氢原子位于环平面同侧还是异侧? 对比非键合原子间的距离(1a、3a、5a、7a 上氢原子,在反式中距离远,但在顺式中距离近)。

【注释】

通常用黑色小球代表碳原子,白色的小球代表氢原子,其他原子或基团可用不同颜色的小球代表,p 轨道可用比例短键(紫色或透明色)和梨形模具组装;各种颜色的塑料棒代表化学键。

【思考题】

1. 顺-丁烯二酸为什么比反-丁烯二酸易失水生成酸酐?

2. 直链烷烃为什么是锯齿状?

3. 乙二醇(2-氯乙醇)分子构象中哪种为优势构象? 为什么?

第五章　有机化合物的制备

实验十　环己烯的制备

【实验目的】

1. 掌握分馏和蒸馏的基本操作技能。
2. 熟悉浓硫酸脱水的原理和方法。
3. 了解环己烯在实验室中的制备方法。

【实验原理】

分子量较低的烯烃(如乙烯、丙烯、丁二烯等)是化学合成工业的基本原料,由石油裂解、分离得到。实验室制备烯烃时主要采用醇脱水及卤代烷脱卤化氢两种方法。

醇的脱水可用氧化铝或分子筛在高温(350～400 ℃)下进行催化脱水,也可以用酸催化脱水的方法,常用的脱水剂有硫酸、磷酸、对甲苯磺酸及硫酸氢钾等。

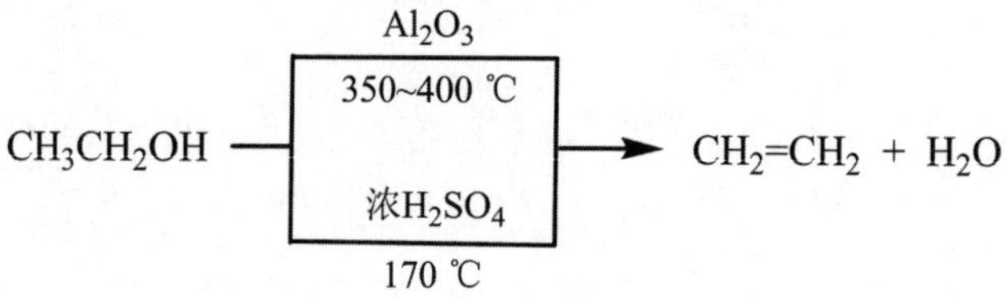

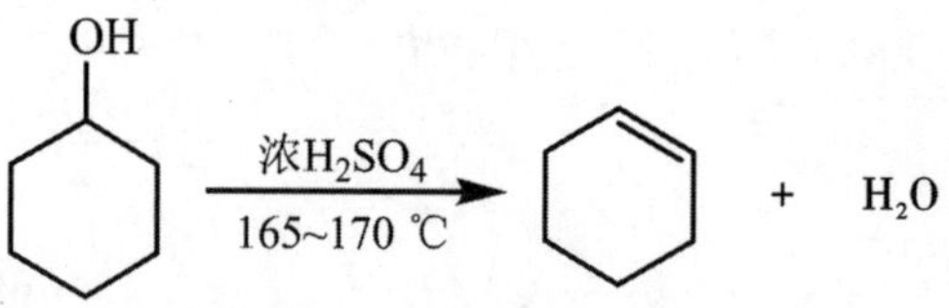

$$CH_3CH_2OH \xrightarrow[\substack{\text{浓H}_2SO_4 \\ 170\,℃}]{\substack{\text{Al}_2\text{O}_3 \\ 350\sim400\,℃}} CH_2{=}CH_2 + H_2O$$

实验室小量制备通常采用醇在酸催化下脱水的方法。一般认为,这是一个通过碳正离子中间体进行的单分子反应(E1)。

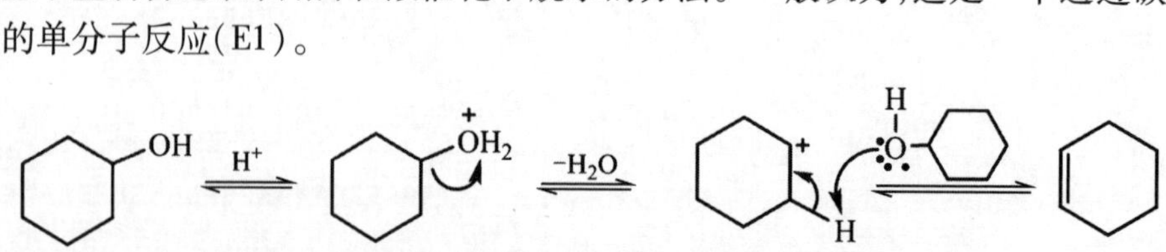

醇的脱水反应随醇的结构不同而有所不同。其反应速率为:叔醇>仲醇>伯醇。叔醇在较低的温度下即可失水。整个反应是可逆的,为了促使反应完成,必须不断地把生成的沸点较低的烯烃蒸出。由于高浓度的酸会导致烯烃的聚合、醇分子间的失水及碳架的重排,因此,利用该法制备烯烃时常伴有副产物——烯烃的聚合物和醚的生成。

当有可能生成两种以上的烯烃时,反应取向服从 Saytzeff 规则,主要生成双键上连有较多取代基的烯烃。

卤代烃与碱的溶液作用脱卤化氢,也是实验室用来制备烯烃的方法。例如:

$$BrCH_2CHBrCH_2Br + NaOH \xrightarrow[74\%\sim78\%]{\text{乙醇}} CH_2=CBrCH_2Br + NaBr + H_2O$$

常用的碱有氢氧化钠、氢氧化钾等。一般认为,这是一个双分子的消去反应(E2)。与醇脱水反应一样,当可能有两种以上烯烃时,反应遵循 Saytzeff 规则。由于存在与之竞争的取代反应,副产物分别是醇和醚等。

实验室中通常是用浓硫酸、浓磷酸作为脱水剂对环己醇脱水来制备环己烯的,本实验用浓硫酸为脱水剂。反应方程式为:

【实验用品】

仪器:圆底烧瓶(50 mL),量筒,蒸馏头,温度计,冷凝管,接收瓶,电热套,分液漏斗,锥形瓶。
试剂:环己醇,浓硫酸,食盐,无水氯化钙,5%碳酸钠溶液。

【实验步骤】

在 50 mL 干燥的圆底烧瓶中加入 15 g 环己醇、1 mL 浓硫酸[1]和几粒沸石,充分振摇使之混合均匀[2]。烧瓶上装一短的分馏柱,接上蒸馏头、温度计、冷凝管,接收瓶浸在冷水(或冰水)中冷却。调节电压缓缓加热至沸腾,控制分馏柱顶部的流出温度不超过 90 ℃[3],慢慢蒸出生成的环己烯和水(混浊液体)。当无液体蒸出时,可适当调高电压加热,当烧瓶中只剩下很少量残液并出现阵阵白雾时,即可停止蒸馏。全部蒸馏时间大约需要 1 h。

将馏出液用食盐饱和,然后加入 3~4 mL 5% 的碳酸钠溶液中和蒸出的微量酸。将液体转入分液漏斗中,摇振后静置分层,分出有机相(哪一层? 如何取出?),用 1~2 g 无水氯化钙干燥[4]。待溶液清亮透明后,滤入 50 mL 蒸馏瓶中,加入几粒沸石后加热蒸馏[5](控制电压为 50 V),收集 80~85 ℃的馏分于一已称量的小锥形瓶中。产量为 7~8 g[6]。

纯环己烯和环己醇的主要物理参数见表5-1。

表5-1 纯环己烯和环己醇的主要物理参数

化合物	M	m.p./℃	b.p./℃	d_4^{20}	n_D^{20}	水溶性
环己醇	100.16	25.93	161.8	0.9624	1.4641	易溶
环己烯	82.14	-103.7	83.3	0.810	1.4465	不溶

【注释】

[1]本实验也可以用浓磷酸代替浓硫酸作脱水剂,浓磷酸的用量须是硫酸的 1 倍以上,其余步骤相同。

[2]环己醇在常温下是黏稠液体,若用量筒量取时,应注意转移过程中的损失。并注意环己醇与浓硫酸应充分混合,否则在加热过程中会局部碳化。

[3]加热时切忌将蒸馏烧瓶接触电热套,通过空气浴使烧瓶受热均匀。由于反应中环己烯与水形成共沸物(沸点 70.8 ℃,含水 10%);环己醇与环己烯形成共沸物(沸点 64.9 ℃,含环己醇 30.5%);环己醇与水形成共沸物(沸点 97.8 ℃,含水 80%)。因此,在加热时温度不可过高,蒸馏速度不宜过快,以减少未作用的环己醇蒸出。

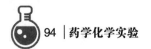

[4]水层应尽可能分离完全,否则将增加无水氯化钙的用量,使产物更多地被干燥剂吸附而导致产品损失。这里用无水氯化钙干燥较适宜,因它还可除去少量环己醇(生成醇与氯化钙的配合物)。

[5]产品是否清亮透明,是衡量产品是否合格的外观标准。因此在蒸馏已干燥的产物时,所用蒸馏仪器都应充分干燥。

[6]产品必须清亮透明,若蒸出产物混浊,必须重新干燥后再蒸馏。

【思考题】

1.在粗制环己烯中,加入食盐使水层饱和的目的是什么?

2.在蒸馏终止前,出现的阵阵白雾是什么?

3.写出无水氯化钙吸水后的化学反应方程式,为什么蒸馏前一定要将它过滤掉?

4.写出下列醇与浓硫酸进行脱水的产物。

① 3-甲基丁-1-丁醇　② 3-甲基丁-2-丁醇　③ 3,3-二甲基丁-2-丁醇

实验十一　溴乙烷的制备

【实验目的】

1.掌握以醇为原料制备一卤代烷的原理及方法。

2.熟悉分馏柱的使用方法。

3.了解伯醇制备一卤代烷的副反应。

【实验原理】

主反应:

$$NaBr + H_2SO_4 \longrightarrow HBr + NaHSO_4$$

$$CH_3CH_2OH + HBr \xrightarrow{H_2SO_4} CH_3CH_2Br + H_2O$$

副反应:

$$2CH_3CH_2OH \xrightarrow{H_2SO_4} CH_3CH_2OCH_2CH_3 + H_2O$$

$$CH_3CH_2OH \xrightarrow{H_2SO_4} CH_2=CH_2 + H_2O$$

$$2HBr + H_2SO_4(浓) \longrightarrow Br_2 + SO_2 + 2H_2O$$

【实验用品】

仪器:圆底烧瓶(100 mL),量筒,分馏柱,蒸馏头,温度计,冷凝管,牛角管,锥形瓶(50 mL),电热套,分液漏斗。

试剂:溴化钠,乙醇,浓硫酸。

【实验步骤】

在100 mL圆底烧瓶中,加入10 mL 95%乙醇和9 mL水[1],在不断的旋摇和冷水冷却下,慢慢加入19 mL浓硫酸。将混合物冷至室温后,加入12.9 g已经研细的溴化钠[2]及几粒沸石,依次装上分馏柱、蒸馏头、温度计、冷凝管[3],冷凝管下端接牛角管,牛角管的末端浸没在50 mL锥形瓶(接收器)内的冰水中,且锥形瓶要浸入在250 mL烧杯内的冰水中[4]。

控制电压(75 V)小火[5]加热,然后蒸馏,直至牛角管末端看不见油珠[6]。大约需要40 min。

将溴乙烷粗品和冰水倒入分液漏斗中,静置,分出有机层[7]于 50 mL 干燥的浸在冰水浴中的锥形瓶里;在旋摇下用滴管慢慢滴加约 4 mL 浓硫酸[8],直至溴乙烷澄清。用干燥的分液漏斗分去硫酸层,将溴乙烷倒入干燥蒸馏烧瓶,加几粒沸石装上蒸馏头、温度计、冷凝管。将已称重的干燥锥形瓶作接收器,并浸入在冰水浴中冷却。小火加热蒸馏(控制电压约 50 V),收集 36 ~ 40 ℃ 的馏分[9],迅速称重并倒入回收瓶中。产量 7 ~ 9 g。

溴乙烷、乙醇、乙醚的一些物理参数见表 5-2。

表 5-2 溴乙烷、乙醇、乙醚的物理参数

化合物	M	m. p. /℃	b. p. /℃	d_4^{20}	n_D^{20}	水溶性
溴乙烷	108.96	−119	38.4	1.4604	1.4239	不溶
乙醇	46.07	−114	78.5	0.7893	1.3624	∞
乙醚	74.12	−116.3	34.5	0.7138	1.3556	7 g(溶解度)

【注释】

[1]加少量水可防止反应进行时发生大量泡沫,减少副产物乙醚生成和避免氢溴酸的挥发。

[2]用相当量的 NaBr·2H₂O 或 KBr 代替均可,但是后者价格较贵。

[3]由于溴乙烷的沸点较低,为使冷凝充分,必须选用效果较好的冷凝管,装置的各接头处要求严密不漏气。

[4]溴乙烷在水中的溶解度甚小(1:100),在低温时又不与水作用。为了减少其挥发,常常在接收器内预盛冷水,并使接液管的末端稍微浸入水中。

[5]蒸馏速度宜慢,否则蒸气来不及冷却而遗失;而且在开始加热时,常有很多泡沫发生。若加热太烈,会使反应物冲出。

[6]馏出液由混浊变澄清时,表示已经蒸完。拆除热源前,应先将接收器与接液管离开,以防倒吸。稍冷后,将瓶内物趁热倒出,以免硫酸氢钠等冷却后结块,不易倒出。

[7]尽可能将水分净,否则当用浓硫酸洗涤时会产生热量而使产物挥发损失。

[8]加浓硫酸可除去乙醚、乙醇及水等杂质。为防止产物挥发,应在冷却下操作。

[9]当洗涤不够时,馏分中仍可能含有极少量水及乙醇,它们与溴乙烷分别形成共沸物(溴乙烷-水,b. p. 37 ℃,含水约 1%;溴乙烷-乙醇,b. p. 37 ℃,含醇 3%)。

【思考题】

1. 在本实验中,哪一种原料是过量的?为什么反应物间的配比不是 1:1?在计算产率时,选用何种原料作为根据?

2. 浓硫酸洗涤的目的是什么?

3. 为了减少溴乙烷的挥发损失,本实验中采取了哪些措施?

实验十二 三苯甲醇的制备

【实验目的】

1. 掌握无水操作技术。

2. 熟悉用 Grignard(格氏)试剂反应制备三苯甲醇的原理及操作方法。

3. 了解 Grignard 试剂的制备、应用及进行 Grignard 试剂反应的条件。

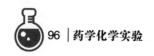

【实验原理】

实验室制备醇的重要途径有两种,一是以羰基等化合物为原料,另一个是以烯烃为原料。本实验以羰基化合物羧酸酯和 Grignard 试剂反应来制备叔醇。

Grignard 试剂是一种极为有用的试剂,它可以进行许多反应,在有机合成上极有价值。Grignard 试剂的制法是:

$$RX + Mg \xrightarrow{\text{无水乙醚}} RMgX$$

Grignard 试剂与羧酸酯的反应如下:

$$R'\text{—}\underset{\substack{\|\\O}}{C}\text{—}OCH_3 \xrightarrow{2RMgX} R'\text{—}\underset{\substack{R\\|}}{\overset{R}{C}}\text{—}OMgX \xrightarrow{H_3O^+} R'\text{—}\underset{\substack{R\\|}}{\overset{R}{C}}\text{—}OH$$

由苯甲酸乙酯与苯基溴化镁反应制备三苯甲醇的方程式为:

由苯甲酸乙酯与苯基溴化镁反应制备三苯甲醇的方程式为:

Grignard 试剂的制备必须在无水条件下进行,所用仪器和试剂均须干燥,因为微量水分的存在会抑制反应的引发,而且会分解形成的 Grignard 试剂而影响产率。

$$RMgX + H_2O \longrightarrow RH + Mg(OH)X$$

所用的低沸点溶剂乙醚,由于具有较高的蒸气压而排除了反应容器中的大部分空气,避免了 Grignard 试剂与 O_2 及 CO_2 发生作用:

$$2RMgX + O_2 \longrightarrow 2ROMgX$$

$$RMgX \xrightarrow{CO_2} R\text{—}\underset{\substack{\|\\O}}{C}\text{—}OMgX \xrightarrow{H_3O^+} R\text{—}\underset{\substack{\|\\O}}{C}\text{—}OH$$

Grignard 试剂反应是一放热反应,故卤代烃的滴加速度不宜过快,必要时可用冷水冷却,反应开始后其滴加速度以使反应混合物保持微沸为宜。

【实验用品】

仪器：三颈瓶(250 mL)，球形冷凝管，滴液漏斗，干燥管，磁力搅拌器，抽滤瓶，布氏漏斗，循环水式真空泵，安全瓶。

试剂：镁屑，溴苯(新蒸)，苯甲酸乙酯，无水乙醚，饱和氯化铵溶液，石油醚(90~120 ℃)，乙醇，无水氯化钙。

【实验步骤】

1. 苯基溴化镁的制备　在 250 mL 三颈瓶上[1]分别装上回流冷凝管和滴液漏斗，在冷凝管及滴液漏斗的上口安装上氯化钙干燥管。瓶内放置 1.5 g 镁屑[2]或除去氧化膜的镁条及一小粒碘[3]，在滴液漏斗中加入 10 g 溴苯和 25 mL 无水乙醚，混匀。

先将约 1/3 的混合液滴入三颈瓶中，数分钟后即见镁屑表面有气泡产生，溶液轻微混浊，碘的颜色开始消失。若不发生反应，可用手掌温热或磁力搅拌器略微加热。反应开始后，开动磁力搅拌，缓缓滴入剩余的溴苯醚溶液，滴加速度保持反应液呈微沸状态[4]。加毕，继续加热回流 0.5 h，使镁屑作用完全。

2. 三苯甲醇的制备　用冷水浴冷却反应瓶，在搅拌下由滴液漏斗慢慢滴入 3.8 mL 苯甲酸乙酯和 10 mL 无水乙醚的混合液，控制滴加速度保持反应平稳地进行。滴加完毕后，将反应混合物继续加热回流 0.5 h，这时可观察到反应物明显地分为两层。改用冰水浴冷却反应瓶，在搅拌下自滴液漏斗慢慢滴入 40 mL 饱和氯化铵溶液[5]，分解加成产物，滴加完后继续搅拌数分钟。

将反应装置改为蒸馏装置，蒸去乙醚后在剩余物中加入 30 mL 石油醚[6]，搅拌，抽滤，收集产品。粗产物用 80% 的乙醇[7]重结晶，干燥后产量约 4.5 g，熔点为 160~162 ℃。

溴苯、苯甲酸乙酯、三苯甲醇的一些物理参数见表 5-3。

表 5-3　溴苯、苯甲酸乙酯、三苯甲醇的物理参数

化合物	M	m. p. /℃	b. p. /℃	d_4^{20}	n_D^{20}	水溶性
溴苯	157	-30.7	156.2	1.50	-	不溶
苯甲酸乙酯	150.17	-34.6	212.6	1.050	1.5001	微溶
三苯甲醇	260.33	160~163	360~380	1.199	1.1994	不溶

【注释】

[1]本实验所用仪器及试剂必须充分干燥。所用仪器在烘箱中烘干，让其稍冷后，取出放在干燥器中冷却待用(也可以放在烘箱中冷却)。或将仪器取出后，在开口处用塞子塞紧，以防止在冷却过程中玻璃壁吸附空气中的水分。

[2]本实验采用表面光亮的镁屑。若镁屑放置过久，则采用下法处理：用 5% 的盐酸与镁屑作用数分钟，抽滤除去酸液后，依次用水、乙醇、乙醚洗涤，抽干后置于干燥器内备用；也可用镁带代替镁屑，使用前用细砂纸将其表面的氧化膜除去，剪成 0.5 cm 左右的小碎条。

[3]卤代芳烃或卤代烃和镁的作用较难发生时，通常温热或用一小粒碘作催化剂，以促使反应开始。

[4]滴加速度太快，反应过于剧烈不易控制，并会增加副产物的生成。

[5]滴加饱和氯化铵溶液是使加成物水解成三苯甲醇，与此同时生成的氢氧化镁在此可转变为可溶性的氯化镁，若仍见有絮状氢氧化镁未完全溶解及未反应的金属镁，则可加入少许稀盐酸使之溶解。

[6]也可在蒸去乙醚后，将残余物进行水蒸气蒸馏，以除去未反应的溴苯及联苯等副产物。

[7]三苯甲醇在乙醇中的溶解度较大，但不溶于水，重结晶时可先用无水乙醇溶解。

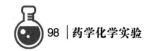

【思考题】

1. 本实验的成败关键何在？为什么？为此你采取了什么措施？
2. 本实验中溴苯加入太快或一次加入，有什么不好？
3. 如果苯甲酸乙酯或乙醚中含有乙醇，对反应有何影响？

实验十三　环己酮的制备

【实验目的】

1. 掌握萃取、蒸馏、盐析、干燥等基本操作。
2. 熟悉铬酸氧化法制备环己酮的原理和方法。
3. 了解醇和酮之间的区别与联系。

【实验原理】

$$3 \; \text{环己醇} + Na_2Cr_2O_7 + 4H_2SO_4 \longrightarrow 3 \; \text{环己酮} + Cr_2(SO_4)_3 + Na_2SO_4 + 7H_2O$$

【实验用品】

仪器：烧杯（400 mL），玻璃棒，圆底烧瓶（50 mL、250 mL），温度计，蒸馏头，直形冷凝管，真空接液管，接收瓶，量筒，分液漏斗，空气冷凝管。

试剂：环己醇，重铬酸钠（$Na_2Cr_2O_7 \cdot 2H_2O$），浓硫酸，乙醚，精盐，无水碳酸钾。

【实验步骤】

在 400 mL 烧杯中，将 10.5 g 重铬酸钠溶于 60 mL 水中，然后在充分搅拌下，慢慢加入 9 mL 浓硫酸，得一橙红色溶液，冷却至 30 ℃ 以下备用。

在 250 mL 圆底烧瓶中加入 10.5 mL 环己醇，然后一次加入上述制备好的铬酸溶液，振摇使充分混合。放入一温度计，测量初始反应温度，并观察温度变化情况。当温度上升至 55 ℃ 时，立即用水浴冷却，保持反应温度在 55 ~ 60 ℃ 之间。约 0.5 h 后，温度开始出现下降趋势，移去水浴再放置 0.5 h 以上。其间要不时振摇，使之反应完全，反应液呈墨绿色。

在反应瓶内加入 60 mL 水和几粒沸石，改成蒸馏装置。将环己酮与水一起蒸出来[1]，直至馏出液不再混浊后再多蒸 15 ~ 20 mL，约收集 50 mL 馏出液。馏出液用精盐饱和[2]（约需 12 g）后转入分液漏斗，静置后分出有机层。水层用 15 mL 乙醚提取 1 次，合并有机层与萃取液，用无水碳酸钾干燥，在电热套上蒸去乙醚后，蒸馏（用何种冷凝管？）收集 151 ~ 155 ℃ 馏分，产量 6 ~ 7 g。

环己酮与环己醇的一些物理参数见表 5–4。

表 5–4　环己酮、环己醇的物理参数

化合物	M	m. p. /℃	b. p. /℃	d_4^{20}	n_D^{20}	水溶性
环己酮	98	−47	155.7	0.947	1.4507	10.5%
环己醇	100.16	25.93	161.8	0.9624	1.4641	易溶

【注释】

[1]这里实际上是一种简化了的水蒸气蒸馏,环己酮与水形成恒沸混合物,沸点95 ℃,含环己酮38.4%。

[2]环己酮31 ℃时在水中的溶解度为2.4 g/100 g。加入精盐的目的是为了降低环己酮的溶解度,并有利于环己酮的分层,水的馏出量不宜过多,否则即使使用盐析,仍不可避免有少量环己酮溶于水中而损失掉。

【思考题】

1.本实验为什么要严格控制反应温度在55～60 ℃之间,温度过高或过低有什么不好?

2.环己醇用铬酸氧化得到环己酮。用高锰酸钾氧化则得到己二酸,为什么?

实验十四　乙酸正丁酯的制备

【实验目的】

1.掌握乙酸丁酯的制备原理和方法。

2.熟悉蒸馏、萃取等基本操作。

3.了解常见羧酸酯的制备方法。

【实验原理】

羧酸酯是一类在工业和商业上用途广泛的化合物。常见制备羧酸酯的方法有:①羧酸和醇在催化剂存在下直接酯化反应;②酰氯、酸酐和腈的醇解;③羧酸盐与卤代烷或硫酸酯的反应。

酸催化的直接酯化是工业和实验室制备羧酸酯最重要的方法,常用的催化剂有硫酸、氯化氢或对甲苯磺酸等质子酸和三氟化硼等路易斯酸以及强酸性离子交换树脂等,酸的作用是使羰基质子化从而提高羰基的反应活性。

$$
R-\overset{O}{\underset{}{C}}-OH \underset{}{\overset{H^+}{\rightleftharpoons}} R-\overset{\overset{+}{O}H}{\underset{}{C}}-OH \underset{}{\overset{R'OH}{\rightleftharpoons}} R-\overset{OH}{\underset{OH}{C}}-\overset{+}{O}-R'
$$

$$
R-\overset{O}{\underset{}{C}}-OR' \underset{}{\overset{-H^+}{\rightleftharpoons}} R-\overset{\overset{+}{O}H}{\underset{}{C}}-OR' \underset{}{\overset{-H_2O}{\rightleftharpoons}} R-\overset{OH}{\underset{+OH_2}{C}}-OR'
$$

酯化反应是一个典型的酸催化的可逆反应。为了使平衡向有利于生成酯的方向移动,可使反应物之一的醇或羧酸过量,以提高另一种反应物的转化率,也可以把反应中生成的酯或水及时蒸出,或是两者并用。在具体实验中,究竟采用哪一种物料过量,取决于物料来源是否方便,价格是否便宜,产物分离纯化和过量物料分离回收的难易程度。过量多少则取决于具体反应和具体物料的特点。如果所生成的酯的沸点较高,可向反应体系中加入能与水形成共沸物的第三组分,把水带出反应体系。常用的带水剂有苯、甲苯、环己烷、二氯乙烷、氯仿、四氯化碳等,它们与水的共沸点低于100 ℃,又容易与水分层。

空间效应对酯化反应有很大的影响,酯化速率随着与羧酸相连的烷基体积的增大以及醇基体积的增大而降低。因此,在α-位上有侧链的脂肪酸和邻位取代芳香酸的酯化反应都很慢,而且产量低。另外,醇的酯化从伯醇到叔醇也逐渐困难。

本实验在浓硫酸的催化下,以乙酸和正丁醇为原料合成乙酸正丁酯,反应式为:

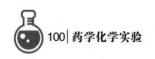

$$CH_3COOH + CH_3CH_2CH_2CH_2OH \underset{}{\overset{浓H_2SO_4}{\rightleftharpoons}} CH_3COOCH_2(CH_2)_2CH_3 + H_2O$$

【实验用品】

仪器:圆底烧瓶(50 mL),球形冷凝管,电热套,蒸馏头,温度计,直形冷凝管,烧杯(250 mL),分液漏斗,量筒,接收瓶。

试剂:冰醋酸,正丁醇,浓硫酸,饱和碳酸钠溶液,无水硫酸镁,蓝色石蕊试纸。

【实验步骤】

在50 mL圆底烧瓶中,加入7.5 mL正丁醇、8.5 mL冰醋酸[1]和1 mL浓硫酸。充分混合,加一粒沸石,装上冷凝管,混合物加热回流2 h。稍冷,取下冷凝管,改成蒸馏装置,再加一粒沸石蒸馏直至蒸馏瓶内仅剩几毫升液体[2]。馏出液[3]倒入250 mL烧杯,浸在冷水或冰浴中冷却,谨慎地小批量加入饱和碳酸钠溶液[4],直至蓝色石蕊试纸显示酸已完全被中和。混合物转入分液漏斗,尽可能除去水层,乙酸丁酯层用10 mL水洗涤,仔细分去水层,乙酸丁酯用少量硫酸镁干燥[5]后滤入干燥蒸馏瓶,加入沸石,电热套上加热蒸馏,用已称重的瓶子收集119~125 ℃馏分,产量6~7 g。

乙酸丁酯、冰醋酸和正丁醇的一些物理参数见表5-5。

表5-5 乙酸丁酯、冰醋酸、正丁醇的物理参数

化合物	M	m. p. /℃	b. p. /℃	d_4^{20}	n_D^{20}	水溶性
乙酸丁酯	116.16	-77.9	126.5	0.8825	1.3941	不溶
冰醋酸	60.05	16.6	117.9	1.0493		易溶
正丁醇	74.12	-88.9	117.5	0.810		微溶

【注释】

[1]酯化反应是可逆的,这里选择相对易得的乙酸过量以有利于醇的完全转化。

[2]应避免剩余物过热。

[3]馏出液中除含有乙酸丁酯外,还有正丁醇、乙酸、硫酸和水。

[4]加碳酸钠是为了中和蒸馏出来的酸,刚加入时可能会起大量的泡沫,应小心。

[5]这里用无水氯化钙不合适,因它与酯能形成加成络合物。

【思考题】

1.制备乙酸丁酯时,加硫酸的目的是什么?增加硫酸量,是否可以增加酯的产量?

2.采取什么方法促进酯化完全?

3.假定制备乙酸丁酯时,省略碱溶液洗涤,将产生什么问题?

实验十五 苯甲酸乙酯的制备

【实验目的】

1.掌握分水器的使用方法。

2.熟悉苯甲酸乙酯的制备原理及操作方法。

3. 了解苯甲酸乙酯的物理性质及用途。

【实验原理】

苯甲酸和乙醇在浓硫酸的催化下进行酯化反应,生成苯甲酸乙酯和水。

$$\text{—COOH} + CH_3CH_2OH \xrightarrow[\quad]{\text{浓}H_2SO_4} \text{—COOC}_2H_5 + H_2O$$

由于苯甲酸乙酯的沸点较高,很难蒸出,所以本实验采用加入环己烷的方法,使环己烷、乙醇和水形成三元共沸物,其沸点为62.1 ℃。三元共沸物经过冷却形成两相,使环己烷在上层的比例大,再回反应瓶,而水在下层的比例大,放出下层即可除去反应生成的水,使平衡向正方向移动。

【实验用品】

仪器:圆底烧瓶(100 mL),量筒,球形冷凝管,电热套,分水器,分液漏斗,蒸馏头,直形冷凝管,接收瓶,空气冷凝管,烧杯。

试剂:苯甲酸,乙醇,环己烷,浓硫酸,乙醚,饱和氯化钠溶液,无水氯化钙。

【实验步骤】

在100 mL圆底烧瓶中,放置6.1 g(0.05 mol)苯甲酸和15 mL乙醇,沿瓶壁小心加入2 mL浓硫酸,摇动烧瓶,充分混合。加2粒沸石,装上回流冷凝管,调节电压50 V小火加热回流0.5 h,将反应物冷却至室温[1],加2粒沸石和5 mL乙醇与30 mL环己烷的混合液,并在回流冷凝管之间加装一分水器,从分水器上端小心加水至分水器支管处,然后再放去约5 mL[2],分水器的上端接回流冷凝管(图5-1)。

控制电压75 V小火加热回流,三元共沸物[3]被蒸出,冷凝后滴入分水器中,分为上、中、下3层液体。回流时允许上层液体回到反应瓶中,中层将越来越多,当中层液体已达5~6 mL时,放出下层液体,继续回流,使多余的环己烷和乙醇蒸出[4]。将瓶中残液冷却,倒入盛有50 mL冷水的烧杯中,反应瓶可用少量乙醇荡洗,荡洗液一并倒入烧杯。在搅拌下分批加入碳酸钠粉末[5]至无二氧化碳气体产生(可用pH试纸检验至呈弱碱性)。

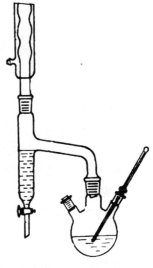

图5-1　分水装置

用分液漏斗分出粗产物[6],用15 mL×2乙醚萃取水层。合并粗产物和醚萃取液,用无水氯化钙干燥。液体滤入干燥蒸馏瓶,控制电压75 V蒸去乙醚,当不再有溶剂蒸出时,可调压至200 V加热,并更换冷凝管为空气冷凝管,收集210~213 ℃的馏分,产量4.5~6.5 g。

乙醇、苯甲酸、环己烷和苯甲酸乙酯的一些物理参数见表5-6。

表5-6　乙醇、苯甲酸、环己烷、苯甲酸乙酯的物理参数

化合物	M	m. p. /℃	b. p. /℃	d_4^{20}	n_D^{20}	水溶性
乙醇	46.07	−114	78.5	0.789	1.3624	易溶
苯甲酸	122.12	122.13	249	1.2659	1.5397	微溶
环己烷	84.1	6.47	80.7	0.7781	1.4266	不溶
苯甲酸乙酯	150.17	−34.6	212.6	1.050	1.5001	微溶

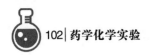
【注释】

[1] 此时烧瓶内的温度必须要降到 80 ℃ 以下,防止混合物起泡冲料。

[2] 根据计算,带出的总水量约 2 g 左右。因本反应是借共沸蒸馏带走反应中生成的水,此 5 mL 仅为预留空间,反应过程中当无水珠"落下"时,即可将下层液体放出。

[3] 下层为原来加入的水。由反应瓶中蒸出的馏液为三元共沸物(沸点为 62.1 ℃,含环己烷 76%,乙醇 17%,水 7%)。它从冷凝管流入分水器后分为两层,它的下层即分水器中的中层。

[4] 充满时,可由活塞放出,放出时应注意远离火源。

[5] 加碳酸钠的目的是除去硫酸及未反应的苯甲酸,碳酸钠要研细后分批次少量加入,否则会产生大量泡沫而使液体溢出。

[6] 若粗产物中含有难以分离的絮状物时,可直接用 20 mL 乙醚萃取。

【思考题】

1. 本实验中提高该平衡反应的原理和措施是什么?

2. 在实验中,你是如何运用化合物的物理常数分析实验现象及指导操作的?

3. 为什么要加入过量的乙醇?

实验十六　乙酰乙酸乙酯的制备

【实验目的】

1. 掌握无水操作及减压蒸馏等操作。

2. 熟悉乙酰乙酸乙酯的制备原理和操作方法。

3. 了解乙酰乙酸乙酯在有机合成中的应用。

【实验原理】

利用 Claisen 酯缩合反应,将两分子具有 α-活泼氢的酯在醇钠的催化作用下可以制得 β-酮酸酯。

$$2CH_3CO_2C_2H_5 \xrightarrow{C_2H_5ONa} [CH_3COCHCO_2C_2H_5]^- Na^+ \xrightarrow{HAc} CH_3COCH_2CO_2C_2H_5 + NaAc$$

通常以酯和金属钠为原料,并以过量的酯作为溶剂,利用酯中含有的微量醇与金属钠反应来生成醇钠,随着反应的进行,由于醇的不断生成,反应能不断地进行下去,直至金属钠消耗完毕。反应后生成乙酰乙酸乙酯的钠化物,必须用醋酸酸化,才能使乙酰乙酸乙酯游离出来。

但作为原料的酯中含醇量过高又会影响到产品的收率,故一般要求酯中含醇量在 3% 以下。

【实验用品】

仪器:圆底烧瓶(50 mL,100 mL),球形冷凝管,橡皮塞,干燥管,电热套,量筒,分液漏斗,锥形瓶,蒸馏头,温度计,直形冷凝管,接收瓶。

试剂:乙酸乙酯[1],金属钠[2],二甲苯,50% 醋酸,饱和氯化钠溶液,无水硫酸钠。

【实验步骤】

在 100 mL 干燥的圆底烧瓶中加入约 1.0 g 金属钠和 12.5 mL 二甲苯,装上回流冷凝管,加热使钠熔融。立即拆去冷凝管,将圆底烧瓶用橡皮塞塞紧后包在毛巾中用力来回振摇,即得细粒状钠珠。稍经放置钠珠沉于瓶底,将二甲苯倾出[3](须回收,下一批实验者可继续使用)。迅速向瓶中加入 15 mL 乙酸乙酯,揩净瓶口,重新装上回流冷凝管,并在冷凝管上口安装氯化钙干燥管。反应立即开始,并有氢气逸出。如反应很慢,可稍加温热,促进反应开始后即移去热源。若反应过于剧烈则用冷水稍微冷却一下。

待激烈反应过后,利用小火保持反应体系一直处于微沸状态,直至所有金属钠全部作用为止[4](约需 1 h)。此时生成的乙酰乙酸乙酯钠盐为橘红色透明溶液(有时析出黄白色沉淀[5])。

待反应液稍冷后,将圆底烧瓶取下,然后一边振荡一边不断加入50%醋酸,直至整个体系呈弱酸性(pH=5~6)为止(约需 6 mL)[6]。将反应液转入分液漏斗,加入等体积的饱和食盐水,有少量食盐晶体析出,用力振摇后静置分层。将下层黄色液体连同其中的食盐晶体一起从下口放出,将上层血红色液体自漏斗上口倒入干燥锥形瓶中,用适量无水硫酸钠干燥后滤入干燥蒸馏瓶中,并用少量乙酸乙酯洗涤干燥剂,一并转入蒸馏瓶中,在电热套上蒸去未作用的乙酸乙酯,当馏出液的温度升至 95 ℃时停止蒸馏。将瓶内剩余液体进行减压蒸馏[7],收集 99~102 ℃/10.666 kPa的馏分,产量约 5 g[8]。

乙酰乙酸乙酯的沸点与压力的关系见表5-7。乙酸乙酯和乙酰乙酸乙酯的一些物理参数见表5-8。

表5-7　乙酰乙酸乙酯的沸点与压力的关系

压力/kPa	101.325	10.666	8.000	5.333	4.000	2.666	2.400	1.867	1.600
沸点/℃	181	100	97	92	88	82	78	74	71

表5-8　乙酸乙酯和乙酰乙酸乙酯的物理参数

化合物	M	m.p./℃	b.p./℃	d_4^{20}	n_D^{20}	水溶性
乙酸乙酯	88.11	-84	77	0.902	1.3720	微溶
乙酰乙酸乙酯[9]	130.14	-45	180.4	1.0282	1.4194	易溶

【注释】

[1]所用乙酸乙酯应充分干燥,但其中应含有1%~2%的乙醇。新开瓶的化学纯或分析纯的乙酸乙酯一般可直接使用。久置的乙酸乙酯需经纯化后方可使用。纯化的方法是先用饱和氯化钙水溶液洗涤数次,再用焙烘过的无水碳酸钾干燥,滤去干燥剂,水浴上蒸馏,收集76~78 ℃馏分。

[2]金属钠遇水即燃烧、爆炸,故使用时应严格防止与水接触。在称量和切片过程中动作要迅速,以免氧化或为空气中的水汽所浸入。

做成钠珠的颗粒大小直接影响到反应速率,应尽量将钠珠做小,如一次做得不够细,可重新将钠熔融,再行振摇。

[3]倾出的二甲苯中混有细小的钠珠,不可倒入废液缸或水槽,以免发生危险。

[4]一般要求金属钠全部消耗掉,但极少量未反应的钠并不妨碍进一步操作。

[5]这种黄色固体为部分析出的乙酰乙酸乙酯钠盐。

[6]用醋酸中和时,开始有固体析出,继续加酸并不断振摇,固体会逐渐溶解,最后得到澄清的液体。如尚有少量固体未溶解时,可加少许水使其溶解。但应避免加入过量的醋酸,否则会增加酯在水中的溶解度而降低产量。另外,当酸度过高时,会促进副产物去水乙酸的生成,因而降低产品的收率。

[7]乙酰乙酸乙酯在常压蒸馏时,很容易分解而降低产量。

[8]产率是按钠计算的。本实验最好连续进行,如间隔时间太久,会因去水乙酸的生成而降低产量。

烯醇式　　　酮式　　　　去水乙酸

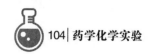

去水乙酸通常溶解于酯内,随着过量的乙酸乙酯蒸出,特别是最后减压蒸馏时随着部分乙酰乙酸乙酯的蒸出,去水乙酸就呈棕黄色固体析出。

[9]分析显示,乙酰乙酸乙酯是一个酮式和烯醇式的混合物,在室温含有92%的酮式和8%的烯醇式。

$$CH_3-\overset{\overset{\textstyle O}{\|}}{C}-CH_2COOC_2H_5 \rightleftharpoons CH_3-\overset{\overset{\textstyle OH}{|}}{C}=CHCOOC_2H_5$$

酮式　　　　　　　　　烯醇式

【思考题】

1.本实验中为什么要加入50%醋酸溶液和饱和氯化钠溶液?

2.在常温下得到的乙酰乙酸乙酯是纯化合物吗?为什么?

3.取2～3滴产品溶于2 mL水中,加1滴1%的三氯化铁溶液,会发生什么现象?如何解释?

实验十七　乙酰苯胺的制备

【实验目的】

1.掌握苯胺乙酰化的原理及操作方法。

2.熟悉固体有机物提纯的方法——重结晶。

3.了解酰化反应在有机合成中的应用。

【实验原理】

芳香伯胺的芳环和氨基的活性均很高,在有机合成上为了保护氨基,常先将它乙酰化生成乙酰苯胺,然后进行其他反应,最后水解去乙酰基。

苯胺的乙酰化试剂有冰醋酸、醋酸酐或乙酰氯等。其中,以乙酰氯反应最剧烈,醋酸酐次之,冰醋酸最慢,但用冰醋酸作乙酰化试剂价格较便宜,操作方便。本实验采用冰醋酸作乙酰化试剂。

$$\underset{}{\bigcirc}NH_2 + CH_3COOH \overset{\triangle}{\rightleftharpoons} \underset{}{\bigcirc}NHCOCH_3 + H_2O$$

这是一可逆反应,产率较低。为减少逆反应的发生,需设法除去反应产物水,并加过量的冰醋酸。本实验采用冰醋酸过量和分馏法除去生成的水来提高反应的产率。

纯乙酰苯胺稍溶于热水、乙醇、乙醚、氯仿、丙酮等溶剂,而难溶于冷水,故可用热水进行重结晶。

【实验用品】

仪器:圆底烧瓶(50 mL),量筒,韦氏分馏柱,温度计,直形冷凝管,电热套,烧杯(250 mL),玻璃棒,抽滤瓶,布氏漏斗,循环水式真空泵,安全瓶。

试剂:苯胺,冰醋酸,锌粉。

【实验步骤】

在50 mL圆底烧瓶中,加入5 mL苯胺[1]、7.4 mL冰醋酸和0.1 g锌粉[2],装上一短的韦氏分馏柱、温度计,接上直形冷凝管,安装成分馏装置,其中接收瓶用10 mL量筒代替。

将圆底烧瓶置于电热套内缓慢加热,使反应物保持微沸约15 min,蒸气不进入分馏柱。然后逐渐升高温度,维持分馏柱出口温度在100～110 ℃之间约1 h,反应生成的水和大部分醋酸已被蒸出[3],此时温度计读数下降,表示反应已经完成。在搅拌下趁热将反应物倒入盛有 100 mL 冰水的烧杯中[4],冷却后抽滤析出的固体,用冷水洗涤粗产品 1~2 次。

将粗产品移至 250 mL 烧杯中,加 125 mL 水,把烧杯放在电热套上加热,搅拌下使粗产品完全溶解[5]。趁热过滤,滤液于冰水中冷却[6],乙酰苯胺晶体析出,抽滤。干燥后产量 4~5 g,熔点 113~114 ℃。

苯胺和乙酰苯胺的一些物理参数见表 5-9。

表 5-9　苯胺和乙酰苯胺的物理参数

化合物	M	m. p. /℃	b. p. /℃	d_4^{20}	n_D^{20}	水溶性
苯胺	93.14	-6.2	184.4	1.0217	1.5863	微溶
乙酰苯胺	135.16	114.3	305	1.2190	1.5860	微溶

【注释】

[1]久置的苯胺色深有杂质,会影响乙酰苯胺的质量。故最好用新蒸的无色或浅黄色的苯胺。

[2]为了防止苯胺在蒸馏时被氧化,生成有色的杂质,蒸馏时可加入少许的锌粉。

[3]收集醋酸及水的总体积约 4 mL。

[4]反应物冷却后,固体产物立即析出,沾在瓶壁不易处理。故须趁热在搅动下倒入冷水中,以除去过量的醋酸及未作用的苯胺(它可成为苯胺醋酸盐而溶于水)。如已经发现固体析出,可加入少许开水将残留的固体荡洗出来。

[5]乙酰苯胺的溶解度:100 ℃时为 5.55 g,80 ℃时为 3.45 g,50 ℃时为 0.84 g,20 ℃时为 0.46 g。

[6]过滤后如果滤液有颜色,则加入适量活性炭脱色。

【思考题】

1.制备乙酰苯胺时,为什么采用分馏装置?

2.反应时为什么要控制分馏柱上端的温度在 100~110 ℃之间? 若温度过高有什么不好?

3.根据理论计算,反应完成时应产生几毫升水? 为什么实际收集的液体要比理论量的多?

实验十八　呋喃甲醇与呋喃甲酸的制备

【实验目的】

1.掌握通过康尼查罗反应制备呋喃甲醇与呋喃甲酸的原理及操作方法。

2.熟悉从反应物中提取、分离有机醇和酸的一般操作过程。

3.了解康尼查罗反应的对象和条件。

【实验原理】

没有 α-H 的醛(如芳香醛、甲醛或三甲基乙醛等)在浓碱的作用下可发生自身氧化还原反应,即一分子醛被还原成醇,另一分子醛被氧化成酸,这是一种歧化反应,称为康尼查罗反应(Cannizzaro)。例如:

在上述反应中,呋喃甲醛分子被氧化成呋喃甲酸,同时被还原生成呋喃甲醇。反应的实质是羰基的亲核加成反应。

在康尼查罗反应中,通常使用浓碱,反应在室温下进行,其中碱的物质的量比醛的物质的量常多1倍以上。否则反应不易完全,未反应的醛与生成的醇混在一起,通过一般蒸馏很难分离。

【实验用品】

仪器:烧杯(100 mL),玻璃棒,分液漏斗,圆底烧瓶,蒸馏头,温度计,直形冷凝管,真空接液管,接收瓶,抽滤瓶,布氏漏斗,循环水式真空泵,安全瓶。

试剂:呋喃甲醛[1](新蒸),氢氧化钠,乙醚,浓盐酸,无水碳酸钾。

【实验步骤】

将4 g氢氧化钠溶于盛有6 mL水的烧杯(100 mL)中,将烧杯置于冰水浴中冷却内容物至5 ℃左右,不断搅拌[2]下滴加呋喃甲醛8.2 mL,维持反应温度在8～12 ℃之间[3]。加完后,仍保持此温度继续搅拌30 min,反应即可完成,得米黄色浆状物。

在搅拌下加入适量的水(约10 mL)使固体全溶[4],此时溶液呈暗红色。将溶液转入分液漏斗中用乙醚分3次(20、10、5 mL)萃取,合并醚萃取液,用无水碳酸钾干燥后,先在电热套上蒸去乙醚,然后蒸馏呋喃甲醇,收集169～172 ℃的馏分,产量约3 g。

乙醚萃取后的水溶液在搅拌下慢慢加入浓盐酸,酸化至pH值为2～3[5],则析出结晶。充分冷却后抽滤,产物用少量冷水洗涤,抽干后收集产品。粗产物用水重结晶,得白色针状呋喃甲酸,产量约4 g,熔点132～133 ℃。

呋喃甲醛、呋喃甲醇、呋喃甲酸的物理参数见表5-10。

表5-10　呋喃甲醛、呋喃甲醇、呋喃甲酸的物理参数

化合物	M	m. p. /℃	b. p. /℃	d_4^{20}	n_D^{20}	水溶性
呋喃甲醛	96.09	-36.5	161.8	1.16	1.5260	微溶
呋喃甲醇	98.1	-31	170	1.13	1.4869	溶
呋喃甲酸	112.08	133～134	230～232	1.322		微溶

【注释】

[1] 呋喃甲醛存放过久会变成棕褐色甚至黑色,同时往往含有水分,因此使用前需蒸馏提纯,收集155～162 ℃的馏分,最好在减压下蒸馏,收集54～55 ℃/2.27 kPa的馏分。新蒸的呋喃甲醛为无色或淡黄色液体。

[2] 反应在两相间进行,必须充分搅拌。

[3] 反应开始后很剧烈,同时大量放热,溶液颜色变暗。若反应温度高于12 ℃,则反应温度极易升高而难以控制,致使反应物变成深红色;若低于8 ℃,则反应过慢,可能积累一些呋喃甲醛,一旦发生反应,反应就会过于猛烈而使温度迅速升高,增加副反应,影响产量及纯度。也可采用将氢氧化钠溶液滴加到呋喃甲醛中的方法。两种方法产率相仿。

[4] 加水过多会损失一部分产品。

[5] 酸要加够,保证 pH 值为 2~3,使呋喃甲酸充分游离出来。这是影响呋喃甲酸收率的关键。

【思考题】

1. 本实验根据什么原理来分离和提纯呋喃甲醇和呋喃甲酸?

2. 在反应过程中析出的米黄色浆状物是什么?

3. 乙醚萃取后的水溶液,用浓盐酸酸化到中性是否最适当? 为什么? 若不用试纸或试剂检验,怎样知道酸化已经合适?

实验十九　樟脑的还原反应

【实验目的】

1. 掌握用 NaBH$_4$ 还原樟脑的原理及操作方法。

2. 熟悉抽滤、薄层层析等基本操作。

3. 了解薄层层析在合成反应中的应用。

【实验原理】

用 NaBH$_4$ 还原樟脑得到冰片和异冰片 2 个非对映异构体。由于立体选择性较高,所得产物以异冰片为主。冰片和异冰片具有不同的物理性质,两者极性不同。

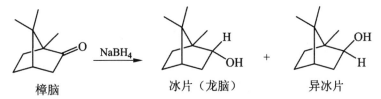

樟脑　　　　　　　　　　冰片(龙脑)　　　　异冰片

【实验用品】

仪器:圆底烧瓶(50 mL),量筒,球形冷凝管,烧杯,抽滤瓶,布氏漏斗,循环水式真空泵,安全瓶,锥形瓶,薄层板,层析缸。

试剂:樟脑,硼氢化钠,甲醇,乙醚,无水硫酸钠,浓硫酸。

【实验步骤】

1. 樟脑的还原　在 50 mL 圆底烧瓶中将 2 g 樟脑溶于 20 mL 甲醇,室温下小心分批加入 1.2 g 硼氢化钠[1],边加边振摇。必要时可用冰水浴控制反应的温度。当所有硼氢化钠加完后,将反应混合物加热回流至硼氢化钠消失。冷却到室温,在搅拌下将反应液倒入盛有 40 g 冰水的烧杯中,充分冷却,抽滤收集白色固体,用冷水洗涤数次,晾干。将固体转移至 100 mL 洁净的锥形瓶中,加入 25 mL 乙醚溶解固体,然后加入适量无水硫酸钠干燥。干燥后将溶液转移至预先称好的 50 mL 锥形瓶中。在通风橱中蒸发溶剂,得白色固体,产量约为 1.2 g,熔点 212 ℃。

2. 产物的鉴别　取一片 5 cm×15 cm 的薄层板,分别用冰片、异冰片、樟脑和樟脑的还原产物乙醚溶液点样[2],置于层析缸中展开[3]。取出层析板,待薄层上尚残留少许展开剂时,立即用另一块与薄层板同样大小并均匀地涂上浓硫酸的玻璃板覆盖在薄层板上,即可显色。将 4 个点的 R_f 值[4]对比证明樟脑已被还原成冰片和异冰片。也可用溴化钾压片作产物的红外光谱。

【注释】

[1]NaBH$_4$ 吸水后易变质,放出氢气,故开封后的试剂瓶需置干燥器内保存。

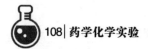

[2]点样前,先用铅笔在薄层板上距一端 1 cm 处轻轻地画一横线作为起始线,然后用内径小于 1 mm 的毛细管吸取样品,在起始线上小心点样,斑点直径不超过 2 mm;如需重复点样,应待前一次点样的溶剂挥发后,方可重复再点。当在同一块板上点两个以上的样时,样点间距至少应为 1 cm。待样点干燥后方可进行展开。

[3]以氯仿-苯(2∶1,V/V)为展开剂。

[4]R_f 值指一个化合物在薄层板上升的高度与展开剂上升的高度的比值,又称为该化合物的比移值。在一定的条件下(如吸附剂、展开剂等一定),每种物质都有它特定的 R_f 值,R_f 值的大小为各种物质定性分析的依据。其计算方法为:

$$R_f = \frac{\text{化合物移动的距离}}{\text{展开剂移动的距离}}$$

【思考题】

1.除薄层层析外,还可用什么方法来区别和鉴别冰片和异冰片?

2.原冰片酮用 $NaBH_4$ 还原时,预计得到的主要产物是什么?

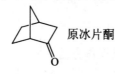 原冰片酮

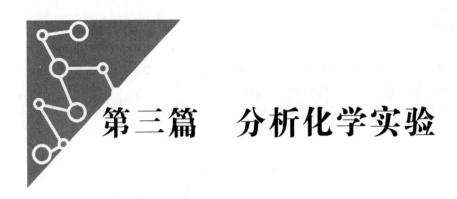

第三篇　分析化学实验

分析化学实验分为化学分析实验和仪器分析实验两部分。化学分析是分析化学的基础,是利用物质的化学反应及其计量关系确定被测物质的组成及其含量的分析方法。根据利用的化学反应不同,化学分析实验主要包括酸碱滴定法、配位滴定法、氧化还原滴定法、沉淀滴定法。化学分析法通常用于常量组分的分析,准确度高,所用仪器简单。仪器分析是以物质的物理或物理化学性质为基础,使用特殊仪器进行分析的方法。仪器分析实验主要包括电化学分析法、光学分析法、色谱分析法等,仪器分析法适合微量、痕量组分分析,具有灵敏度高、检测限低、分析速度快、操作简单等特点。

通过本部分的学习,熟悉化学分析实验和仪器分析实验的分析过程和适用范围,掌握各类常用分析仪器的组成部分、基本操作技能及注意事项,学会正确记录、处理和分析实验数据,了解减小误差的常用措施,能够利用分析实验巩固、扩大和加深对分析化学基本理论的学习和理解,初步掌握科学研究的实验技能并初步具备科学研究的综合素质,培养严谨的科学态度和实事求是的工作作风。

第六章　化学分析实验

实验一　滴定分析操作练习

【实验目的】

1.掌握滴定管、移液管及容量瓶的操作技术。

2.熟悉移液管、容量瓶、滴定管等常用容量滴定仪器的洗涤方法及滴定终点的判断方法。

3.了解铬酸洗液的配制及其使用方法。

【实验原理】

在滴定分析中,准确地测量溶液的体积,是获得良好分析结果的重要前提之一。为此,必须学会正确使用滴定仪器,否则,必定导致分析工作失败。按照滴定分析仪器的操作规程,进行滴

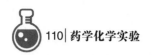

定操作和移液管、容量瓶使用练习。

【实验用品】

仪器:移液管(25 mL),小烧杯,容量瓶(250 mL),酸式滴定管(50 mL),碱式滴定管(50 mL),锥形瓶(250 mL),量筒(100 mL),玻璃棒,试剂瓶。

试剂:无水 Na_2CO_3(AR),0.1 mol·L^{-1} NaOH 溶液,0.1 mol·L^{-1} HCl 溶液,甲基橙指示剂,酚酞指示剂。

【实验步骤】

1. 滴定管、容量瓶、移液管的洗涤方法,按滴定分析基本操作进行。

2. 取 Na_2CO_3 固体少许,置于小烧杯中,加水约 20 mL,搅拌使溶解后,按操作规程定量转移到 250 mL 容量瓶中,稀释至刻度,摇匀。

3. 用 25 mL 移液管移取水,放入 250 mL 容量瓶中。移取放入 10 次,直至熟练。

4. 用量筒量取水 25 mL 置于锥形瓶中,加入 NaOH 溶液(0.1 mol·L^{-1})2.00 mL,加甲基橙指示剂 1 滴,用装有 HCl 溶液(0.1 mol·L^{-1})的酸式滴定管滴定,观察终点颜色从黄色变为橙色。再加入 NaOH 溶液(0.1 mol·L^{-1})数滴,再滴定至终点。反复练习观察终点,直至操作熟练。注意练习掌握滴加 1/2 滴的操作技巧。

5. 用量筒量取水 25 mL 置于 250 mL 锥形瓶中,加 HCl 溶液(0.1 mol·L^{-1})2.00 mL,加酚酞指示剂 2 滴,用装有 NaOH 溶液(0.1 mol·L^{-1})的碱式滴定管滴定,终点颜色从无色变为浅红色。再从酸管放几滴酸液,反复滴定,注意观察终点的颜色变化。

【注意事项】

1. 在使用滴定管时,滴定前注意排气泡,滴定过程中应正确操作,不能产生新的气泡,否则会造成较大的滴定误差。

2. 容量瓶瓶塞在清洗后至定容前不能盖在容量瓶上,也不能随意放在实验台上。

3. 注意正确记录容量瓶、移液管及滴定管的读数。

【思考题】

1. 容量玻璃仪器洗净的标志是什么? 为什么要达到这一要求?

2. 滴定管和移液管使用前应如何处理? 为什么? 与锥形瓶的处理有何不同?

3. 用移液管移取溶液的操作要领是什么? 放完液体后为什么要停留 15 s? 最后遗留在管口内部少量溶液是否应吹出?

4. 实验中所用的锥形瓶是否需用待测溶液洗涤 3 遍? 洗涤后是否需要烘干?

5. 滴定管尖端存在气泡对滴定有什么影响? 应如何排除?

实验二 NaOH 和 HCl 标准溶液的配制和标定

【实验目的】

1. 掌握 NaOH 和 HCl 标准溶液的配制和标定方法。

2. 熟悉滴定操作和终点判断。

3. 了解直接称量法。

【实验原理】

一般酸碱多因含有杂质或稳定性较差,不能直接配制成准确浓度的溶液。浓盐酸中 HCl 易挥发,固体氢氧化钠易吸收空气中的水分并与二氧化碳作用,因而二者只能先配制成近似浓度的溶液,然后用基准物质进行标定,测出其准确浓度,才能作为标准溶液用于测定酸性或碱性物质的含量。

强酸强碱间的滴定反应实质上就是 H_3O^+ 与 OH^- 结合生成 H_2O 的反应:

$$H_3O^+ + OH^- \rightleftharpoons 2H_2O$$

当达到化学计量点时:

$$c_{HCl}V_{HCl} = c_{NaOH}V_{NaOH}$$

此时 pH=7,滴定的突跃范围为 pH=4.3~9.7,常用酚酞或甲基橙作指示剂。

用无水 Na_2CO_3 作基准物质,对 HCl 溶液进行标定,其反应为:

$$2HCl + Na_2CO_3 \rightleftharpoons 2NaCl + H_2O + CO_2\uparrow$$

化学计量点时:

$$\frac{1}{2}c_{HCl}V_{HCl} = c_{Na_2CO_3}V_{Na_2CO_3}$$

$$c_{HCl} = \frac{2c_{Na_2CO_3}V_{Na_2CO_3}}{V_{HCl}}$$

通过 HCl 溶液的准确浓度,求出粗配 NaOH 溶液的准确浓度。

$$c_{NaOH} = \frac{c_{HCl}V_{HCl}}{V_{NaOH}}$$

【实验用品】

仪器:分析天平,台称,移液管(20 mL),烧杯(150 mL),玻璃棒,容量瓶(250 mL),酸式滴定管(50 mL),碱式滴定管(50 mL),锥形瓶(250 mL),滴管,量筒(10 mL、500 mL),试剂瓶(500 mL)。

试剂:无水 Na_2CO_3(AR),NaOH(AR),浓盐酸(AR),甲基橙指示剂,酚酞指示剂。

【实验步骤】

1. 配制近似 $0.1\ mol \cdot L^{-1}$ HCl 溶液 500 mL　浓盐酸浓度为 $12\ mol \cdot L^{-1}$。首先计算配制 500 mL $0.1\ mol \cdot L^{-1}$ HCl 溶液所需浓盐酸的体积,然后用洁净的量筒量取所需的浓盐酸,倒入盛有 20 mL 蒸馏水的小烧杯中,再将溶液转移到 500 mL 量筒中,用蒸馏水洗涤烧杯 2~3 次,洗涤液也倒入量筒中,最后稀释至 500 mL,倒入洁净的 500 mL 玻璃塞试剂瓶中,摇匀,贴上标签备用。

2. 配制近似 $0.1\ mol \cdot L^{-1}$ NaOH 溶液 500 mL　计算出所需固体 NaOH 的量,用小烧杯在台称上迅速称取计算量的 NaOH,加入适量蒸馏水,搅拌使其溶解,放冷后转入 500 mL 量筒中,用蒸馏水清洗烧杯 2~3 次,清洗液也倒入量筒中,最后稀释至 500 mL,转入洁净的 500 mL 橡皮塞试剂瓶中,摇匀,贴上标签备用。

3. Na_2CO_3 标准溶液的配制　用分析天平准确称取无水 Na_2CO_3 1.2~1.4 g(准确至 0.0001 g),置于小烧杯中,加适量蒸馏水搅拌使之完全溶解,然后将溶液小心转入 250 mL 容量瓶中,用蒸馏水清洗烧杯 2~3 次,清洗液也全部倒入容量瓶中,加水至标线(接近标线时应改用滴管加),充分摇匀,备用。

4. HCl 溶液浓度的标定

(1)将移液管洗净,用 Na_2CO_3 标准溶液润洗 3 次,然后准确移取 Na_2CO_3 溶液 20.00 mL,置于一洁净的锥形瓶中,加入甲基橙指示剂 1~2 滴。

(2)将酸式滴定管洗净,用少量蒸馏水清洗 3 次,再用新配制的 HCl 溶液润洗 3 次,每次洗涤过的溶液应从管尖放出,然后注满 HCl 溶液(由试剂瓶直接倒入滴定管中),排除滴定管尖端气

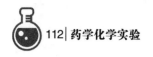

泡,记录初读数。

(3)用 HCl 标准溶液滴定。接近终点时,用蒸馏水淋洗瓶壁,然后逐滴加入 HCl 溶液,直至溶液由黄色恰好变为橙色,并保持 30 s 不褪色即为滴定终点,记录 HCl 末读数。平行测定 3 次。3 次 HCl 溶液体积的相对偏差不得超过 0.2%。

5. NaOH 浓度标定

(1)将碱式滴定管洗净,用少量蒸馏水清洗 3 次,再用新配制的 NaOH 溶液润洗 3 次,每次洗涤过的溶液应从管尖放出,然后注满所配制的 NaOH 溶液(由试剂瓶直接倒入滴定管中),排除滴定管尖端气泡,记录初读数。

(2)HCl 溶液注入酸式滴定管中,排除气泡后,记录初读数。从酸管中准确放出 HCl 溶液 20.00 mL 于一洁净的锥形瓶中(溶液应沿着锥形瓶内壁流入,以防溅出),加入酚酞指示剂 2 滴。核对碱管初读数后,自碱管向锥形瓶中缓缓滴加 NaOH 溶液,边滴加边不断旋摇锥形瓶。当滴至锥形瓶中溶液的红色褪去较慢时,可用少量蒸馏水淋洗瓶壁,再逐滴加入直至出现浅红色并保持 30 s 内不消失,即达滴定终点,记录 NaOH 溶液体积末读数。平行测定 3 次,3 次 NaOH 溶液体积的相对偏差不得超过 0.2%。

6. 计算盐酸和氢氧化钠标准溶液的准确浓度。

实验完毕,洗净滴定管,装满水,固定在滴定管夹上。

【注意事项】

1. 量取浓盐酸时应在通风橱内进行。

2. 在台称上称固体 NaOH 时,速度要快,因 NaOH 极易吸水,应随时将 NaOH 试剂瓶盖好。

【思考题】

1. 如果在滴定开始前,读取滴定管读数时仰视,对最终体积有何影响?应如何避免?

2. 滴定至近终点时,用蒸馏水淋洗锥形瓶,对滴定结果有何影响,为什么?

3. 滴定分析主要误差来源于哪些因素?应如何减小这些误差?

实验三　食醋总酸度的测定

【实验目的】

1. 掌握食醋中总酸度的测定方法。

2. 熟悉强碱滴定弱酸的基本原理及指示剂的选择。

3. 了解酸碱滴定法的实际应用。

【实验原理】

食醋的主要组分是乙酸($K_a = 1.8 \times 10^{-5}$),此外还含有少量其他有机酸,如乳酸($CH_3CHOHCOOH$,$K_a = 1.4 \times 10^{-4}$)等。通常食醋总酸度以醋酸的含量来表示,一般指每 100 mL 食醋中含醋酸的质量,单位 g · 100 mL^{-1}(或以% 表示)。食醋中醋酸含量一般为 ≥ 3.5%,浓度较大,且有一定色泽,滴定前应稀释。本实验参考《食醋卫生标准的分析方法》(GB/T 5009.41—2003)。

本实验用 NaOH 标准溶液滴定稀释后的食醋溶液,其主要反应式为:

$$NaOH + CH_3COOH \rightleftharpoons CH_3COONa + H_2O$$

该滴定反应为强碱滴定弱酸滴定产物 CH_3COONa 为弱碱,化学计量点处于碱性区域(pH = 8.73),滴定突跃范围为 pH 7.76 ~ 9.70,选用酚酞作指示剂,用 NaOH 标准溶液滴定至溶液由无色变为浅红色,并在 30 s 内不褪色,即为终点。

【实验用品】

仪器:移液管(25 mL),烧杯(150 mL),容量瓶(250 mL),碱式滴定管(50 mL),锥形瓶(250 mL)。

试剂:食醋,0.1 mol·L^{-1} NaOH 标准溶液,酚酞指示剂。

【实验步骤】

1. 食醋的稀释　用 25 mL 移液管准确移取食醋一份,置于 250 mL 容量瓶中,用蒸馏水稀释至刻度,摇匀。

2. 食醋总酸度的测定　用移液管准确移取稀释后的食醋溶液 25.00 mL 置于 250 mL 锥形瓶中,加入蒸馏水 25 mL 和酚酞指示剂 2~3 滴,用 NaOH 标准溶液滴定至浅红色,并在 30 s 内不褪色,即为终点。平行测定 3 次。计算食醋的总酸度,用每 100 mL 食醋中含 CH$_3$COOH 的质量(g)表示。

$$总酸度(\%) = \frac{c_{\text{NaOH}} V_{\text{NaOH}} \dfrac{M_{\text{CH}_3\text{COOH}}}{1000}}{V_{食醋} \times \dfrac{25.00}{250.0}} \times 100 \left[\text{g} \cdot (100\ \text{mL}^{-1}) \right]$$

【注意事项】

测定食醋总酸度时,需要将食醋进行稀释。

【思考题】

1. 测定食醋的总酸度时,选用酚酞作指示剂的依据是什么? 能否用甲基橙或甲基红作指示剂?

2. 为什么稀释食醋试样时并不强调必须用新煮沸并冷却的不含 CO$_2$ 的蒸馏水?

实验四　药用 NaOH 的含量测定

【实验目的】

1. 掌握双指示剂法测定药用 NaOH 组分含量的原理和方法,移液管和容量瓶的使用。

2. 熟悉滴定操作和终点判断。

3. 了解酸碱滴定法的实际应用。

【实验原理】

NaOH 易吸收空气中的 CO$_2$,使一部分 NaOH 变成 Na$_2$CO$_3$,即形成 NaOH 和 Na$_2$CO$_3$ 的混合物。要用盐酸标准溶液滴定此混合物中各个组分的含量,可在溶液中先加入酚酞指示剂,当酚酞变色时,NaOH 全部被 HCl 中和,而 Na$_2$CO$_3$ 只被滴定到 NaHCO$_3$,即只中和了一半,设此时消耗的 HCl 体积为 V_1 mL。在此溶液中再加入甲基橙指示剂,继续滴定至甲基橙变色时,NaHCO$_3$ 进一步被中和为 CO$_2$,此时消耗的 HCl 体积为 V_2 mL,则 Na$_2$CO$_3$ 消耗的 HCl 体积为 $2V_2$,总碱量所消耗的 HCl 体积为 V_1+V_2。据此可分别测得总碱量和 Na$_2$CO$_3$ 的含量。

【实验用品】

仪器:分析天平,小烧杯(50 mL),酸式滴定管(50 mL),锥形瓶(250 mL),容量瓶(250 mL),移液管(25 mL)。

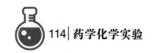

试剂:盐酸标准溶液(0.1 mol·L^{-1}),酚酞指示剂,甲基橙指示剂,药用氢氧化钠。

【实验步骤】

1. 迅速精密地称取药用 NaOH 样品约0.88 g 于50 mL 小烧杯中,加少量蒸馏水溶解后,定量转移至 250 mL 容量瓶中,加水稀释至刻度,摇匀。

2. 移取 25.00 mL 样品溶液于250 mL 锥形瓶中,加25 mL 蒸馏水及2 滴酚酞指示剂,以 HCl 标准溶液(0.1 mol·L^{-1})滴至酚酞的红色消失为止,记下所用 HCl 溶液体积(V_1)。再加入2 滴甲基橙指示剂,继续用 HCl 标准溶液(0.1 mol·L^{-1})滴定至黄色变为橙色(V_2)。根据前后消耗 HCl 溶液(0.1 mol·L^{-1})的体积,计算样品的总碱量。并根据加甲基橙指示剂后消耗 HCl 溶液(0.1 mol·L^{-1})的体积,计算样品中 Na$_2$CO$_3$的含量。总碱量(以 NaOH 计算)和 Na$_2$CO$_3$的百分含量按下式计算:

$$总碱量\% = \frac{c_{HCl}(V_1 + V_2) \times \frac{M_{NaOH}}{1000}}{m_S \times \frac{25.00}{250.0}} \times 100\%$$

$$Na_2CO_3\% = \frac{c_{HCl} \times 2V_2 \times \frac{M_{Na_2CO_3}}{2000}}{m_S \times \frac{25.00}{250.0}} \times 100\%$$

$$NaOH\% = \frac{c_{HCl}(V_1 - V_2) \times \frac{M_{NaOH}}{1000}}{m_S \times \frac{25.00}{250.0}} \times 100\%$$

【注意事项】

1. 样品溶液含有大量 OH$^-$离子,滴定前不应久置空气中,否则容易吸收 CO$_2$使 NaOH 的量减少,而 Na$_2$CO$_3$的量增多。

2. 以酚酞为指示剂时,终点颜色为红色褪去,不易判断,要细心观察。

3. 近终点时,要充分旋摇,以防止形成 CO$_2$的过饱和溶液使终点提前。

【思考题】

1. 移取样品溶液及配制样品溶液时,移液管和容量瓶是否要烘干?

2. 用盐酸标准溶液滴定至酚酞变色时,如超过终点是否可用碱标准溶液回滴?试说明原因。

3. 计算本实验两个终点的 pH 值,说明分别选用酚酞、甲基橙作指示剂的原因。

4. 试说明总碱量和 Na$_2$CO$_3$百分含量计算式的原理。

5. 根据操作步骤,试说明样品重量约0.88 g 是怎样求得的?

实验五 萘普生钠的含量测定

【实验目的】

1. 掌握非水酸碱滴定的原理及操作。

2. 熟悉结晶紫指示剂的滴定终点的判断方法。

3. 了解非水酸碱滴定法的实际应用。

【实验原理】

非水酸碱滴定中,滴定弱碱应选酸性溶剂,冰醋酸是常用的酸性溶剂。常见的酸在冰醋酸中以高氯酸的酸性最强,故常用高氯酸的冰醋酸溶液作标准溶液。标定高氯酸标准溶液浓度常用邻苯二甲酸氢钾为基准物质,结晶紫为指示剂,其滴定反应为:

萘普生钠在水溶液中碱性较弱,不能在水溶液中直接进行酸碱滴定。选择适当的溶剂比如冰醋酸可以增强萘普生钠的碱性,再用高氯酸的冰醋酸标准溶液进行滴定,以结晶紫为指示剂,其滴定反应为:

测定和标定的产物为 $NaClO_4$ 和 $KClO_4$,它们在非水介质中溶解度都较小,故在滴定过程中随着高氯酸的冰醋酸标准溶液的加入,慢慢有白色混浊物产生,但并不影响滴定结果。

【实验用品】

仪器:分析天平,酸式滴定管(50 mL),锥形瓶(250 mL),量筒(500 mL),试剂瓶(500 mL)。

试剂:高氯酸(AR),无水冰醋酸(AR),乙酸酐(AR),邻苯二甲酸氢钾(AR),结晶紫指示剂,萘普生钠。

【实验步骤】

1. 近似 $0.1\ mol \cdot L^{-1}$ 高氯酸标准溶液的配制　取无水冰醋酸 375 mL,缓缓加入高氯酸(70% ~72%)4.3 mL,摇匀,在室温下缓缓滴加乙酸酐 12 mL,边加边摇,加完后再振摇均匀,放冷,加无水冰醋酸至 500 mL,摇匀,放置 24 h。

2. 高氯酸标准溶液的标定　取在 105 ℃ 干燥至恒重的邻苯二甲酸氢钾 0.15 ~0.2 g,精密称量,置于干燥锥形瓶中,加无水冰醋酸 20 mL 使其溶解,加结晶紫指示剂 1 滴,用待标定的高氯酸标准溶液滴定溶液至蓝色即为终点,并将滴定的结果用空白试验校正,平行测定 3 次。根据高氯酸标准溶液的消耗量与邻苯二甲酸氢钾的取用量,计算高氯酸标准溶液的浓度。

$$c_{HClO_4} = \frac{m_{KHC_8H_4O_4}}{V_{HClO_4} \times \dfrac{M_{KHC_8H_4O_4}}{1000}}(mol \cdot L^{-1})$$

式中, V_{HClO_4} 为空白校正后的体积。

3. 萘普生钠的含量测定　精密称取萘普生钠 0.2 g,置于干燥的锥形瓶中,加冰醋酸 30 mL溶解后,加结晶紫指示剂 1 滴,用高氯酸标准溶液($0.1\ mol \cdot L^{-1}$)滴定溶液至蓝绿色,并将滴定的结果用空白试验校正,平行测定 3 次。

$$C_{14}H_{13}O_3Na\% = \frac{c_{HClO_4} V_{HClO_4} \dfrac{M_{C_{14}H_{13}O_3Na}}{1000}}{m_S} \times 100\%$$

式中, V_{HClO_4} 为空白校正后的体积, $M_{C_{14}H_{13}O_3Na} = 252.25\ g \cdot mol^{-1}$。

【注意事项】

1. 配制高氯酸醋酸溶液时,不能将乙酸酐直接加入高氯酸,应先用冰醋酸将高氯酸稀释后再

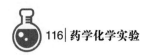
在不断搅拌下缓缓加入适量乙酸酐。

2.非水滴定过程不能带入水,锥形瓶、量筒等容器需干燥。

3.高氯酸、冰醋酸均能腐蚀皮肤、刺激黏膜,应注意防护。

4.高氯酸醋酸标准溶液的体积,随室温的变化而改变。因此在标定及样品测定时应注意室内温度,必要时应校正标准溶液的浓度。

【思考题】

1.高氯酸醋酸标准溶液中为什么加入乙酸酐？为什么乙酸酐不能直接加入高氯酸溶液中？

2.邻苯二甲酸氢钾为什么可以标定 NaOH 溶液,也可标定高氯酸醋酸溶液？

3.在非水酸碱滴定中,若容器、试剂有微量水分,对测定结果有何影响？

4.如果标定和样品测定时的室温相差较大,高氯酸标准溶液的浓度应如何校正？

实验六　EDTA 标准溶液的配制与标定

【实验目的】

1.掌握 EDTA 标准溶液的配制与标定的方法。

2.熟悉配位滴定指示剂指示终点的判断。

3.了解配位滴定操作的基本程序。

【实验原理】

乙二胺四乙酸(EDTA)难溶于水,常温下其溶解度为 $0.2\ g \cdot L^{-1}$,所以 EDTA 标准溶液通常使用乙二胺四乙酸的二钠盐($EDTA \cdot 2Na \cdot 2H_2O$)配制,EDTA 二钠盐是白色结晶粉末,分子量为 372.26,在室温下溶解度为每 100 mL 水中溶解 11.1 g。$EDTA \cdot 2Na \cdot 2H_2O$ 可以作为基准物质,但一般不直接用来配制 EDTA 标准溶液,而是先配制成大致浓度的溶液,然后以 ZnO 或 Zn 为基准物质标定其浓度。滴定在 pH=10 的条件下进行,以铬黑 T 为指示剂,溶液由紫红色变为纯蓝色时即为终点。

滴定过程中的反应为:

$$Zn^{2+} + HIn^{2-} \rightleftharpoons ZnIn^- + H^+$$
$$Zn^{2+} + H_2Y^{2-} \rightleftharpoons ZnY^{2-} + 2H^+$$

滴定终点时:

$$\underset{\text{(紫红色)}}{ZnIn^-} + H_2Y^{2-} \rightleftharpoons ZnY^{2-} + \underset{\text{(纯蓝色)}}{HIn^{2-}} + H^+$$

【实验用品】

仪器:分析天平,酸式滴定管(50 mL),锥形瓶(250 mL),移液管(20 mL),硬质玻璃瓶或聚乙烯塑料瓶,表面皿,洗耳球,烧杯(100 mL),容量瓶(250 mL),量筒(10 mL)。

试剂:$EDTA \cdot 2Na \cdot 2H_2O$(AR),纯锌粒(AR),6 mol·$L^{-1}$ HCl,1:1 氨水,NH_3-NH_4Cl 缓冲溶液(pH=10),铬黑 T 指示剂。

【实验步骤】

1.EDTA 标准溶液(0.05 mol·L^{-1})的配制　取 $EDTA \cdot 2Na \cdot 2H_2O$ 约 4.8 g,加蒸馏水 250 mL,溶解(必要时可水浴加热溶解),摇匀,贮存在硬质玻璃瓶或聚乙烯塑料瓶中。

2.EDTA 标准溶液(0.05 mol·L^{-1})的标定

（1）以 ZnO 为基准物质 准确称取已在 800 ℃灼烧至恒重的基准物质 ZnO 约 0.12 g,加稀 HCl 3 mL 使其溶解,加蒸馏水 25 mL 和甲基红(0.025→100)的乙醇溶液 1 滴,滴加氨试液至溶液呈微黄色。再加蒸馏水 25 mL,pH ≈10 NH_3-NH_4Cl 缓冲溶液 10 mL 和铬黑 T 指示剂少量,用 EDTA 溶液(0.05 $mol \cdot L^{-1}$)滴定,溶液自紫红色转变为纯蓝色即为终点。

$$c_{EDTA} = \frac{m_{ZnO}}{V_{EDTA} \times \frac{M_{ZnO}}{1000}}$$

（2）以 Zn 粒为基准物质 准确称取纯锌粒 0.75 ~ 1.00 g(准确至 0.1 mg),置于 100 mL 烧杯中,加 6 $mol \cdot L^{-1}$ HCl 溶液 5 ~ 10 mL,盖好表面皿(必要时酒精灯加热),使锌粒完全溶解。用蒸馏水冲洗表面皿和烧杯内壁,然后将溶液移入 250 mL 容量瓶中,再冲洗表面皿和烧杯内壁数次,冲洗液全部并入容量瓶中,最后加水稀释至刻度,摇匀。准确移取 20.00 mL 此溶液,置于锥形瓶中,逐滴加入 1∶1 氨水至开始出现 $Zn(OH)_2$ 白色沉淀,再加 10 mL pH = 10 的 NH_3-NH_4Cl 缓冲溶液,并加水稀释至约 100 mL,加 2 ~ 3 滴铬黑 T 指示剂,用待标定的 EDTA 标准溶液滴定至溶液由紫红色变为纯蓝色即为终点。平行测定 3 次,按照下式计算 EDTA 标准溶液的浓度。

$$c_{EDTA} = \frac{m_{Zn} \times \frac{20.00}{250.0} \times 1000}{V_{EDTA}M_{Zn}} (mol \cdot L^{-1})$$

【注意事项】

1. $EDTA \cdot 2Na \cdot 2H_2O$ 在水中溶解较慢,可加热使溶解或放置过夜。

2. 贮存 EDTA 溶液应选用硬质玻璃瓶,如用聚乙烯瓶贮存更好。避免与橡皮塞、橡皮管等接触。

【思考题】

1. 影响本实验结果准确度的关键步骤有哪些?

2. 如果用 HAc-NaAc 缓冲溶液,能否用铬黑 T 作指示剂? 为什么?

3. 为什么 ZnO 溶解后要加甲基红指示剂并用氨试液调节至微黄色?

实验七 水的硬度测定

【实验目的】

1. 掌握配位滴定法测定水硬度的原理、方法及条件,水硬度的表示方法及计算。

2. 熟悉铬黑 T 指示剂的变色条件、变色原理及终点颜色变化。

3. 了解配位滴定法的实际应用。

【实验原理】

水的硬度是指水中 Ca^{2+}、Mg^{2+} 的总量,它包括暂时硬度和永久硬度。水硬度是水质的一个重要监测指标,中国使用较多的表示方法有两种:一种是以每升水中含有 Ca^{2+}、Mg^{2+} 的量换算成 $CaCO_3$ 的质量(mg)来表示,即每升水中含相当于 1 mg $CaCO_3$ 的 Ca^{2+}、Mg^{2+} 时,其硬度为 1 $mg \cdot L^{-1}$;国家《生活饮用水卫生标准》(GB 5749—2006)规定城乡生活饮用水总硬度(以 $CaCO_3$ 计)不得超过 450 $mg \cdot L^{-1}$。另一种以度计:以每升水中含有 Ca^{2+}、Mg^{2+} 的量换算成 CaO 的质量(mg)来表示,即每升水中含 10 mg CaO 为 1 度来表示水的硬度。以度为单位,可将水质分

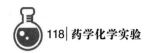

为以下几类:极软水 0~4°;软水 4~8°;微硬水 8~16°;硬水 16~30°;极硬水大于30°。生活饮用水要求硬度不超过25°。

水的硬度对生活及工业用水影响极大,如过硬的水煮食不易熟;硬度高的水可使肥皂沉淀使洗涤剂的效用大大降低;长期饮用高硬度的水,会引起心血管、神经、泌尿、造血等系统的病变;硬水用于蒸汽锅炉,易生成沉淀结成锅垢,不仅浪费燃料,又易引起爆炸;纺织工业上硬度过大的水使纺织物粗糙且难以染色等。因此,水的硬度可为确定用水质量和进行水处理提供依据。

EDTA 配位滴定法是一种普遍使用的测定水硬度的化学分析方法。该方法是取一定量的水样,调节 pH=10,以铬黑 T 为指示剂,用 EDTA 标准溶液($0.01 \ mol \cdot L^{-1}$)滴定 Ca^{2+} 和 Mg^{2+} 的总量,即可计算水的硬度。反应过程如下:

滴定前:$Mg^{2+} + HIn^{2-} \rightleftharpoons MgIn^- + H^+$

终点前:$Ca^{2+}(Mg^{2+}) + H_2Y^{2-} \rightleftharpoons CaY^{2-}(MgY^{2-}) + 2H^+$

终点时:$MgIn^- + H_2Y^{2-} \rightleftharpoons MgY^{2-} + HIn^{2-} + H^+$
　　　　（紫红色）　　　　　　　（纯蓝色）

【实验用品】

仪器:酸式滴定管(50 mL),锥形瓶(250 mL),量筒(10 mL、100 mL),容量瓶(100 mL),移液管(20 mL),洗耳球。

试剂:$0.05 \ mol \cdot L^{-1}$EDTA 标准溶液,NH_3-NH_4Cl 缓冲液($pH \approx 10$),铬黑 T 指示剂,水样。

【实验步骤】

1. EDTA 标准溶液的稀释　用移液管移取 $0.05 \ mol \cdot L^{-1}$ 的 EDTA 标准溶液 20.00 mL 至 100 mL容量瓶中,加水至刻度,摇匀得到 $0.01 \ mol \cdot L^{-1}$EDTA 标准溶液。

2. 水硬度测定　量取水样 100 mL 于锥形瓶中,加 $pH \approx 10$ 的 NH_3-NH_4Cl 缓冲液5 mL,加铬黑 T 指示剂5滴。用 EDTA 标准溶液($0.01 \ mol \cdot L^{-1}$)滴定,溶液由紫红色转变为纯蓝色,即达终点。平行测定3次,按照下式计算水的硬度。

计算以每升水中含有 $CaCO_3$ 的质量(mg)表示的水硬度:

$$水的硬度 = \frac{c_{EDTA}V_{EDTA}M_{CaCO_3}}{100} \times 1000 (mg \cdot L^{-1})$$

或以每升水中含 10 mg CaO 为 1 度表示的水硬度:

$$水的硬度 = \frac{c_{EDTA}V_{EDTA}M_{CaO}}{10 \times 100} \times 1000 (度)$$

【注意事项】

应注意水样采集时间、方式、容器等。

【思考题】

1. 水硬度的测得结果应保留几位有效数字? 为什么?

2. 用 EDTA 法测定水的硬度时,哪些离子的存在干扰? 如何消除?

3. 测定水的硬度时,加入氨性缓冲液的目的何在? 当水样的硬度较大时,加入氨性缓冲液后,可能会出现什么异常现象? 应如何处理?

4. 应如何分别测定水中的 Ca^{2+} 和 Mg^{2+} 含量?

实验八 KMnO₄标准溶液的配制与标定及过氧化氢的含量测定

【实验目的】

1. 掌握 KMnO₄标准溶液的配制、保存及以草酸钠为基准物质标定的方法,吸量管的使用。

2. 熟悉 KMnO₄标准溶液测定 H_2O_2 溶液含量的方法和条件,液体样品的取样方法。

3. 了解 KMnO₄滴定法的实际应用。

【实验原理】

市售的 KMnO₄试剂中常含有少量的 MnO_2 和其他杂质,高锰酸钾在制备和贮存过程中,常混入少量的杂质,蒸馏水中常含有微量还原性的物质,它们可与 MnO_4^- 反应而析出 MnO_2 或 $MnO(OH)_2$ 沉淀,这些生成物以及光、热、酸、碱等外界条件的改变均会促进 KMnO₄的分解,因此 KMnO₄标准溶液不能直接配制。

标定 KMnO₄溶液的基准物有 $Na_2C_2O_4$、$H_2C_2O_4 \cdot 2H_2O$、$(NH_4)_2Fe(SO_4)_2 \cdot 6H_2O$、纯 Fe 丝等,其中以 $Na_2C_2O_4$ 较为常用,因为它容易提纯,性质稳定,不含结晶水。$Na_2C_2O_4$ 在 105 ~ 110 ℃ 烘干 2 h 后冷却,即可使用。

标定反应如下:

$$2MnO_4^- + 16H^+ + 5C_2O_4^{2-} \rightleftharpoons 2Mn^{2+} + 8H_2O + 10CO_2 \uparrow$$

为了使该反应能够定量、较快地进行,应注意温度、酸度等标定条件。

滴定时利用 MnO_4^- 本身的紫红色指示终点,称为自身指示剂。

H_2O_2 水溶液俗称双氧水,是一种强氧化剂,适用于伤口消毒及环境、食品消毒。双氧水性质不稳定,在放置过程中会逐渐分解,受热和光照分解更快。H_2O_2 分子中有一个过氧键-O-O-,其中氧原子的价态为-1 价,所以 H_2O_2 兼具氧化性和还原性。在酸性溶液中 H_2O_2 遇到氧化性比它更强的 KMnO₄时,表现出还原性,则按下式被氧化:

$$2MnO_4^- + 5H_2O_2 + 6H^+ \rightleftharpoons 2Mn^{2+} + 8H_2O + 5O_2 \uparrow$$

H_2O_2 的含量测定就是在稀硫酸溶液中,用 KMnO₄标准溶液滴定,利用 MnO_4^- 离子本身的颜色指示滴定终点,根据 KMnO₄标准溶液的浓度和消耗体积计算 H_2O_2 的含量。

【实验用品】

仪器:分析天平,酸式滴定管(50 mL),锥形瓶(250 mL),棕色试剂瓶(500 mL),微孔玻璃漏斗,恒温水浴锅,温度计,具塞锥形瓶(50 mL),吸量管(1 mL),容量瓶(100 mL),移液管(10 mL),洗耳球。

试剂:KMnO₄(AR),$Na_2C_2O_4$(AR),浓 H_2SO_4,1 mol·L⁻¹ H_2SO_4溶液,30%(W/W) H_2O_2溶液,3%(W/V) H_2O_2溶液。

【实验步骤】

1. 0.02 mol·L⁻¹ KMnO₄标准溶液的配制 称取 KMnO₄ 0.8 g,溶于 250 mL 新煮沸过并且放冷的蒸馏水中,混匀,置棕色玻璃瓶内,贴上标签,于暗处放置 7 ~ 10 d,用垂熔玻璃漏斗过滤,保存于另一棕色玻璃瓶中。

2. 0.02 mol·L⁻¹ KMnO₄标准溶液的标定 精密称取 105 ℃干燥至恒重的 $Na_2C_2O_4$基准物约

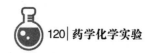

0.15 g,置于 250 mL 锥形瓶中,加新鲜蒸馏水 100 mL 与浓硫酸 5 mL,旋摇使其溶解。置水浴中加热至 75 ~ 85 ℃,取出。首先缓慢滴加 KMnO₄ 溶液,第一滴红色消失后加第二滴,待滴加的 KMnO₄ 溶液能立即褪色后,快速自滴定管中加入本液约 15 mL,继续滴定至溶液显淡红色并保持 30 s 不褪即为终点。到达滴定终点时溶液温度应不低于 55 ℃。平行操作 3 次,按照下式计算 KMnO₄ 标准溶液的浓度。

$$c_{\text{KMnO}_4} = \frac{2m_{\text{Na}_2\text{C}_2\text{O}_4}}{5 \times \dfrac{V_{\text{KMnO}_4}}{1000} \times M_{\text{Na}_2\text{C}_2\text{O}_4}} \quad (M_{\text{Na}_2\text{C}_2\text{O}_4} = 134.0 \text{ g} \cdot \text{mol}^{-1})$$

3. H₂O₂ 含量测定

30% H₂O₂ 样品的测定:量取 30% H₂O₂ 样品溶液 1.00 mL,置于贮有 5 mL 蒸馏水并预先称定重量的带磨口塞的小锥形瓶中,精密称重,定量转移至 100 mL 容量瓶中,加水稀释至刻度,摇匀。精密移取 10.00 mL,置于 250 mL 锥形瓶中,加 1 mol·L⁻¹ H₂SO₄ 溶液 20 mL,用 0.02 mol·L⁻¹ KMnO₄ 标准溶液滴定至显微红色,30 s 不褪色,即达终点。平行操作 3 次,按照下式计算 30% 双氧水中 H₂O₂ 含量。

$$\text{H}_2\text{O}_2\%\,(\text{W/W}) = \frac{(cV)_{\text{KMnO}_4} \times 5 \times M_{\text{H}_2\text{O}_2}/1000}{2 \times m_{\text{s}} \times \dfrac{10}{100}} \times 100\% \quad (M_{\text{H}_2\text{O}_2} = 34.02 \text{ g} \cdot \text{mol}^{-1})$$

3% H₂O₂ 样品的测定:精密量取 3% H₂O₂ 样品溶液 1.00 mL,置贮有蒸馏水 20 mL 的锥形瓶中,加 1 mol·L⁻¹ 的 H₂SO₄ 溶液 20 mL,用 0.02 mol·L⁻¹ KMnO₄ 标准溶液滴定至显微红色,30 s 不褪色,即达终点。平行操作 3 次,按照下式计算 3% 双氧水中 H₂O₂ 含量。

$$\text{H}_2\text{O}_2\%\,(\text{W/V}) = \frac{(cV)_{\text{KMnO}_4} \times 5 \times \dfrac{M_{\text{H}_2\text{O}_2}}{1000}}{2V_{\text{s}}} \times 100\%$$

【注意事项】

1. 市售 KMnO₄ 中常含少量 MnO₂ 杂质,配成溶液后 MnO₂ 混在里面会起催化剂作用使 KMnO₄ 逐渐分解,所以必须过滤除去(过滤不可用滤纸)。配制必须使用新煮沸并放冷的蒸馏水,也不应含有有机还原剂,以防还原 KMnO₄。光线能促使 KMnO₄ 分解,故配好的 KMnO₄ 溶液应贮于棕色玻璃瓶中,密闭保存,并在暗处放置 7 ~ 10 d 后再标定。

2. 由于 KMnO₄ 和 Na₂C₂O₄ 的反应较慢,需加热(滴定双氧水时不能加热),开始滴定时反应仍然较慢,但一经反应生成 Mn²⁺(对反应有催化作用),反应速度加快。

3. 标定 KMnO₄ 到达滴定终点时,溶液温度应不低于 55 ℃,否则因反应速度较慢会影响终点的观察与准确性。

4. 由于氧化还原反应速度较慢,滴定速度不宜过快。

5. 市售 H₂O₂ 中常含有少量乙酰苯胺或尿素等作为稳定剂,它们也有还原性,干扰测定。此时应以采用碘量法为宜。

6. 过氧化氢溶液有很强的腐蚀性,要防止溅洒到皮肤或衣物上。

【思考题】

1. 在配制 KMnO₄ 标准溶液时,应注意哪些问题?为什么?

2. 用 Na₂C₂O₄ 标定 KMnO₄ 溶液时,为什么开始滴定时紫红色消失缓慢,后来却消失得越来越快,直至滴定终点出现稳定的淡红色?

3. 用高锰酸钾法测定 H₂O₂ 时,为何不能通过加热来加速反应?

4. 测定 H_2O_2 含量,除 $KMnO_4$ 法外还可用什么方法?

实验九　$Na_2S_2O_3$ 标准溶液的配制与标定

【实验目的】

1. 掌握 $Na_2S_2O_3$ 标准溶液的配制与标定方法。

2. 熟悉碘量瓶的使用和淀粉指示剂终点的判断。

3. 了解置换碘量法的过程和原理。

【实验原理】

硫代硫酸钠标准溶液通常用 $Na_2S_2O_3 \cdot 5H_2O$ 配制,由于 $Na_2S_2O_3$ 遇酸即迅速分解产生 S,配制时若水中含 CO_2 较多,则 pH 值偏低,容易使配制的 $Na_2S_2O_3$ 变混浊。另外水中若有微生物也能够慢慢分解 $Na_2S_2O_3$。因此,配制 $Na_2S_2O_3$ 通常用新煮沸放冷的蒸馏水,并先在水中加入少量 Na_2CO_3,然后再把 $Na_2S_2O_3$ 溶于其中。

标定 $Na_2S_2O_3$ 溶液的基准物质有 $KBrO_3$、KIO_3、$K_2Cr_2O_7$ 等,以 $K_2Cr_2O_7$ 最常用。标定时采用置换滴定法,使 $K_2Cr_2O_7$ 先与过量 KI 作用,再用欲标定浓度的 $Na_2S_2O_3$ 溶液滴定析出的 I_2。

第一步反应为:

$$Cr_2O_7^{2-} + 14H^+ + 6I^- \Longleftrightarrow 3I_2 + 2Cr^{3+} + 7H_2O$$

在酸度较低时此反应完成较慢,若酸度太强又有使 KI 被空气氧化成 I_2 的危险,因此必须注意酸度的控制并避光放置 10 min,此反应才能定量完成。

第二步反应为:

$$2S_2O_3^{2-} + I_2 \Longleftrightarrow S_4O_6^{2-} + 2I^-$$

第一步反应析出的 I_2 用 $Na_2S_2O_3$ 溶液滴定,以淀粉作指示剂。淀粉溶液在有 I^- 离子存在时能与 I_2 分子形成蓝色可溶性吸附化合物,使溶液呈蓝色。达到终点时,溶液中的 I_2 全部与 $Na_2S_2O_3$ 作用,则蓝色消失。但开始 I_2 太多,被淀粉吸附得过牢,就不易被完全夺出,并且也难以观察终点,因此必须在滴定至近终点时方可加入淀粉溶液。

$Na_2S_2O_3$ 与 I_2 的反应只能在中性或弱酸性溶液中进行,因为在碱性溶液中会发生下面的副反应:

$$S_2O_3^{2-} + 4I_2 + 10OH^- \Longleftrightarrow 2SO_4^{2-} + 8I^- + 5H_2O$$

而在酸性溶液中 $Na_2S_2O_3$ 又易分解:

$$S_2O_3^{2-} + 2H^+ \Longleftrightarrow S\downarrow + SO_2\uparrow + H_2O$$

所以进行滴定以前溶液应加以稀释,一为降低酸度,二为使终点时溶液中的 Cr^{3+} 离子不致颜色太深,影响终点观察。另外 KI 浓度不可过大,否则 I_2 与淀粉所显颜色偏红紫,也不利于观察终点。

【实验用品】

仪器:分析天平,碱式滴定管(50 mL),移液管(25 mL),碘量瓶(250 mL),容量瓶(250 mL),试剂瓶。

试剂:$K_2Cr_2O_7$(AR),KI(AR),HCl 溶液(4 mol·L^{-1}),0.5% 淀粉指示剂。

【实验步骤】

1. $Na_2S_2O_3$ 溶液的配制　在 500 mL 含有 0.1 g Na_2CO_3 的新煮沸放冷的蒸馏水中加入 13 g

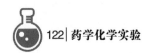

$Na_2S_2O_3 \cdot 5H_2O$,使完全溶解,转移至棕色试剂瓶中,贴上标签,放置 2 周后再标定。

2. $Na_2S_2O_3$ 溶液的标定

(1)用分析天平称取在 120 ℃干燥至恒重的基准物质 $K_2Cr_2O_7$ 1.2258 g 于小烧杯中,加水使溶解,定量转移到 250 mL 容量瓶中,加水至刻线,混匀,备用。

(2)用移液管移取 25.00 mL $K_2Cr_2O_7$ 溶液于碘量瓶中,加 KI 2 g,蒸馏水 15 mL,HCl 溶液(4 mol·L^{-1})5 mL,密塞,摇匀,封水,在暗处放置 10 min。

(3)加蒸馏水 30 mL 稀释,用 $Na_2S_2O_3$ 溶液滴定至近终点,加淀粉指示剂 2 mL,继续滴定至蓝色消失而显亮绿色,即达终点。

(4)重复标定 2 次,相对偏差不能超过 0.2%。为防止反应产物 I_2 的挥发损失,平行试验的碘化钾试剂不要在同一时间加入,做一份加一份。

(5)按照下式计算 $Na_2S_2O_3$ 标准溶液的浓度:

$$c_{Na_2S_2O_3} = \frac{6\, c_{K_2Cr_2O_7} V_{K_2Cr_2O_7}}{V_{Na_2S_2O_3}} \quad (M_{K_2Cr_2O_7} = 294.18\ \mathrm{g \cdot mol^{-1}})$$

【注意事项】

1. $K_2Cr_2O_7$ 与 KI 反应进行较慢,在稀溶液中尤慢,故在加水稀释前,应放置 10 min,使反应完全。

2. 酸度影响滴定,应保持在 0.2~0.4 mol·L^{-1}的范围内。

3. KI 要过量,但浓度不能超过 2%~4%,因为 I^- 太浓,淀粉指示剂的颜色转变不灵敏。

4. 终点有回褪现象,如果不是很快变蓝,可认为是由于空气中氧的氧化作用造成,不影响结果;如果很快变蓝,说明 $K_2Cr_2O_7$ 与 KI 反应不完全。

5. 近终点,即当溶液为绿里带浅棕色时,才可加指示剂。

6. 滴定开始时要掌握慢摇快滴,但近终点时,要慢滴,并用力振摇,防止吸附。

【思考题】

1. 配制 $Na_2S_2O_3$ 溶液时为什么要提前 2 周配制?为什么用新煮沸放冷的蒸馏水?为什么要加入 Na_2CO_3?

2. 标定 $Na_2S_2O_3$ 标准溶液时为什么要在一定的酸度范围,酸度过高或过低有何影响?为什么滴定前要先放置 10 min?为什么先加 50 mL 水稀释后再滴定?

3. KI 为什么必须过量?其作用是什么?

4. 称取 $K_2Cr_2O_7$ 基准物 1.2258 g 是如何计算出来的?

5. 为什么在滴定至近终点时才加入淀粉指示剂?过早加入会出现什么现象?

6. 为什么要求使用碱式滴定管进行硫代硫酸钠溶液的滴定?

实验十　葡萄糖的含量测定

【实验目的】

1. 掌握间接碘量法测定葡萄糖含量的原理、方法、实验条件。

2. 熟悉剩余碘量法的操作。

3. 了解碘量法的应用。

【实验原理】

I_2 与 NaOH 作用生成次碘酸钠（NaIO）,NaIO 可将葡萄糖（$C_6H_{12}O_6$）定量氧化为葡萄糖酸（$C_6H_{12}O_7$）。在酸性条件下,未与葡萄糖作用的次碘酸钠可转变成碘（I_2）析出,因此,只要用 $Na_2S_2O_3$ 标准溶液滴定析出的 I_2,便可计算出 $C_6H_{12}O_6$ 的含量。其反应如下:

1. I_2 与 NaOH 作用

$$I_2 + 2NaOH \Longleftrightarrow NaIO + NaI + H_2O$$

2. $C_6H_{12}O_6$ 和 NaIO 定量作用

$$CH_2OH(CHOH)_4CHO + NaIO + NaOH \Longleftrightarrow CH_2OH(CHOH)_4COONa + NaI + H_2O$$

3. 剩余的 NaIO 在碱性条件下发生反应

$$3NaIO \Longleftrightarrow NaIO_3 + 2NaI$$

4. 在酸性条件下 $NaIO_3$ 和 NaI 作用重新生成 I_2

$$NaIO_3 + 5NaI + 3H_2SO_4 \Longleftrightarrow 3I_2 + 3Na_2SO_4 + 3H_2O$$

5. 析出的 I_2 可用 $Na_2S_2O_3$ 标准溶液滴定

$$I_2 + 2Na_2S_2O_3 \Longleftrightarrow Na_2S_4O_6 + 2NaI$$

根据以上反应可知,有关反应物间物质的量比为:

$$n_{Na_2S_2O_3} : n_{I_2} : n_{NaIO} : n_{CH_2OH(CHOH)_4CHO} = 2 : 1 : 1 : 1$$

由滴定消耗的 $Na_2S_2O_3$ 标准溶液的物质的量求得剩余 I_2 溶液的物质的量,进而计算葡萄糖的含量。

【实验用品】

仪器:分析天平,碱式滴定管（50 mL）,碘量瓶（250 mL）,移液管（25 mL）,量筒（10 mL、100 mL）,洗耳球。

试剂:葡萄糖（药用）,碘液（0.05 $mol \cdot L^{-1}$）,NaOH 溶液（0.1 $mol \cdot L^{-1}$）,H_2SO_4 溶液（0.5 $mol \cdot L^{-1}$）,$Na_2S_2O_3$ 标准溶液（0.1 $mol \cdot L^{-1}$）,0.5% 淀粉指示剂。

【实验步骤】

取样品约 0.1 g,精密称定,置于 250 mL 碘量瓶中,加蒸馏水 30 mL 使之溶解。加入 0.05 $mol \cdot L^{-1}$ I_2 溶液 25.00 mL,在不断摇动下缓慢滴加 0.1 $mol \cdot L^{-1}$ NaOH 溶液 40 mL 至溶液呈淡黄色。密塞、水封、暗置 10 min。加 0.5 $mol \cdot L^{-1}$ H_2SO_4 溶液 6 mL,摇匀,用 $Na_2S_2O_3$ 标准溶液（0.1 $mol \cdot L^{-1}$）滴定。接近终点时加入 2 mL 淀粉指示剂,继续滴定到溶液蓝色消失,即达终点。平行测定 3 次,同时做 3 次平行空白试验,数据列表,并按照下式计算葡萄糖含量:

$$葡萄糖 \% = \frac{\frac{1}{2}c_{Na_2S_2O_3} \times \dfrac{V_{Na_2S_2O_3(空白)} - V_{Na_2S_2O_3(样品)}}{1000} \times M_{C_6H_{12}O_6}}{m_S} \times 100\%$$

【注意事项】

NaOH 的滴加速度不宜过快,否则过量的 NaIO 可能来不及与葡萄糖作用即发生歧化反应,生成不与葡萄糖作用的 $NaIO_3$ 而导致葡萄糖氧化不完全,使结果偏低。

【思考题】

1. 样品称取量是如何确定的?

2. 怎样判断接近滴定终点? 如何判断滴定终点?

3. 葡萄糖与碘（I_2）化学反应的物质的量比是多少?

第七章　仪器分析实验

实验十一　磷酸的电位滴定

【实验目的】

1. 掌握用 pH 计测定溶液 pH 值的方法,电位滴定的方法和确定计量点的方法。
2. 熟悉电位滴定法测定弱酸 pK_a 的原理和方法。
3. 了解电位滴定法的实际应用。

【实验原理】

电位滴定法对混浊、有色溶液的滴定有其独到的优越性,还可用来测定某些物质的电离平衡常数。

磷酸为多元酸,其 pK_a 可用电位滴定法求得。当用 NaOH 标准溶液滴定至剩余 H_3PO_4 的浓度与生成 $H_2PO_4^-$ 的浓度相等,即半中和点时,溶液中氢离子浓度就是电离平衡常数 K_{a_1}。

$$H_3PO_4 + H_2O \rightleftharpoons H_3O^+ + H_2PO_4^-$$

$$K_{a_1} = \frac{[H_3O^+][H_2PO_4^-]}{[H_3PO_4]}$$

当 H_3PO_4 的一级电离释放出的 H^+ 被滴定一半时,$[H_3PO_4] = [H_2PO_4^-]$,则 $K_{a_1} = [H_3O^+]$,$pK_{a_1} = pH$。

同理:

$$H_2PO_4^- + H_2O \rightleftharpoons HPO_4^{2-} + H_3O^+$$

$$K_{a_2} = \frac{[H_3O^+][HPO_4^{2-}]}{[H_2PO_4^-]}$$

当二级电离出的 H^+ 被中和一半时,$[H_2PO_4^-] = [HPO_4^{2-}]$,则 $K_{a_2} = [H_3O^+]$,$pK_{a_2} = pH$。

绘制 $pH-V$ 滴定曲线,确定化学计量点,化学计量点一半的体积(半中和点的体积)对应的 pH 值,即为 H_3PO_4 的 pK_a。

【实验用品】

仪器:pHS-3C 型精密 pH 计,电磁搅拌器,碱式滴定管(25 mL),移液管(10 mL),烧杯(100 mL)。

试剂:$0.1\ mol \cdot L^{-1}$ 磷酸溶液,$0.1\ mol \cdot L^{-1}$ NaOH 标准溶液,pH = 4.00、6.86、9.18 标准缓冲溶液。

【实验步骤】

连接好滴定装置如图 7-1 所示。

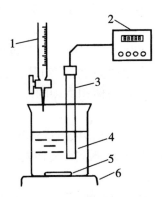

图 7-1　滴定装置连接示意

1.滴定管　2.pH 计　3.复合 pH 电极

4.磷酸溶液　5.磁子　6.电磁搅拌器

1. 用 pH＝4.00 和 pH＝6.86 标准缓冲溶液校准 pH 计。

2. 精密移取 0.1 mol·L^{-1} 磷酸溶液 10.00 mL，置 100 mL 烧杯中，加蒸馏水 10 mL，插入复合玻璃电极。用 0.1 mol·L^{-1} NaOH 标准溶液滴定，当 NaOH 标准溶液体积未达到 10.00 mL 之前，每加 2.00 mL NaOH 标准液记录一次 pH 值，在接近化学计量点（加入 NaOH 标准溶液时引起溶液的 pH 值变化逐渐增大）时，每次加入体积应逐渐减小，在化学计量点前后每加入一滴（如 0.05 mL），记录一次 pH 值，尽量使滴加的 NaOH 标准溶液体积相等，继续滴定直至过了第二个化学计量点时为止。当被滴定液 pH 值达到 7 时，用 pH＝6.86 和 pH＝9.18 的标准缓冲溶液再校准一次酸度计。数据记录格式见下表。

表 7-1　H_3PO_4 电位滴定数据处理表

滴定剂体积 V/mL	酸度计读数 pH	ΔpH	ΔV/mL	$\dfrac{\Delta pH}{\Delta V}$	$\Delta\left(\dfrac{\Delta pH}{\Delta V}\right)$	$\dfrac{\Delta^2 pH}{\Delta V^2}$

3. 数据处理

（1）绘制 pH-V 曲线，按照三切线法和二阶微商内插法分别确定两个化学计量点，并计算 H_3PO_4 的准确浓度。

（2）由 pH-V 曲线找出第一个化学计量点的半中和点的 pH 值，以及第一个化学计量点与第二个化学计量点间的半中和点的 pH 值,确定出 H_3PO_4 的 pK_{a_1} 和 pK_{a_2}。

【注意事项】

1. 安装仪器、滴定过程中搅拌溶液时,要防止碰破玻璃电极。

2. 滴定剂加入后,要充分搅拌溶液,停止时再测定 pH 值,以得到稳定的读数。

3. 在化学计量点前后,每次加入等量小体积 NaOH 标准溶液为好,这样在数据处理时较为方便。

4. 滴定过程中尽量少用蒸馏水冲洗,防止溶液过度稀释突跃不明显。

5. 用玻璃电极测定碱溶液时,速度要快,测完后要将电极置于水中复原。

【思考题】

1. 用 NaOH 滴定 H_3PO_4,第一化学计量点和第二化学计量点所消耗的 NaOH 体积理论上应相等,为什么实际上并不相等?

2. 如何根据滴定弱碱的数据求它的 K_b?

3. 磷酸的第三级电离常数 K_{a_3} 可以从滴定曲线上求得吗?

实验十二　维生素 B_{12} 的吸收曲线绘制及注射液含量测定

【实验目的】

1. 掌握分光光度计的使用方法、维生素 B_{12} 注射液含量的测定和计算方法。

2. 熟悉绘制吸收曲线的一般方法。

3. 了解紫外分光光度法的实际应用。

【实验原理】

维生素 B_{12} 是含 Co 的有机化合物,其注射液为粉红色至红色的澄明液体。在 278 nm、361 nm、550 nm 处有最大吸收。因此,可在 361 nm 波长处测定其吸光度,按维生素 B_{12} 的吸光系数 ($E_{1\,cm}^{1\%}$) 为 207 计算其含量。《中国药典》现行版规定维生素 B_{12} 注射液含维生素 B_{12}($C_{63}H_{88}CoN_{14}O_{14}P$) 应为标示量的 90.0%～110.0%。

【实验用品】

仪器:紫外-可见分光光度计,容量瓶(10 mL),吸量管(5 mL)。

试剂:0.1 g·L^{-1}维生素 B_{12}溶液,维生素 B_{12}注射液。

【实验步骤】

1. 吸收曲线的绘制　将 0.1 g·L^{-1}维生素 B_{12}溶液置于 1 cm 比色皿中,以蒸馏水为空白溶液,在不同波长(340～580 nm 之间,其中 350～370 nm 和 540～560 nm 每间隔 5 nm 测量一次,其余每间隔 20 nm 测量一次吸光度)下测量相应的吸光度。然后以波长为横坐标,吸光度为纵坐标绘制吸收曲线。从吸收曲线上得到最大吸收波长作为测定维生素 B_{12} 的适宜波长。

2. 维生素 B_{12}注射液含量的测定　避光操作。精密量取维生素 B_{12}注射液适量,加水定量稀释成含维生素 B_{12} 25 mg·L^{-1}的溶液,置于 1 cm 比色皿中,在 361 nm 波长条件下以蒸馏水作为空白测定吸光度,按 $C_{63}H_{88}CoN_{14}O_{14}P$ 的吸收系数($E_{1\,cm}^{1\%}$)为 207,计算维生素 B_{12}标示量的百分含量。

计算公式:

$$V_{B_{12}} 标示量 \% = \frac{\dfrac{A}{E_{1\,cm}^{1\%}} \times \dfrac{1}{100} \times 稀释倍数}{标示量} \times 100\%$$

【注意事项】

1. 在每次测定前,首先应做吸收池配套性试验。即将同样厚度的2个比色皿都装相同溶液,在所选波长处测定各比色皿的透光率,其最大误差 ΔT 应不大于 0.5%。

2. 每改变一次波长都要重新调透光率为"0%"及"100%"。

3. 为使比色皿中测定溶液与原溶液的浓度一致,需用原溶液荡洗比色皿 2~3 次。

4. 比色皿内所盛溶液以超过比色皿高度 3/4 为宜。过满溶液可能溢出,使仪器受损。使用后应立即取出比色皿,并用自来水及蒸馏水洗净,倒立晾干。

5. 比色皿一般用水荡洗,如被有机物污染,宜用 HCl–乙醇(1+2)浸泡片刻,再用水冲洗,不能用碱液或强氧化性洗液清洗。切忌用毛刷刷洗,以免损伤比色皿。

【思考题】

1. 单色光不纯对于测得的吸收曲线有什么影响?

2. 利用邻组同学的实验结果,比较同一溶液在不同仪器上测得的吸收曲线有无不同,试做解释。

实验十三　分光光度法测定 Fe^{3+} 的含量

【实验目的】

1. 掌握分光光度计的使用方法、标准曲线法的定量方法。

2. 熟悉分光光度法测定 Fe^{3+} 含量的原理和方法。

3. 了解分光光度法的实际应用。

【实验原理】

分光光度法的定量基础是朗伯–比尔定律,即溶液对一定波长单色光的吸光度(A)与其浓度(c)和液层厚度(l)的乘积成正比:

$$A = \varepsilon l c$$

当选用一定厚度的比色皿时,l 为定值,上式变为:

$$A = Kc$$

A 与 c 呈直线关系,测定 A 求 c。先配制一系列不同浓度的标准溶液,在相同分析条件下,分别测定其吸光度,以浓度为横坐标,吸光度为纵坐标,绘标准曲线(或称工作曲线)。再用完全相同的方法和步骤测定被测溶液的吸光度,即可从标准曲线上得到被测溶液的浓度或含量。

无色或颜色较浅的物质常加入合适的显色剂显色后再进行测定。分光光度法测定 Fe^{3+} 的含量常用方法有硫氰酸盐显色法、磺基水杨酸显色法及邻二氮菲显色法等。本实验以 KSCN 为显色剂测定铁的含量。

KSCN 与 Fe^{3+} 在酸性条件下生成血红色的配合物:

$$Fe^{3+} + 6SCN^- \rightleftharpoons Fe(SCN)_6^{3-}$$

【实验用品】

仪器:7200 分光光度计,吸量管(5 mL),容量瓶(50 mL),洗耳球。

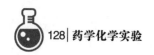

试剂:Fe^{3+}标准溶液$(0.10\ g \cdot L^{-1})$,$HNO_3$$(3\ mol \cdot L^{-1})$,KSCN$(300\ g \cdot L^{-1})$,$(NH_4)_2S_2O_8$$(50\ g \cdot L^{-1})$。

【实验步骤】

1. 吸收曲线的绘制

(1)显色 以 KSCN 为显色剂,取 50 mL 容量瓶两只,往其中一只中加 2.50 mL Fe^{3+} 标准溶液,然后往两瓶中各加入 3 mL $HNO_3$$(3\ mol \cdot L^{-1})$、5 mL KSCN$(300\ g \cdot L^{-1})$和两滴$(NH_4)_2S_2O_8$$(50\ g \cdot L^{-1})$。定容后摇匀,即得空白液和显色液。

(2)测定 将空白液和显色液分别装入 1 cm 比色皿中,按分光光度计的使用方法以空白液调透光率为"0%"及"100%"。将显色液推入光路,测其吸光度。然后每隔 20 nm 测一次吸光度,每改变一次波长都要重新调透光率为"0%"及"100%"。当相邻两次波长的吸光度值相差较大时,改为每隔 10 nm 测一次,然后改为每隔 5 nm 直至 1 nm 测定一次。记录各波长所对应的吸光度值,以波长(λ)为横坐标,吸光度(A)为纵坐标,作 λ–A 曲线(吸收曲线),并确定最大吸收波长 λ_{max}。

2. 标准曲线的绘制 取 50 mL 容量瓶 5 只并编号,按顺序分别加入 Fe^{3+} 标准溶液$(0.10\ g \cdot L^{-1})$0.00、1.00、1.50、2.00、2.50 mL,再各加入 3 mL $HNO_3$$(3\ mol \cdot L^{-1})$、5 mL KSCN$(300\ g \cdot L^{-1})$和两滴$(NH_4)_2S_2O_8$$(50\ g \cdot L^{-1})$,定容后摇匀即可。

在最大吸收波长处依次测定所配标准溶液的吸光度。以标准溶液中 Fe^{3+} 的浓度为横坐标,吸光度为纵坐标绘制标准曲线。

3. 样品的测定 取 50 mL 容量瓶 1 只,加入待测液 2.00 mL,按上述标准系列溶液配制的同样方法,加入 3 mL $HNO_3$$(3\ mol \cdot L^{-1})$、5 mL KSCN$(300\ g \cdot L^{-1})$和两滴$(NH_4)_2S_2O_8$$(50\ g \cdot L^{-1})$,定容后摇匀,在相同条件下测定被测溶液的吸光度,利用标准曲线找出样品溶液的浓度,根据样品溶液的稀释倍数,求出原始样品中 Fe^{3+} 含量。

【注意事项】

1. 用 KSCN 显色时,SCN^-可将 Fe^{3+} 慢慢还原为 Fe^{2+} 而使颜色变浅,加入强氧化剂$(NH_4)_2S_2O_8$可防止这一过程发生。

2. 测定标准系列各溶液吸光度时,要从稀溶液到浓溶液进行测定。

【思考题】

1. 使用分光光度计前为何要反复调整透光率为"0%"和"100%"?

2. 若要测定颜色很浅或基本无色溶液的吸光度,如何提高测量的灵敏度?

实验十四 双波长分光光度法 测定复方苯甲酸酊的含量

【实验目的】

1. 掌握分光光度法中利用等吸收双波长法消除干扰组分的原理与方法。

2. 熟悉测定复方苯甲酸酊中水杨酸和苯甲酸含量的方法。

3. 了解计算分光光度法的应用。

【实验原理】

复方苯甲酸酊系《中国医院制剂规范》西药第二版收载品种。主要成分为苯甲酸和水杨酸,临床用于治疗干燥未破裂手足癣、叠瓦癣等症,疗效较好。规范中对该制剂的含量测定是利用酸碱滴定法,该法只能测定苯甲酸与水杨酸的总酸量,无法分别测定苯甲酸和水杨酸的含量。应用双波长分光光度法的原理,不经分离,可分别测定苯甲酸与水杨酸的含量。

以75%乙醇为溶剂的苯甲酸和水杨酸的紫外吸收光谱如图7-2所示。从图中可见,苯甲酸的最大吸收峰受水杨酸的干扰,而水杨酸的最大吸收峰不受苯甲酸的干扰。苯甲酸的最大吸收波长为275 nm,在水杨酸吸收曲线上的等吸收波长(参比波长)为326 nm;水杨酸的最大吸收波长为302 nm,无须参比波长。

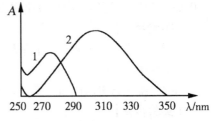

图7-2 紫外吸收光谱图
1. 苯甲酸 2. 水杨酸

【实验用品】

仪器:紫外分光光度计,移液管(5 mL),容量瓶(50 mL、100 mL)。

试剂:苯甲酸(AR),水杨酸(AR),75%乙醇,复方苯甲酸酊。

【实验步骤】

1. 工作曲线的制备 准确称量苯甲酸120 mg、水杨酸60 mg置于100 mL容量瓶中,用75%乙醇溶解、定容。准确量取1.00、1.50、2.00、2.50、3.00 mL分别置于50 mL容量瓶中,加75%乙醇稀释定容。以75%乙醇为空白,分别在275、302、326 nm处测定吸光度,以302 nm的吸光度值与水杨酸的浓度绘制水杨酸的标准曲线。以275 nm与326 nm波长的吸收度差值(ΔA)与苯甲酸的浓度绘制苯甲酸的标准曲线。

2. 样品的测定 取复方苯甲酸酊样品2.00 mL,置于50 mL容量瓶中,以75%乙醇定容,然后再从中量取1.00 mL,于50 mL容量瓶中以75%乙醇稀释定容作为供试品溶液。取供试品溶液分别在275、302、326 nm处测定吸光度。以标准曲线法计算苯甲酸和水杨酸的含量。

【注意事项】

1. 水杨酸遇光易氧化变色,遇铁离子易显色,故测试样品时应尽量避光并避免与铁器接触。

2. 本实验所用溶剂为75%乙醇,容易挥发,因此在配制和移取溶液时应快速,移取后容量瓶应及时盖严。

3. 复方苯甲酸酊配制方法:苯甲酸60 g,水杨酸30 g,加1000 mL 75%乙醇溶解。

【思考题】

1. 比较计算值与理论值的差别,分析误差产生的原因。

2. 利用等吸收双波长法测定应满足什么条件?

实验十五 荧光分光光度法测定维生素B_2的含量

【实验目的】

1. 掌握荧光分光光度法的基本原理和实验技术。

2. 熟悉荧光分光光度法测定维生素B_2含量的方法。

3. 了解荧光分光光度计的使用方法。

【实验原理】

荧光是当一种波长的光(如紫外光)照射某物质时,这种物质在极短的时间内发射出的比

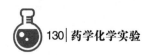

照射波长较长的光。荧光分光光度计可用来测量物质受光照后而发出的一定波长处的荧光强度,绘制荧光物质的激发光谱和荧光光谱,对物质进行定性、定量分析。

维生素 B_2 水溶液在紫外光照射下能够产生黄绿色荧光,在 pH = 6 ~ 7 时,其稀溶液(0.1 ~ 2.0 mg·L^{-1})中荧光强度与维生素 B_2 的浓度成正比,用标准曲线法求出本品的含量。

【实验用品】

仪器:荧光分光光度计,分析天平,超声仪,烧杯,漏斗,滤纸,玻璃棒,吸量管(1 mL),容量瓶(10 mL、1000 mL)。

试剂:维生素 B_2 对照品,维生素 B_2 片(5 mg/片),0.03 mol·L^{-1} HAc 溶液。

【实验步骤】

1. 溶液的配制

(1)10 mg·L^{-1} 维生素 B_2 标准储备液的配制 精密称量约 10 mg 的维生素 B_2 对照品,以 0.03 mol·L^{-1} 的 HAc 溶液稀释至 1000 mL。

(2)标准系列溶液的配制 取此储备液 0.20、0.40、0.60、0.80、1.00 mL 分别置于 10 mL 的容量瓶中,均以水稀释至刻度。

(3)供试品储备溶液的配制 取维生素 B_2 片(5 mg/片)20 片,精密称定,置于研钵中研细,取出适量(约相当于维生素 B_2 10 mg),精密称定。以 0.03 mol·L^{-1} 的 HAc 溶解后稀释至 1000 mL,超声助溶 10 min,过滤,弃去初滤液,接续滤液,放置待用。

2. 记录激发光谱,选定最大激发波长 选 2 号标准系列溶液,测定其最大激发波长。

3. 记录发射光谱,选定最大发射波长 选 2 号标准系列溶液,测定其最大发射波长。

4. 绘制工作曲线

(1)波长设定 设定好最大激发波长和最大发射波长。

(2)绘制工作曲线 以 H_2O 作为空白,测定标准溶液的荧光强度 F_0、F_1、F_2、…、F_5。以荧光强度为纵坐标,以浓度为横坐标绘制工作曲线或求出回归方程。

5. 供试品的测定 取供试品储备液 0.50 mL 于 10 mL 的容量瓶中,以 H_2O 稀释至刻度。测定此溶液的荧光强度,用回归方程或在工作曲线上求得其浓度,并计算维生素 B_2 片剂的标示量的百分含量。

【注意事项】

1. 测定的顺序应该是由稀溶液到浓溶液,以减少测量误差。

2. 计算时,要将空白溶液(H_2O)的荧光值扣除。

3. 荧光分析法的灵敏度非常高,影响因素较多,一定要认真仔细操作,才可得到准确的结果。

【思考题】

1. 荧光物质的浓度越大,受激发而发射出的荧光越强吗?

2. 不同时间(如今天和明天)测定的荧光值有没有可比性?

实验十六 复方新诺明中 SMZ 和 TMP 的分离与鉴定

【实验目的】

1. 掌握荧光薄层板的制备方法、薄层色谱法在复方制剂的分离和鉴定中的应用及 R_f 值的计算方法。

2. 熟悉薄层色谱分离操作的一般程序。

3. 了解薄层色谱法的实际应用。

【实验原理】

复方新诺明为复方制剂,含磺胺甲恶唑(SMZ)和甲氧苄氨嘧啶(TMP)等成分,可在硅胶 GF_{254} 荧光薄层板上,用氯仿–乙醇–正庚烷(1:1:1)为展开剂,利用硅胶对 SMZ 及 TMP 具有不同的吸附能力,流动相(展开剂)对二者具有不同的溶解能力而达到混合组分的分离。利用 SMZ 和 TMP 在荧光板上产生暗斑,与同板上的对照品比较进行定性。

【实验用品】

仪器:玻璃板,乳钵,毛细管,紫外分析仪,尺子,铅笔,色谱缸。

试剂:硅胶 GF_{254},羧甲基纤维素钠(AR),磺胺甲恶唑对照品,甲氧苄氨嘧啶对照品,展开剂〔氯仿–乙醇–正庚烷(1:1:1)〕,复方新诺明。

【实验步骤】

1. 黏合薄层板的铺制　称取羧甲基纤维素钠 0.75 g,置于 100 mL 水中,加热使溶解,放置 1 周待澄清后备用。取上述 CMC-Na 上清液 30 mL(或适量)和 10 g 硅胶 GF_{254} 分别加入乳钵中,研磨均匀后,取糊状物适量放在清洁的玻璃板上,晃动或转动玻板,使其均匀地流布于整块玻璃板上而获得均匀的薄层板。将其平放晾干,再在 110 ℃活化 1 h,贮于干燥器中备用。

2. 供试品溶液及对照溶液的制备　分别取磺胺甲恶唑对照品 0.2 g、甲氧苄氨嘧啶对照品 40 mg,各加丙酮 10 mL,振摇使溶解,作对照溶液。

取本品细粉适量(0.5~0.6 g,约相当于磺胺甲恶唑 0.2 g),加丙酮 10 mL,振摇,过滤,取滤液,作为供试品溶液。

3. 点样展开　在距薄层板底边 1 cm 处,用铅笔轻轻画一起始线。用毛细管分别点 SMZ、TMP 对照液及样品液各 5 μL,斑点直径为 2~3 mm。待溶剂挥散后,将薄层板置于盛有 15 mL 展开剂的色谱缸中饱和 15 min,再将点有样品的一端浸入展开剂〔氯仿–乙醇–正庚烷(1:1:1)〕0.3~0.5 cm,展开。待展开剂移行约 7 cm,取出薄板,立即用铅笔画出溶剂前沿,待展开剂挥散后,在紫外分析仪(254 nm 或 365 nm)下观察,标出各斑点的位置、外形,计算 R_f 值。

【注意事项】

1. 点样时微量注射器针头切勿损坏薄层表面。

2. 色谱缸必须密闭,否则溶剂挥发,改变展开剂比例,影响分离效果。

3. 展开剂用量不宜过多,否则溶剂移行速度快,分离效果受影响,但也不可过少,以免分析时间过长。一般只需满足薄层板浸入 0.3~0.5 cm 的用量即可。

【思考题】

1. 为什么在本实验中不能使用没有荧光的薄层板?

2. 荧光薄层检测斑点的原理是什么?

3. 色谱缸(槽)若不预先用展开剂蒸气饱和,对实验有什么影响?

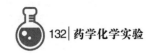
实验十七　氨基酸的分离与鉴定

【实验目的】

1. 掌握纸色谱法分离及鉴定原理。

2. 熟悉纸色谱法的基本操作。

3. 了解纸色谱法的实际应用。

【实验原理】

本实验中,流动相(展开剂)为正丁醇-冰醋酸-乙醇-水(4:1:2:2),以上行法展开分离谷氨酸和白氨酸。两化合物结构相似,但碳链长短不同,在滤纸上结合水形成氢键的能力不同。谷氨酸极性大于白氨酸,在滤纸上移行速度较慢,因而谷氨酸的 R_f 值小于白氨酸的 R_f 值。展开后,在 60 ℃下与茚三酮发生显色反应,层析纸上出现红紫色斑点。

【实验用品】

仪器:毛细管,尺子,铅笔,中速层析滤纸,层析缸。

试剂:谷氨酸对照品,白氨酸对照品,谷氨酸与白氨酸样品的混合溶液(1:1),展开剂[正丁醇-冰醋酸-乙醇-水(4:1:2:2)],茚三酮显色剂。

【实验步骤】

1. 供试品溶液及对照溶液的制备　谷氨酸和白氨酸标准溶液均为 $0.4 \text{ g} \cdot \text{L}^{-1}$ 水溶液,谷氨酸与白氨酸样品的混合溶液作为供试品溶液。

2. 点样　取长 20 cm、宽 6 cm 的中速层析滤纸一张,在距底边 2 cm 处用铅笔轻画起始线,在起始线上记 3 个"×"号,间距为 1.5 cm,在"×"号上用毛细管分别点上述标准品及混合样品溶液 3~4 次,斑点直径为 2~3 mm,晾干(或用冷风吹干)。

3. 展开　在干燥的层析缸中加入 35 mL 展开剂,把点样后的滤纸垂直悬挂于层析缸内,盖上缸盖,饱和 10 min。然后使滤纸底边浸入展开剂正丁醇-冰醋酸-乙醇-水(4:1:2:2)内约 1 cm,开始进行展开。

4. 显色　待溶剂前沿展开至合适的部位(7~8 cm),取出色谱纸,立即用铅笔画下溶剂前沿的位置。晾干后,喷茚三酮显色剂(0.15 g 茚三酮,加 30 mL 冰醋酸,加 50 mL 丙酮使溶解),置色谱纸于 60 ℃烘箱内显色 5 min,或在电炉上方小心加热,即可看出红紫色斑点,计算 R_f 值。

【注意事项】

1. 展开剂必须预先配制且充分摇匀。

2. 点样时每点一次,一定要吹干后再点第二次。斑点直径 2~3 mm。点样次数视样品溶液浓度而定。

3. 氨基酸的显色剂茚三酮对体液如汗液等均能显色,在拿取纸时,应注意拿滤纸的顶端或边缘,以保证色谱纸上无杂斑(如手纹印等)。

4. 点样用的毛细管(或微量注射器)不可混用,以免污染。

5. 点样后的滤纸在层析缸内饱和 10 min 时,不可将滤纸浸入展开溶液内。开始展开时小心将滤纸浸入展开溶剂中,勿使溶剂浸过起始线。

6. 喷显色剂要均匀、适量、不可过分集中,使局部太湿。

【思考题】

1.影响 R_f 值的因素有哪些?

2.在色谱实验中为何常采用标准品对照?

实验十八　气相色谱分离条件的选择

【实验目的】

1.掌握气相色谱仪的基本组成、操作程序及分离条件的选择方法。

2.熟悉理论塔板数、分离度的计算方法。

3.了解操作条件对柱效、分离度的影响。

【实验原理】

气相色谱法是以气体作为流动相的色谱方法,主要用于定性、定量分析易挥发的物质。气相色谱仪一般由气路系统、进样系统、色谱柱系统、检测和记录系统、控制系统 5 部分组成,其基本的分析流程:载气除去水分、氧气等杂质,控制其流量和压力,经过进样器将试样带进色谱柱。样品的各组分按分配系数大小顺序依次被载气带出色谱柱,进入检测器,转化为信号,经过数据处理,得到色谱图。

对一个混合试样的成功分离,是气相色谱定性、定量分析的前提条件。影响色谱分离的因素包括载气的种类、载气流速、柱温、柱长等,通过改变色谱条件可以改善柱效及分离度,使混合试样分离。

根据 Van Deemter 方程 $H = A + B/u + Cu$,可知在色谱柱确定后,影响分离的条件主要是载气流速和色谱柱温度。载气流速可通过测量不同流速下塔板高度并绘制 $H-u$ 曲线来选择,塔板高度最小(柱效最高)时流速为最佳载气流速;色谱柱温度可通过测量不同柱温下相邻组分的分离度来选择。本实验考察载气流速和色谱柱温度对色谱分离的影响。

【实验用品】

仪器:气相色谱仪,微量注射器(1 μL),微量注射器(10 μL),容量瓶(10 mL)。

试剂:苯(AR),二甲苯(AR),二硫化碳(AR)。

【实验步骤】

1.色谱条件

色谱柱:2 m × 4 mm 15% DNP 柱,上试 102 载体(80-120 目)。

柱温:100 ℃;汽化室温度:150 ℃;检测室温度:150 ℃。

检测器:FID。

气体流速:H_2 40 mL·min^{-1};空气 500 mL·min^{-1}; N_2 30 mL·min^{-1}。

2.溶液的配制

(1)对照溶液的配制

苯对照溶液:精密量取苯 10 μL,置于 10 mL 容量瓶中,以二硫化碳稀释到刻度,摇匀密封待用。

二甲苯对照溶液:精密量取二甲苯 10 μL,置于 10 mL 容量瓶中,以二硫化碳稀释到刻度,摇匀密封待用。

(2)样品溶液的配制

样品溶液:精密量取苯,二甲苯各 10 μL,置于 10 mL 容量瓶中,以二硫化碳稀释到刻度,摇匀密封待用。

3.测定 待基线平直后,分别取苯,二甲苯对照溶液,样品溶液各 0.5 μL 注入气相色谱仪(各进样 3 次取平均值),绘制色谱图,记录各组分峰宽 W、保留时间 t_R。以各个对照溶液的峰保留值为基础,对样品溶液色谱峰进行定性分析。

4.载气流速的选择 分别在载气流速为 20 、30 、40 、50 mL·min^{-1}的条件下取 0.5 μL 苯对照溶液进样,绘制色谱图,记录半峰宽 $W_{1/2}$、保留时间 t_R,计算理论塔板数和塔板高度,选择苯的最佳载气流速。

表 7-2 载气流速对柱效的影响

记录项目	$u(\text{mL·min}^{-1})$			
	20	30	40	50
t_R				
$W_{1/2}$				
$n = 5.54 \times \left(\dfrac{t_R}{W_{1/2}}\right)^2$				
$H = L/n$				

按照上表数值,绘制 H-u 曲线,找出曲线上塔板高度最小时的载气流速,即为最佳流速条件。

最佳载气流速:____ mL·min^{-1}。

5.柱温的选择 其他色谱条件不变,分别控制柱温为 70、80、90 ℃,取 0.5 μL 样品溶液进样,绘制色谱图,选择合适的柱温。

表 7-3 柱温对分离度的影响

柱温/℃	组分名称	t_R	W	$R = \dfrac{2(t_{R_2} - t_{R_1})}{W_1 + W_2}$
70	苯			
	二甲苯			
80	苯			
	二甲苯			
90	苯			
	二甲苯			

根据不同柱温下分离度 R,选择合适的柱温。

适宜的柱温:____ ℃。

【注意事项】

1. 采用微量注射器进样时,整个动作应平稳、连贯、迅速。切勿用力过猛,避免把针头及针芯顶弯。

2. 改变柱温后,待柱温箱温度恒定,基线稳定再进样。

【思考题】

1. 若组分与组分的峰形未完全分开,可以改变哪些影响条件来调节分离度 R?

2. 对于一根已填充好的色谱柱,理论塔板数是常数吗?

实验十九　气相色谱法测定酊剂中乙醇的含量

【实验目的】

1. 熟悉氢焰离子化检测器在含水样品中微量有机组分测定中的应用。

2. 掌握内标法原理及其计算。

3. 了解气相色谱法的实际应用。

【实验原理】

1. 氢焰离子化检测器(FID)　FID 是气相色谱法中常用的一种高灵敏度检测器,其特点是只对含碳有机物有明显的响应,而对非烃类、稀有气体或在火焰中难电离或不电离的物质,则信号较低或无信号。故对本实验中的待测组分乙醇、丙酮产生信号,而对 H_2O 无信号。因此 FID 特别适用于含水样品中微量有机组分的测定。

2. 内标对比法(已知浓度样品对照法)　在药物分析中,有很多物质的校正因子是未知的,因此常用已知浓度样品对照法进行含量测定。此方法的特点是配制已知浓度的对照品溶液并加入一定量内标物,再将内标物按相同量加入至同体积样品溶液中,分别进样,由下式可以计算出样品中待测组分的含量。

$$(c_i\%)_{样品} = \frac{(A_i/A_s)_{样品}}{(A_i/A_s)_{对照}} \times (c_i\%)_{对照}$$

【实验用品】

仪器:气相色谱仪,移液管(5 mL、10 mL),容量瓶(100 mL),微量注射器。

试剂:无水乙醇(AR),无水丙醇(AR),酊剂样品。

【实验步骤】

1. 色谱条件

色谱柱:2 m×4 mm 10% PEG-20M(聚乙二醇 2000),上试 102 白色载体 180~120 目。

柱温:90 ℃;气化室温度:140 ℃;检测室温度:120 ℃。

检测器:FID。

气体流速:N_2 30 mL·min^{-1};H_2 30 mL·min^{-1};空气 400 mL·min^{-1}。

2. 溶液配制

(1)对照溶液配制　准确移取无水乙醇 5.00 mL 及丙醇(内标物)5.00 mL,置于 100 mL 容量瓶中,加水稀释至刻度,摇匀。

(2)样品溶液配制　准确移取样品 10.00 mL 及丙醇(内标物)5.00 mL,置于 100 mL 容量瓶中,加水稀释至刻度,摇匀。

3. 测定　待基线平直后,将对照品溶液与样品溶液分别进样 3 次,每次 0.5 μL,记录各组分的峰面积见表 7-4。

表7-4　气相色谱法测定酊剂中乙醇的含量

试样	组分	b. p. /℃	t_R/min	Area	$c_i\%$ 对照(V/V)	$c_i\%$ 样品(V/V)
对照	乙醇	78			5.00%	
	丙醇	97			5.00%	
样品	乙醇	78				
	丙醇	97			5.00%	

实验数据处理：$(c_i\%)_{样品} = \dfrac{(A_i/A_s)_{样品} \times 10}{(A_i/A_s)_{对照}} \times 5.00\%$，式中，10 为稀释倍数。

【注意事项】

对照液的浓度应与样品液中待测组分的浓度尽量接近，以提高测定准确度。

【思考题】

1.氢焰检测器的主要特点是什么？它的检测灵敏度与哪些因素有关？

2.若实验中的进样量稍有误差，是否影响定量结果？为什么？

3.内标溶液的浓度一定要准确配制吗？

实验二十　高效液相色谱法测定对乙酰氨基酚泡腾片的含量（一）

【实验目的】

1.掌握色谱柱理论塔板数、色谱峰拖尾因子和分离度的计算方法。

2.熟悉高效液相色谱仪的主要部件和基本操作程序、色谱参数设定方法、HPLC 分析中流动相及对照品溶液的配制方法及要求。

3.了解色谱系统的适用性试验。

【实验原理】

采用色谱法测定药物含量时，需对色谱系统进行适用性试验，即用规定的对照品溶液或系统适用性试验溶液在规定的色谱系统进行试验，判断所用色谱系统是否符合规定的要求。必要时，可对色谱系统进行适当调整，以符合要求。色谱系统的适用性试验通常包括理论塔板数、分离度、重复性和拖尾因子4个参数。其中，分离度和重复性尤为重要。

1.理论塔板数 n　若色谱柱的理论塔板数 n 未达到要求，应进行有关试验条件的调整。

$$n = 5.54 \times \left(\frac{t_R}{W_{1/2}}\right)^2$$

2.分离度 R　色谱法定量分析时，为了能获得较好的精密度和准确度，应使待测组分峰与相邻组分峰的分离度 $R \geqslant 1.5$。

$$R = \frac{2(t_{R_2} - t_{R_1})}{W_1 + W_2} = \frac{1.177(t_{R_2} - t_{R_1})}{W_{1/2}^{(1)} + W_{1/2}^{(2)}}$$

3.重复性　同一试验条件下，其峰面积（或峰高）的重复性。通常以被分离组分的峰面积比的相对标准偏差来表示，RSD 应不大于 2.0%。

4. 拖尾因子 T

$$T = \frac{W_{0.05h}}{2d}$$

式中, $W_{0.05h}$ 为 0.05 倍色谱峰高处的色谱峰宽, d 为在该处的色谱峰前沿和色谱峰顶点至基线的垂线之间的距离。

为保证测量精度, 当以峰高法定量时, T 应在 0.95~1.05 范围内。

【实验用品】

仪器: 高效液相色谱仪, ODS 色谱柱(250 mm×4.6 mm, 5 μm), 微量注射器。

试剂: 对乙酰氨基酚对照品, 对氨基酚对照品, 磷酸盐缓冲液(pH4.5)(取磷酸二氢钠二水合物 15.04 g, 磷酸氢二钠 0.0627 g, 加水溶解并稀释至 1000 mL, 调节 pH 值至 4.5), 甲醇(色谱纯), 新鲜去离子水。

【实验步骤】

1. 对照品溶液的配制 精密称取对乙酰氨基酚对照品约 100 mg 和对氨基酚对照品约 10 mg, 置于 100 mL 容量瓶中, 加流动相适量, 振摇, 并稀释至刻度, 摇匀待用。移取上述溶液 1.00 mL, 置于 10 mL 容量瓶中, 用流动相稀释至刻度, 摇匀即得。

2. 色谱条件 流动相: 磷酸盐缓冲液(pH 4.5)-甲醇(80 : 20); 固定相: ODS 柱(250 mm× 4.6 mm, 5 μm); 检测波长: 254 nm; 流速: 1 mL·min^{-1}; 柱温: 室温。

3. 进样 在选定的色谱条件下, 取对乙酰氨基酚和对氨基酚对照品溶液 10 μL, 测量各组分的 t_R、$W_{1/2}$、A、$W_{0.05h}$ 和 d 值。根据测定值, 计算理论塔板数 n、拖尾因子 T、分离度 R、相邻组分的峰面积比 A_1/A_2。n 和 T 按对乙酰氨基酚峰计算。重复测定 5 次。

【注意事项】

1. 流动相均需色谱纯度, 水必须使用新鲜去离子水, 严禁使用自来水和未经过滤的溶剂作为流动相。

2. 流动相使用前需要脱气。

3. 进样时, 微量注射器用进样溶液润洗 3 次。吸取样品溶液后, 把针头朝上, 排出注射器中的气泡, 并将样品溶液调至所需数值。取样后, 微量注射器用甲醇或丙酮洗涤数次。

4. 进样时动作要轻、快。

5. 理论塔板数 n 按对乙酰氨基酚峰计算, 理论塔板数应不低于 5000。

【思考题】

1. 流动相使用前为什么要脱气?

2. 用对乙酰氨基酚和对氨基酚表示的同一色谱柱的柱效能是否一样?

3. 当待测组分峰与相邻组分峰的分离度不达要求时, 如何提高分离度?

实验二十一 高效液相色谱法测定
对乙酰氨基酚泡腾片的含量(二)

【实验目的】

1. 掌握外标法测定药物含量的步骤和结果计算方法。

2. 熟悉制剂分析中药物成分的标示量百分含量的计算方法。

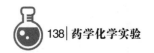

3. 了解高效液相色谱法的实际应用。

【实验原理】

对乙酰氨基酚泡腾片是目前临床上常用的一种解热镇痛药,其有效成分主要是对乙酰氨基酚,此外还有各种辅料,包括无水枸橼酸、碳酸氢钠、无水碳酸钠、聚乙二醇 6000、聚维酮 K30、阿司帕坦、柠檬香料、硬脂酸镁等。对乙酰氨基酚在 254 nm 波长处有最大吸收,可用于定量测定。市售对乙酰氨基酚泡腾片每片含主要成分对乙酰氨基酚 0.5 g,利用高效液相色谱法可以测定泡腾片中对乙酰氨基酚含量。

【实验用品】

仪器:高效液相色谱仪,ODS 色谱柱(250 mm×4.6 mm,5 μm),吸量管(1 mL),移液管(10 mL),容量瓶(10、50、100 mL),微量注射器。

试剂:对乙酰氨基酚对照品,磷酸盐缓冲液(pH4.5)(取磷酸二氢钠二水合物 15.04 g、磷酸氢二钠 0.0627 g,加水溶解并稀释至 1000 mL,磷酸调节 pH 值至 4.5),甲醇(色谱纯),新鲜去离子水。

【实验步骤】

1. 对照品溶液的配制 精密称取对乙酰氨基酚对照品约 100 mg 置于 100 mL 容量瓶中,加甲醇适量,振摇,使溶解,并稀释至刻度,摇匀待用。精密量取上述溶液 1.00 mL,置于 10 mL 容量瓶中,用流动相稀释至刻度,摇匀即得。

2. 样品溶液的配制 取对乙酰氨基酚泡腾片样品 10 片,研细,精密称取适量(约相当于对乙酰氨基酚 25 mg),置于 50 mL 容量瓶中,加流动相适量,振摇,使溶解,并稀释至刻度,摇匀,滤过,精密移取上述溶液 10.00 mL,置于 50 mL 容量瓶中,用流动相稀释至刻度,摇匀即得。

3. 色谱条件 色谱柱:ODS 柱(250 mm×4.6 mm,5 μm);流动相:以磷酸盐缓冲液(pH 4.5)–甲醇(80:20)为流动相;检测波长:254 nm;流速:1.0 mL·min^{-1};柱温:室温。

4. 用微量注射器吸取样品和对照品溶液各 10 μL,在上述色谱条件下进样测定,各重复 3 次,记录色谱图和峰面积。按照下式计算对乙酰氨基酚泡腾片的百分含量:

$$c_i\% = \frac{A_{样品}}{A_{对照}} \times \frac{m_{对照}}{m_{样品}} \times 100\%$$

上式中,$c_i\%$ 为对乙酰氨基酚的含量,$A_{对照}$ 为对照品的峰面积,$A_{样品}$ 为样品的峰面积,$m_{对照}$ 为所称量对照品的重量,$m_{样品}$ 为所称量样品的重量。

【注意事项】

1. 外标法对进样量要求严格,因此,可采用注射过量的样品体积,通过进样环(loop)来定量进样。

2. 如果分离度不好,可以通过调整流动相中组分的比例来改善。

【思考题】

1. 此实验需要对样品的线性关系进行考察吗?

2. 外标法和内标法相比有何优缺点?

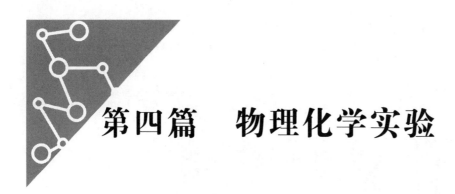

第四篇　物理化学实验

物理化学是药学和药物制剂等专业的一门重要的基础课,具有概念多、公式多、计算多等特点。物理化学运用大量高数进行公式推导,且公式又常常具有不同的使用条件。学生普遍感到内容繁杂,无从下手。通过物理化学实验,可以加深学生对物理化学基本原理的理解,给学生提供理论联系实践的机会,使学生了解物理化学实验的基本方法和技术,学会常用实验仪器的操作,培养学生的动手能力。最终使物理化学的学习在后续的专业课学习和课题研究中真正发挥其指导和预测的功能,在基础课和专业课之间起着桥梁和纽带的作用。

本篇主要涉及热力学、电化学、动力学、表面和胶体共4章9个实验内容,分别对应理论课的热力学第一定律、相平衡、化学平衡、电化学、化学动力学、表面现象、胶体7章内容。在实验中,要注意掌握数显温差仪、沸点仪、电导率仪、U形电泳仪等仪器的使用方法。认真观察实验现象,做好实验记录。特别要注意根据合适的公式对实验数据进行正确处理,规范作图,从而得到正确的实验结论。通过实验操作,观察现象和数据处理,锻炼学生分析和解决问题的能力,培养学生求真务实的科学态度和踏踏实实的科学精神。

第八章　热力学实验

实验一　恒温水浴和数显温差仪的使用

【实验目的】

1. 掌握恒温水浴及数显温差仪的正确使用方法。

2. 熟悉恒温水浴的构造、原理及性能的评估方法。

3. 了解影响恒温水浴性能的因素。

【实验原理】

（一）数字贝克曼温度计（数显温差仪）

1. 数字贝克曼温度计功能、构造及各部分的作用

（1）数字贝克曼温度计主要的功能是准确测定出体系在始态（T_0）及末态（T_1）变化过程中温

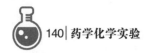
度的改变幅度(即温差 $\Delta T = T_1 - T_0$)。贝克曼温度计测量体系的温差一般可以准确到 0.01 ℃,精度更高的可达到 0.001 ℃,可测量的温度范围一般为 -40 ~ 150 ℃,足以满足通常的化学实验对温差的测定需要。

(2)实验室常用的数字贝克曼温度计见图 8-1。其构造一般分为温度传感器(热电偶)、进行温度实时测量及相关运算的中央控制器、显示屏及功能选择键(旋钮)。

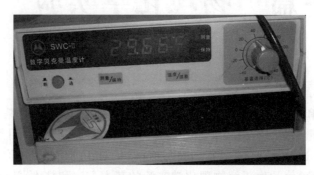

图 8-1　实验室常用的数字贝克曼温度计

(3)各部分的作用:热电偶是由特种金属氧化物半导体制成的热敏电阻,它的电阻变化对温度极其敏感,并且热电偶的电阻与温度之间有高度可靠的相关性,温度的微小变化可转换为能实际测量的电阻信号,从而通过热电偶的电阻变化就可准确测量出体系的实际温度。中央控制器主要对测量的电阻信号进行分析处理,然后转换成体系对应的实际温度;还能够将体系实时温度(T_1)对选定的参考基准温度(T_0)进行减法运算,给出温差值 ΔT。显示屏用来显示中央控制器的处理结果,如体系的实时温度及温差。功能键(旋钮)主要有开关键、测量/保持键、温度/温差键及基温选择旋钮。开关键实现贝克曼温度计开关机功能;基温选择旋钮的功能就是选择计算温差时的参考基准温度(T_0),一旦设定,就会被贝克曼温度计的中央控制器存储记忆并作为计算温差的参考标准;温度/温差键是两种功能的复合键,通过按下或弹出实现两种功能的切换。按键处于弹出状态时,显示屏上显示的是体系的实时温度;按键处于按下状态时,显示屏显示的是体系的温差 ΔT。ΔT 即为体系的实时温度(T_1)与通过基温选择旋钮选择的参考基准温度(T_0)的差值,选择不同的参考基准温度(T_0),会导致屏幕上显示不同的温差。一般情况下,选择的参考基准温度(T_0)尽量接近或等于体系的初始温度,这样可以通过温差直接评估体系初始温度的波动大小,此外,当体系状态变化到另一温度(T_1)时,可直接读出体系状态变化前后温度的准确变化(即温差 ΔT)。需要注意的是有的贝克曼温度计没有基温选择旋钮,而设计有单独的采零键,需按下采零键才能将某时刻的温度存储并作为温差计算的温度参考基准;测量/保持键也是复合功能键,测量功能实现贝克曼温度计对体系实时温度及温差的测量与显示。在测量时,若体系的温度波动较大,显示屏上显示的温度或温差会快速地变化,不易观察记录,此时,可通过按下该复合功能键切换到保持功能,将某时刻测量的温度及温差保持在显示屏上不变。再次按下该复合键,按键弹出后,重新实现测量功能。数字贝克曼温度计操作面板上具体的功能键见图 8-2。

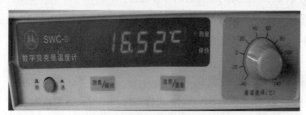

图 8-2　数字贝克曼温度计操作面板上的功能键

2. 数字贝克曼温度计的使用方法

(1)检查温度传感器(棒状热电偶)表面是否干净,若存在污染物,用无水乙醇擦拭干净;将温度传感器通过连接导线的插头插入贝克曼温度计主机后面对应的插座上;然后将温度传感器插入测温体系中,液面处于传感器长度的1/2且液体不接触连接传感器最上端的导线之间的位置为宜。

(2)调节贝克曼温度计上的基温选择旋钮,确定温差计算时的参考基准温度(T_0);打开开关,显示屏上即显示体系的实时温度(T_1);若切换到温差显示功能,显示的温差即为体系的实时温度(T_1)与设定的参考基准温度(T_0)的差值。

(二)恒温水浴

1. 恒温水浴的功能、构造及各部分的作用

(1)物质的性质、化学反应及许多物理化学数据的测定都与温度密切相关。因此,相关的研究都必须在体系温度恒定的条件下才能进行。实验过程中获得温度恒定的体系,一般有两种途径来实现。物质处于两相平衡时,其相变点的温度是恒定不变的。如液氮(-195.9 ℃)、冰-水(0 ℃)、干冰-丙酮(-78.5 ℃)、沸点时的水(100 ℃)等。物质在相变点虽然体系的温度非常稳定,但只局限于某些特定温度,不能满足实际研究对恒温体系的需要。恒温水浴主要功能是在一定的温度范围内,提供连续可调的恒温体系,能够很好地满足实验室实际研究工作的需要,因此获得了极为广泛的应用。

(2)恒温水浴主要构造包括浴槽、传热介质(浴液)、加热器、温度传感器(热电偶)、搅拌器、温度控制器、显示屏及功能键。其恒温精度可达到0.1 ℃。具体构造见图8-3。

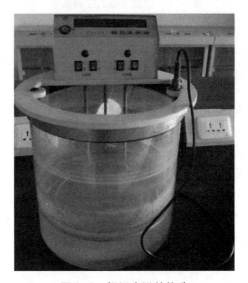

图8-3 恒温水浴的构造

(3)恒温水浴各部分的功能:浴槽常采用圆柱形的有机玻璃容器,浴槽主要用来装浴液,一般浴液的体积占浴槽总体积的3/4为宜;浴液主要作为传热介质,一般采用液体。选择浴液时,要求液体沸点高于需要恒定的温度至少30 ℃。常用浴液(适用的温度范围)如下:乙醇(-60 ~ 30 ℃)、水(0 ~ 90 ℃)、甘油(80 ~ 160 ℃)、石蜡或硅油(70 ~ 300 ℃)。加热器主要部分是电热丝,电流通过电热丝产生热量,向浴液提供热源。搅拌器通过其下端金属扇叶的匀速转动,实现浴液不同部分间的对流、混合,从而使浴液温度分布均匀。温度传感器用来实时测量浴液的温

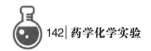

度,并将监测的温度传递给控制器;控制器将温度传感器测量的实时温度与需要设定的恒定温度进行对比,若测量的温度比设定的温度低,就发出启动加热器的指令,加热器开始工作;当体系的温度达到设定的恒定温度时,加热器就停止工作,如此反复调控,确保浴液的温度恒定在设定的值;显示屏是用来显示浴液的实时温度及需要设定的恒定温度。主要的功能键如图 8-4 恒温水浴的控制面板所示。通过开关机键实现开关机功能;回差键用来调整恒温水浴控温的灵敏度及准确性,有五级可调(0.1~0.5),不断按回差键,可在不同级别间循环调整;半圆形的箭头键是温度设定键,按一下,温度设定显示屏上的数位开始闪动,通过上三角键及下三角键增大或减小数值,调好后再按该键进行确认,然后下一位数字闪动,重复上面的调整过程,预设所需的恒定温度;复位键是在恒温水浴相关参数设定错误时,恢复其默认设置的键;控制面板最上面有两个显示屏,左侧显示体系的实时温度,右侧显示预设定的恒定温度,两个显示屏中间有工作及恒温的指示灯,工作指示灯亮表示加热器处于工作状态,恒温指示灯亮表示加热器停止工作,体系处于恒温状态;控制面板下面还有控制搅拌器及加热器的开关,二者的电源打开时对应的指示灯亮。

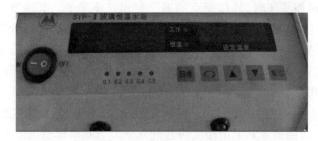

图 8-4　恒温水浴的控制面板

2. 恒温水浴的使用方法

(1)将恒温水浴放在平稳的实验台上,安装温度传感器,将温度传感器带插头的一端插入温度控制器后面的对应插座,温度传感器插入浴槽嵌入式的插孔中。

(2)加入传热介质蒸馏水(为浴槽高度的 3/4 为宜),根据实际情况也可加自来水,但长期使用自来水易在恒温水浴的浴槽、加热器、温度传感器、搅拌器表面形成水垢,影响仪器的灵敏度。

(3)打开恒温水浴总开关接通电源,设定需要恒定的温度,打开搅拌器及加热器的电源开关,恒温水浴即可进入工作状态。

3. 恒温水浴的恒温性能评估指标——灵敏度　从微观上分析,恒温水浴并不是一直保持在恒定的温度点不变,而是围绕该恒定温度点上下波动(恒温性能越好,其温度波动幅度越小,一般波动幅度小于 0.1 ℃),由于温度波动的幅度很小,一般用温度分辨率低的普通水银温度计观察不到温度波动,而采用数字贝克曼温度计可观察到温度的波动现象。恒温水浴温度出现波动的主要原因是电加热器与浴液之间热量传递不同步导致的。通常情况下,恒温水浴的温度高于室温,浴液向环境散热,水浴温度低于设定的温度值时,控制器才启动加热器加热,因加热器热容的存在,其温度不会立刻升高,在温度升到高于浴液温度的短暂时间段内,虽然启动加热,但浴液温度继续降低,同时,即使加热器温度高于浴液,由于浴液热容的存在,需要短暂的时间吸收热量,才能弥补浴液向环境散失的热量,其温度才会缓慢上升到设定的恒定温度,这导致了浴液温度相对设定的恒定温度出现负向波动的情况;同理,当浴液温度达到设定值时,电加热器停止工作,但此时电加热器存在余热,继续向浴液传递热量,浴液的温度出现正向波动。可见,恒温水浴电加热器及浴液热容的存在,导致二者之间热传递存在"惯性",从而导致了浴液温度出现正负波动的情况(表 8-1)。在设计制造恒温水浴时,通过各部件的恒温性能的匹配评估及在控制器的程序设定中预设电加热器开始及停止加热的提前量,来减小温度的波动幅度。理想的恒温水浴一般要求浴液的热容要大,这样浴液与环境微小的热交换,不会导致浴液温度的明显波动;电加热器的热容要小,以减小与浴液传递热量时的"惯性"。性能优异的恒温水浴要达到如下要求:①恒温介质流动性好,传热性能优良;②加热器功率适宜,热容要小;③搅拌器搅拌速度要适中,保证浴液内温度均匀分布;④需要恒定的温度与环境温度的差值要小,这样,浴液热散失率低,恒温效果就好。恒温水浴的恒温性能通常用灵敏度(S)来衡量。S 定义为最大温度波动值(T_{max})与最小温度波动值(T_{min})之差的平均值。S 可以根据灵敏度曲线(温度波动值-时间)进行求算。图8-5所示的是某温度下,恒温水浴的灵敏度曲线。

$$S = \pm (T_{max} - T_{min})/2$$

表8-1 某温度下恒温水浴温度波动数据及相应的灵敏度

次数	T_{max}/℃	T_{min}/℃	S/℃
1	0.065	−0.061	±0.063
2	0.079	−0.062	±0.070
3	0.082	−0.058	±0.070

S(平均值)= ±0.068 ℃

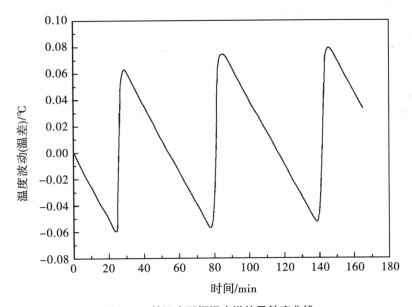

图 8-5 某温度下恒温水浴的灵敏度曲线

【实验用品】
仪器:数字贝克曼温度计,恒温水浴,普通水银温度计(分辨率0.1 ℃),秒表。
试剂:蒸馏水。
【实验步骤】
1.恒温水浴的浴槽内装入适量的蒸馏水,占浴槽容积的3/4。
2.将恒温水浴的温度设定为 30 ℃ 及 45 ℃,温度达到所设定的温度后,继续恒温 10 ~ 15 min。

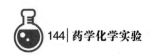

3. 将数字贝克曼温度计的温度传感器插入浴液合适的深度并固定好,选择好温差测定的参考基准温度(尽量与恒定的温度一致);然后每隔 1 ~ 2 min,记录一次贝克曼温度计显示的温差(即温度波动),至少记录两个温度波动周期(出现最大及最小的温度波动)。

4. 将温度的正负波动对时间作图,得到恒温水浴的灵敏度曲线。

5. 由灵敏度曲线一个周期中的最大及最小温度波动值计算每个周期的灵敏度及恒温水浴的总平均灵敏度。

6. 实验结束时,按顺序拆装仪器,将仪器需要保持清洁的部分清洗后妥善保存。

【数据记录与处理】

室温____℃   大气压____kPa

作 30 ℃及 45 ℃时恒温水浴的灵敏度曲线并计算不同温度下恒温水浴的灵敏度。

【注意事项】

1. 数字贝克曼温度计使用过程中,要保持温度传感器的清洁,以免影响其测定温度的精准度。

2. 使用恒温水浴时,应根据所控制水浴与环境温差的大小,选择合适的灵敏度。

3. 绘制水浴的灵敏度曲线时,应根据水浴与环境温差的大小,选择合适的搅拌器功率。

【思考题】

1. 同一恒温水浴在不同温度下,其灵敏度是否相同,为什么?

2. 用数字贝克曼温度计测量恒温水浴的温度波动值(温差)时,基温选择不同是否会影响正负波动的温差值及恒温水浴的灵敏度,为什么?

3. 如何根据需要恒定的温度与环境温差的大小,调整搅拌器的功率?

实验二   萘的燃烧热测定

【实验目的】

1. 掌握测定萘燃烧热的原理及方法。

2. 熟悉燃烧热的定义及恒热式热量计构造。

3. 了解恒压燃烧热与恒容燃烧热的相互关系。

【实验原理】

燃烧热是指 1 mol 物质在等温、等压下与氧气进行完全氧化时的焓变。"完全氧化"的意思是指化合物中的元素生成较稳定的氧化物,如碳被氧化成 CO_2(气),氢被氧化成 H_2O(液)等。燃烧焓是热化学中重要的基本数据,因为许多有机化合物的标准摩尔生成焓都可通过赫斯定律(Hess's law)由它的标准摩尔燃烧焓及二氧化碳和水的标准摩尔生成焓求得。通过燃烧焓的测定,还可以判断工业用燃料的质量等。

在非体积功为零的情况下,物质的燃烧焓以物质燃烧时的热效应(燃烧热)来表示:即 $\Delta_c H_m = Q_{p,m}$,因此,测定物质的燃烧焓实际就是测定物质在等温、等压下的燃烧热。

萘燃烧的热化学方程式:

$$C_{10}H_8(s) + 12O_2(g) \rightleftharpoons 10CO_2(g) + 4H_2O(L)$$

等压燃烧热(Q_P)与等容燃烧热(Q_V)之间的关系为:

$$Q_p = Q_V + \Delta n_g RT \tag{8-1}$$

Δn_g 为反应前后气态物质的量变化，T 为反应的绝对温度。

萘在密闭的氧弹中完全燃烧放出的热量使燃烧热测量组合装置的温度升高，测量出样品燃烧前后体系的温度变化，根据能量守恒定律(8-2)求算该样品的恒容燃烧热。

$$Q_V = -C_V \Delta T \qquad (8-2)$$

式中负号表示系统放热；C_V 为体系总热容，ΔT 为燃烧前后体系的温度变化(温差)。

系统除样品燃烧放出热量引起体系温度升高以外，还有引燃样品的燃烧丝的燃烧放出的热量，因此在计算燃烧热时，需扣除引燃丝产生的热量。Cu-Ni 合金燃烧丝的热容为：-3.138 J·cm⁻¹。

体系的热平衡关系式为：

$$mQ_V - 3.138\,L = -C_V \Delta T \qquad (8-3)$$

式子中 Q_V 为样品恒容燃烧热($J \cdot g^{-1}$)，m 为样品的质量(g)，L 为燃烧掉的引燃丝长度(cm)。C_V 准确值一般是用苯甲酸的燃烧热来求算，苯甲酸的燃烧热为 $Q_V = -26\,460\ J \cdot g^{-1}$。

一定质量的苯甲酸在绝热效果良好的燃烧热测定的组合装置(图 8-6)中完全燃烧，放出的热量引起体系的温度升高，通过数字贝克曼温度计(温差仪)准确测定出其燃烧前后体系的温度变化(即 ΔT)，由 8-3 式可计算出体系的热容 C_V，同样，将样品萘在燃烧热测定的组合装置中完全燃烧，准确测定出其燃烧前后体系的温度变化，利用式 8-3 可计算出其等容燃烧热，再由式 8-1 计算出其等压燃烧热。

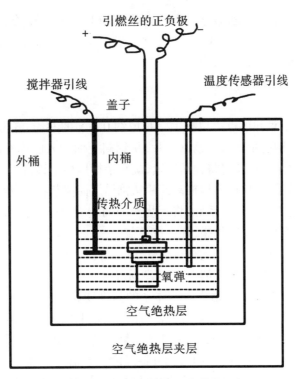

图 8-6 燃烧热测定的组合装置示意

完全燃烧是实验成功的必要条件，为了保证样品燃烧完全，氧弹(图 8-7)中必须充入高压氧气，粉末样品必须用压片机(图 8-8)压成片状，以避免充氧气时冲散样品使其燃烧不完全引起实验误差。组装燃烧热测定的组合装置必须严格按照要求，使其绝热性能良好，以确保样品燃烧产生的热量全部用来引起体系的温度升高。准确测定出样品燃烧前后体系的温度变化(即温差 ΔT)是准确测定样品燃烧热的关键。

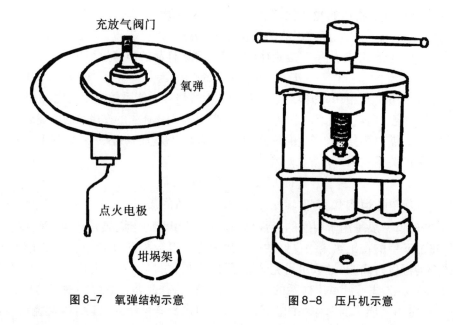

图 8-7　氧弹结构示意　　　　图 8-8　压片机示意

【实验用品】

仪器:燃烧热测定的组合装置,数字温差仪(SWC-ⅡD),压片机,氧气钢瓶(带充气口),电子天平,称量纸,水银温度计(准确度 0.1 ℃),容量瓶(2 L,1 L),研钵(2000 mL、1000 mL 各 1 个),药匙(2 个),电吹风,剪刀,钢尺,引燃丝。

试剂:萘,苯甲酸。

【实验步骤】

1. 样品压片及固定于氧弹的点火电极上　称取约 0.6 g 的萘粉,将压片机(图 8-8)的中空钢筒放置在可调底座上,钢筒中放入不锈钢垫片,从钢筒上面倒入已称好的萘粉,旋转手柄压棒下移插入钢筒,压棒下移至合适位置将样品压紧,旋转手柄压棒上移,将可调底座移向一边,垫片从钢筒下面掉落,再旋转手柄,压棒下移推动萘片从钢筒下面掉落在称量纸上。将萘片在电子天平上准确称量,然后用引燃丝将萘片系好,将燃烧丝的两端固定于氧弹两根点火电极的卡槽里,用卡环压紧。燃烧丝不能与坩埚壁相碰,旋紧氧弹盖。

2. 向氧弹充入氧气　将氧弹充放气阀对准氧气瓶的充气口,压下充气口手柄,可听到向氧弹充气的声音,充气声音不断变小,最终消失时,充气完毕。

3. 引燃样品(萘片)和准确测定燃烧前后体系的温度变化　将充好氧气的氧弹放入燃烧热测定的组合装置内筒的底座上(图 8-6)。用容量瓶准确量取低于环境温度 0.5～1.0 ℃的自来水 3000 mL,倒入内筒,两根点火引线的一端连接在氧弹的两根电极上,另一端从盖子的预留口引出,插入控制器对应的点火插孔内,盖上盖子;将温度传感器通过盖子上的专用插孔插入内桶的水中,另一端连接温差仪;启动搅拌器,开始时温度变化较大,待温度稳定(约 15 min)后,按下温差仪上的"采零"按键,将体系初始的稳定温度作为计算温差的基准温度,然后按下点火开关。约 30 s 后,可观察到温差急剧变大,则表示氧弹内样品已燃烧,待体系的温差变化小于 0.002 ℃,记录体系燃烧前后的温差(ΔT)即可。实验完毕,关掉控制开关,取出温度传感器,打开盖子,取出氧弹,用放气针插入氧弹充放气阀内,放掉氧弹内的氧气。旋开氧弹盖,检查是否燃烧完全,若氧弹坩埚内有黑色残渣或未燃尽的样品,说明燃烧不完全,实验要重做。或者取下未燃烧完的燃烧丝测其长度,计算实际燃烧掉的引燃丝长度。最后将内筒中的水倒掉,即完成了一个样品燃烧热的测定。称取 1 g 左右的苯甲酸,同法进行上述实验操作,求算出体系的总热容 C_V,然后,由萘燃烧前后体系的温差(ΔT),根据式 8-3 计算出萘的等容燃烧热,并根据式 8-1 计算其等压燃烧热。

【数据记录与处理】

室温:_____   燃烧掉的燃烧丝长度:_____

苯甲酸压片后的质量:_____   萘片的质量:_____

苯甲酸燃烧前后体系的温差(ΔT):_____   体系的总热容 C_V:_____

萘片燃烧前后体系的温差(ΔT):_____   萘的等容燃烧热:_____

萘的等压摩尔燃烧热:_____

【注意事项】

1. 将萘片固定于电极上时,要悬空,并将引燃丝两端紧紧卡在电极的凹槽内,避免充氧气时被气流从电极上吹落。

2. 向氧弹内充氧气要充足,以确保萘片充分燃烧。以基本听不到高压氧气流进入氧弹的声音为宜。

3. 作为传热介质的水,按照实验要求的量加入,不可过多或过少。

【思考题】

1. 说明 Q_V 与 Q_P 的不同和相互关系。

2. 样品压片时,压得太紧或太松对实验测定有何影响?

3. 氧弹内充入的氧气不足对实验有什么影响?

实验三 溶解热的测定

【实验目的】

1. 掌握电热补偿法测定 KNO_3 在不同浓度水溶液中的积分溶解热。

2. 熟悉作图法求 KNO_3 在水中的微分稀释热、积分稀释热和微分溶解热。

3. 了解溶解热测定仪的构造、原理及使用方法。

【实验原理】

1. 在热化学中,关于溶解过程的热效应,有以下几个基本概念。

溶解热:在恒温恒压下,n_2 mol 溶质溶于 n_1 mol 溶剂(或溶于某浓度的溶液)中产生的热效应,用 Q 表示。溶解热可分为积分溶解热和微分溶解热。

积分溶解热:在恒温恒压下,1 mol 溶质溶于 n_0 摩尔溶剂中产生的热效应,用 Q_s 表示。

微分溶解热:在恒温恒压下,1 mol 溶质溶于某一确定浓度的无限量的溶液中产生的热效应,以 $\left(\dfrac{\partial Q}{\partial n_2}\right)_{T,p,n_1}$ 表示,简写为 $\left(\dfrac{\partial Q}{\partial n_2}\right)_{n_1}$。

稀释热:在恒温恒压下,1 mol 溶剂加到某浓度的溶液中使之稀释所产生的热效应。稀释热也可分为积分稀释热和微分稀释热两种。

积分稀释热:在恒温恒压下,把含 1 mol 溶质及 n_{01} mol 溶剂的溶液稀释到含溶剂为 n_{02} mol 时的热效应,亦即为某两浓度溶液的积分溶解热之差,以 Q_d 表示。

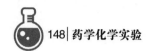

微分稀释热:在恒温恒压下,1 mol 溶剂加入某一确定浓度的无限量的溶液中产生的热效应,以 $\left(\dfrac{\partial Q}{\partial n_1}\right)_{T,p,n_2}$ 表示,简写为 $\left(\dfrac{\partial Q}{\partial n_1}\right)_{n_2}$。

2. 积分溶解热(Q_s)可由实验直接测定,其他 3 种热效应则通过 Q_s-n_0 曲线求得。

设纯溶剂和纯溶质的摩尔焓分别为 $H_m(1)$ 和 $H_m(2)$,当溶质溶解于溶剂变成溶液后,在溶液中溶剂和溶质的偏摩尔焓分别为 $H_{1,m}$ 和 $H_{2,m}$,对于由 n_1 mol 溶剂和 n_2 mol 溶质组成的体系,在溶解前体系总焓为 H:

$$H = n_1 H_m(1) + n_1 H_m(2) \tag{8-4}$$

设溶液的焓为 H':

$$H' = n_1 H_{1,m} + n_1 H_{2,m} \tag{8-5}$$

因此溶解过程热效应 Q 为:

$$Q = \Delta_{mix}H = H' - H = n_1[H_{1,m} - H_m(1)] + n_2[H_{2,m} - H_m(2)]$$
$$= n_1 \Delta_{mix}H_m(1) + n_2 \Delta_{mix}H_m(2) \tag{8-6}$$

式中,$\Delta_{mix}H_m(1)$ 为微分稀释热,$\Delta_{mix}H_m(2)$ 为微分溶解热。根据上述定义,积分溶解热 Q_s 为:

$$Q_s = \frac{Q}{n_2} = \frac{\Delta_{mix}H}{n_2} = \Delta_{mix}H_m(2) + \frac{n_1}{n_2}\Delta_{mix}H_m(1)$$
$$= \Delta_{mix}H_m(2) + n_0 \Delta_{mix}H_m(1) \tag{8-7}$$

在恒压条件下,$Q = \Delta_{mix}H$,全微分得:

$$dQ = \left(\frac{\partial Q}{\partial n_1}\right)_{n_2} dn_1 + \left(\frac{\partial Q}{\partial n_2}\right)_{n_1} dn_2 \tag{8-8}$$

上式在比值 $\dfrac{n_1}{n_2}$ 恒定下积分,得:

$$Q = \left(\frac{\partial Q}{\partial n_1}\right)_{n_2} n_1 + \left(\frac{\partial Q}{\partial n_2}\right)_{n_1} n_2 \tag{8-9}$$

式(8-9)除以 n_2:

$$\frac{Q}{n_2} = \left(\frac{\partial Q}{\partial n_1}\right)_{n_2} \frac{n_1}{n_2} + \left(\frac{\partial Q}{\partial n_2}\right)_{n_1} \tag{8-10}$$

因

$$\Delta_{mix}H(2) = \left(\frac{\partial Q}{\partial n_2}\right)_{n_1} \quad \frac{Q}{n_2} = Q_s \quad \frac{n_1}{n_2} = n_0 \tag{8-11}$$

则

$$\left(\frac{\partial Q}{\partial n_1}\right)_{n_2} = \left[\frac{\partial (n_2 Q_s)}{\partial (n_2 n_0)}\right]_{n_2} = \left(\frac{\partial Q_s}{\partial n_0}\right)_{n_2} \tag{8-12}$$

将(8-11)、(8-12)代入(8-10)得:

$$Q_s = \left(\frac{\partial Q}{\partial n_2}\right)_{n_1} + n_0 \left(\frac{\partial Q_s}{\partial n_0}\right)_{n_2} \tag{8-13}$$

对比 (8-7)与(8-13)式:

$$\Delta_{mix}H_m(1) = \left(\frac{\partial Q_s}{\partial n_0}\right)_{n_2} \tag{8-14}$$

以 Q_s 对 n_0 作图,可得图 8-9 的曲线关系。在图 8-9 中,AF 与 BG 分别为将 1 mol 溶质溶于 n_{01} mol 和 n_{02} mol 溶剂时的积分溶解热 Q_s,BE 表示在含有 1 mol 溶质的溶液中加入溶剂,使溶剂量由 n_{01} mol 增加到 n_{02} mol 过程的积分稀释热 Q_d。

$$Q_d = (Q_s)_{n_{02}} - (Q_s)_{n_{01}} = BG - EG = BE \tag{8-15}$$

图 8-9 中曲线 A 点的切线斜率等于该浓度溶液的微分稀释热。

$$\Delta_{mix}H_m(1) = \left(\frac{\partial Q_s}{\partial n_0}\right)_{n_2} = \frac{AD}{CD} \tag{8-16}$$

对比(8-11)与(8-13)式,切线在纵轴上的截距等于该浓度的微分溶解热。

$$\Delta_{mix}H_m(2) = \left(\frac{\partial Q}{\partial n_2}\right)_{n_1} = OC \tag{8-17}$$

由图8-9可见,欲求溶解过程的各种热效应,首先要测定各种浓度下的积分溶解热,然后作图计算。

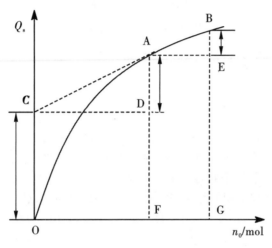

图8-9 $Q_S - n_0$ 关系

3.测量热效应在"量热计"中进行。量热计的类型很多,一般可分为两类:一类是等温量热计,其本身温度在量热过程中始终不变,所测得的量为体积的变化,如冰量热计;另一类是测温量热计,它本身的温度在量热过程中会改变,通过测量温度的变化进行量热,这种量热计又可以分为外壳等温计或绝热式量热计。本实验使用的是绝热式量热计。

在绝热量热计测定热效应的方法有两种:

(1)先测定量热系统的热容 C,再根据反应过程中温度变化 ΔT 与 C 之乘积求出热效应(此法一般用于放热反应)。

(2)先测定体系的起始温度 T,溶解过程中体系温度随吸热反应进行而降低,再用电加热法使体系升温至起始温度,根据所消耗电能求出热效应 Q。

$$Q = I^2 Rt = IUt$$

式中,I 为通过电阻 R 的电热器的电流强度(A);U 为电阻丝两端所加电压(V);t 为通电时间(s)。这种方法称为电热补偿法。

本实验采用电热补偿法,测定 KNO_3 在水溶液中的积分溶解热,并通过图解法求出其他3种热效应。

【实验用品】

仪器:SWC-RJ(一体化)溶解热实验装置,称量瓶(25 mm × 40 mm 8 支),大研钵(1个),容量瓶(100 mL 1个),称量纸若干,标签,药匙,坐标纸,洗瓶,电子天平。

试剂:KNO_3(A. R. 烘干放入干燥器中)。

【实验步骤】

1.稳压电源使用前在空载条件下先通电预热 15 min。

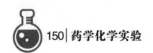

2.将 8 个称量瓶编号,依次加入在研钵中研细的 KNO_3,用电子天平准确称量上述 8 个盛有 KNO_3 的称量瓶,使 KNO_3 的质量分别为 2.5、1.5、2.5、2.5、3.5、4、4、4.5 g。

3.用 100 mL 的容量瓶量取 200 mL 蒸馏水,加入杜瓦瓶内(杜瓦瓶用前需干燥)。

4.杜瓦瓶内加入磁子,放到反应器上,安装实验装置,调节磁子转速旋钮,按下状态转换键使仪器处于测试状态。然后调节稳压电源,使加热器功率约为 3 W,保持电流稳定。观察温差的变化,当温差为 1.5 ℃时,打开杜瓦瓶的橡胶塞,快速完全地加入第一份样品,然后用塞子堵住加样口,与此同时,记录仪器上的时间。加入 KNO_3 后,温度会很快下降,然后再慢慢上升,待上升至温差为 1.5 ℃时,打开杜瓦瓶的橡胶塞,快速完全地加入第二份样品,然后用塞子堵住加样口,与此同时,记录仪器上的时间。按上述步骤继续测定,直至 8 份样品全部加完为止。

5.测定完毕后,切断电源,打开杜瓦瓶,检查 KNO_3 是否溶完,如未全溶,则必须重作。如溶解完全,将溶液倒入回收瓶中,把杜瓦瓶洗净放回原处。

【数据记录与处理】

1.根据溶剂的质量和加入溶质的质量,计算 n_0 值:

$$n_0 = \frac{n_{H_2O}}{n_{KNO_3}} = \frac{200.0/18.02}{\sum m/101.1} = \frac{1122}{\sum m}$$

2.按 $Q=IUt$ 公式计算各次溶解过程的热效应。

3.按每次累积的浓度和累积的热量,求各浓度下溶液的 n_0 和 Q_s。

4.将以上数据列表并作 Q_s-n_0 图,并从图中求出 $n_0 = 80$、100、200、300 和 400 mol 处的微分溶解热和微分稀释热,以及 n_0 从 $80 \to 100$、$100 \to 200$、$200 \to 300$、$300 \to 400$ 的积分稀释热。

将数据填入表 8-2 中。

表 8-2 溶解热的测定

$I=\_\_$ (A); $U=\_\_$ (V); $IU=\_\_$ (W)

样品	m/g	∑m/g	T/s	Q/J	Q_s/(J·mol^{-1})	n_0/mol
1						
2						
3						
4						
5						
6						
7						
8						

【注意事项】

1.实验过程中要求 I、U 值恒定,故应随时注意调节。

2.实验过程中状态转换键不能再按,以保证时间的连续性。

3.固体 KNO_3 易吸水,称量和加样动作应迅速。固体 KNO_3 在实验前务必研磨成粉状,并在 110 ℃烘干。

4.杜瓦瓶绝热性能与盖上各孔隙密封程度有关,实验过程中要注意盖好,减少热损失。

【思考题】

1. 实验过程中如何减少热损失?

2. 数据处理时为什么使用累计时间和累计质量?

实验四　低沸点二元体系相图的绘制

【实验目的】

1. 掌握环己烷–乙醇双液体系沸点–组成图的测定和绘制,并由相图决定其最低恒沸温度及最低恒沸混合物的组成。

2. 熟悉阿贝折光仪的使用方法。

3. 了解沸点测定仪的构造及测定原理。

【实验原理】

任意两个在常温时为液态的物质混合组成的系统称为双液体系。双液体系可分为完全互溶,部分互溶和完全不互溶体系。

液体的沸点是指液体饱和蒸气压和外压相等时的温度。在一定外压下,纯液体的沸点为定值。对完全互溶的双液体系,沸点还与组成有关。完全互溶双液体系的沸点–组成图可分为3类:①混合物的沸点介于两纯组分沸点之间(a);②混合物的沸点–组成图上出现最高点(b);③沸点–组成图上出现最低点(c)。相对于最低点或最高点的温度称为恒沸温度,恒沸温度时的溶液称为恒沸混合物。

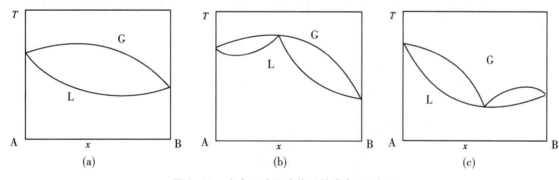

图 8-10　完全互溶双液体系的沸点–组成图

图8-10的纵坐标代表温度,横轴代表组成,下面一条曲线是液相线(L),表示液相混合物的沸点与组成的关系。上面一条曲线是气相线(G)。对应于某温度作平行于横轴的虚线与两条曲线的两个交点就是该沸点时互相平衡的气相点[$X_B(G)$]和液相点[$X_B(L)$]。

本实验用沸点仪测定不同组成的环己烷–乙醇混合物的沸点,并收集互成平衡时的气相和液相,用阿贝折光仪测量它们的折光率,绘制此双液体系的相图。

折光率是物质的一个特征数值。溶液的折光率与其组成有关,如果先配制了一系列准确浓度的溶液,并测定其折光率,就可以做出折光率–浓度的工作曲线(图8-11),对于未知溶液,测定其折光率后,即可从工作曲线查得其准确浓度。

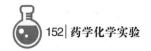

【实验用品】

仪器:FDY 双液系沸点测定仪一套（包括铁架台）,SWJ 精密数字温度计,胶头吸管（4 个）,阿贝折光仪（一台）,擦镜纸,量筒（25 mL）,吸量管（5 mL、2 mL 各一个）,电吹风,洗瓶。

试剂:无水乙醇(A.R.),环己烷（A.R.）,丙酮。

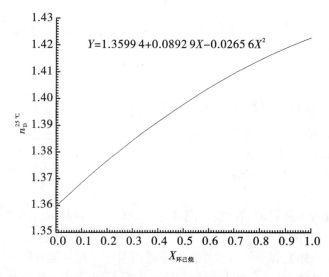

$$Y=1.3599\,4+0.0892\,9X-0.0265\,6X^2$$

图 8-11　乙醇-环己烷溶液的折光率与其浓度($X_{环己烷}$)的关系

【实验步骤】

1. 乙醇-环己烷溶液配制:配制环己烷体积分数分别为 0、0.1、0.2、0.3、0.4、0.5、0.6、0.7、0.8、0.9、1 环己烷-乙醇溶液各 30 mL,计算所需乙醇和环己烷的体积,并用吸量管量取,配制溶液。

2. 按照图 8-12 组装沸点仪,且勿使温度传感器接触电热丝。

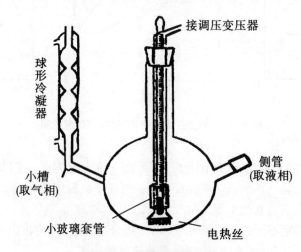

图 8-12　沸点仪组装示意

3. 在室温下,接通冷凝水,把配制好的溶液（浓度由小到大）依次从沸点仪的侧管加入蒸馏瓶内,并使温度传感器浸在溶液中且不接触沸点仪的底部,调节变压器电压,电热丝将液体加热至缓缓沸腾。待温度基本恒定后,连同支架一起倾斜蒸馏瓶,使小槽中气相冷凝液回流至蒸馏瓶内,重复 3 次(注意:加热时间不宜过长,以免低沸点物质挥发),记下气液平衡时的温度,并用干燥的滴管分别取气相的冷凝液及平衡时的液相溶液,测定其折光率。

4. 由测定的折光率从折光率-浓度的标准工作曲线(图 8-11)找出平衡时气相和液相的准确浓度。

5. 一个样品测定完毕后,停止加热,倾倒出沸点仪中的液体倒入回收瓶中。利用余热使残留的少量液体快速挥发,然后加入第二个样品,重复前面操作。

6. 由测定的不同样品气液平衡时的温度及气液相的浓度,绘制二元体系的相图。

7. 实验完毕,拔掉电源插头,关闭仪器和冷凝水,冷却,拆沸点仪。

【数据记录与处理】

1. 将测得的数据列入表 8-3。

表 8-3 样品的折光率和组成

样品编号	1	2	3	4	5	6	7	8	9	10	11
体积分数	0	0.1	0.2	0.3	0.4	0.5	0.6	0.7	0.8	0.9	1.0
环己烷/mL											
乙醇/mL											
气相折光率											
气相组成($X_{环己烷}$)											
液相折光率											
液相组成($X_{环己烷}$)											

2. 绘制环己烷-乙醇二元体系的相图。

3. 由相图找出最低恒沸温度和最低恒沸混合物的组成。

【注意事项】

1. 测定折光率时,动作要迅速,以免样品中易挥发组分损失,确保数据准确。

2. 每种浓度样品其沸腾状态应尽量一致,不要过激烈或过慢。

3. 先通冷凝水,然后开始加热。系统达到平衡后,停止加热,稍冷却后方可取样分析。每次取样量不宜过多,取样时滴管一定要干燥,取样后的滴管不能倒置。

4. 阿贝折光仪的棱镜不能用硬物触及(如滴管),擦拭棱镜用擦镜纸。

【思考题】

1. 最低恒沸温度与哪些因素有关?

2. 为了准确测定折光率和沸点,各应注意哪些问题?

3. 将恒沸混合物进行精馏时可以得到什么结果?

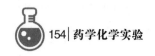

实验五　液相平衡常数的测定

【实验目的】

1. 掌握如何用分光光度计测定液相反应的平衡常数。

2. 熟悉 722 型分光光度计的使用。

3. 了解热力学平衡常数的数值与反应物起始浓度无关。

【实验原理】

Fe^{3+} 离子与 SCN^- 离子在溶液中可生成一系列的络离子,并共存于同一个平衡体系中。当 SCN^- 离子的浓度增加时,Fe^{3+} 离子与 SCN^- 离子生成的络合物的组成发生如下的改变:

$$Fe^{3+}+SCN^- \longrightarrow Fe(SCN)^{2+} \longrightarrow Fe(SCN)_2^+ \longrightarrow Fe(SCN)_3 \longrightarrow Fe(SCN)_4^- \longrightarrow Fe(SCN)_5^{2-}$$

当 Fe^{3+} 离子与浓度很低的 SCN^- 离子(一般应小于 $5 \times 10^{-3} mol \cdot L^{-1}$)反应时,只进行如下反应:

$$Fe^{3+} + SCN^- \rightleftharpoons FeSCN^{2+}$$

即反应被控制在仅仅生成最简单的 $FeSCN^{2+}$ 络离子。其平衡常数 K_c 表示为:

$$K_c = \frac{\left[FeSCN^{2+} \right]_{平衡}}{\left[Fe^{3+} \right]_{平衡} \left[SCN^- \right]_{平衡}} \tag{8-18}$$

为抑制 Fe^{3+} 水解,要控制溶液的 pH 值;同时本实验为离子平衡反应,离子强度必然对平衡常数有较大影响。所以,在各被测溶液中离子强度 $I = \frac{1}{2} \sum m_i Z_i^2$ 应保持一致。

根据朗伯-比尔定律 $A = kbc = k'c$,可知吸光度与溶液浓度成正比。因此,可借助于分光光度计测定其吸光度,从而计算出平衡时 $FeSCN^{2+}$ 络离子的浓度以及 Fe^{3+} 离子和 SCN^- 离子的浓度,进而求出该反应的平衡常数 K_c。

实验分为 4 组,不同组的 Fe^{3+} 离子浓度不同,其中第一组的浓度最大,远远的大于 SCN^- 离子的浓度,对第一组 Fe^{3+} 离子与 SCN^- 离子反应达平衡时,可认为 SCN^- 离子全部消耗,则平衡时生成 $FeSCN^{2+}$ 络离子的浓度 c_1 即为 SCN^- 离子的起始浓度,即有:$c_1 = \left[FeSCN^{2+} \right]_{平(1)} = \left[SCN^- \right]_{始}$。

根据分光光度计测出吸光度 A_1,然后根据朗伯-比尔定律 $k' = \frac{A_1}{c_1}$,则可以求出 k' 的值。第二组溶液根据分光光度计测出吸光度 A_2,因为 k' 的值已知,则根据朗伯-比尔定律 $c_2 = \frac{A_2}{k'}$ 可求出 c_2,c_2 为第二组反应达到平衡时 $FeSCN^{2+}$ 络离子的浓度,

则 $\left[Fe^{3+} \right]_{平衡} = \left[Fe^{3+} \right]_{起始} - c_2$,$\left[SCN^- \right]_{平衡} = \left[SCN^- \right]_{起始} - c_2$,代入公式(8-18)中即可算出第二组的平衡常数 K_{c_2}。第三组的 K_{c_3} 和第四组的 K_{c_4} 的计算方法同上述。

【实验用品】

仪器:722 型分光光度计 1 台,容量瓶(50 mL 8 个),吸量管(5 mL 1 支,10 mL 4 支)。

试剂:NH_4SCN($1 \times 10^{-3} mol \cdot L^{-1}$,需准确标定),$FeNH_4(SO_4)_2$($0.1 mol \cdot L^{-1}$,需准确标定 Fe^{3+} 浓度并加 HNO_3 使溶液的 H^+ 浓度为 $0.1 mol \cdot L^{-1}$),HNO_3($1 mol \cdot L^{-1}$),KNO_3($1 mol \cdot L^{-1}$)。

【实验步骤】

1. 取 4 个 50 mL 容量瓶,编成 1、2、3、4 号。配制离子强度为 0.7,氢离子浓度为 0.15 mol · L⁻¹,SCN^- 离子浓度为 $2 \times 10^{-4} mol \cdot L^{-1}$,$Fe^{3+}$ 离子浓度分别为 5×10^{-2}、1×10^{-2}、5×10^{-3}、

2×10^{-3} mol·L^{-1}的 4 种溶液,先计算所需的标准溶液量如表 8-4 所示。

表 8-4 所需的标准溶液量

样品溶液	V_{NH_4SCN}/mL	$V_{FeNH_4(SO_4)_2}$/mL	V_{HNO_3}/mL	V_{KNO_3}/mL
1	10.00	25.00	5.00	5.00
2	10.00	5.00	7.00	23.00
3	10.00	2.50	7.25	25.25
4	10.00	1.00	7.40	26.60

2. 根据计算结果,取 4 个标记好的 50 mL 容量瓶,按表中计算结果,将除 NH$_4$SCN 溶液外的 3 种溶液分别取所需的体积按编号加入,并用蒸馏水定容,作为空白溶液备用。

3. 再取另外 4 个标记好的 50 mL 容量瓶,按表中计算结果,将 4 种溶液分别取所需的体积按编号加入(NH$_4$SCN 溶液最后加),并用蒸馏水定容,作为样品溶液备用。

4. 将分光光度计波长调到 460 nm 处。将 1 号空白溶液和样品溶液分别放入两个比色皿,将空白溶液的吸光度调为零,准确测量 1 号样品溶液的吸光度。更换样品溶液重复测量 3 次,取其平均值。用同样的方法测量 2、3、4 号样品溶液的吸光度。

【数据记录与处理】

将测得的数据填于表 8-5,并计算出平衡常数 K_c 值。

表 8-5 平衡常数的计算

实验室温度:_____ 大气压:_____ K':_____

编号	[Fe^{3+}]$_{始}$	[SCN$^-$]$_{始}$	吸光度	[FeSCN^{2+}]$_{平衡}$	[Fe^{3+}]$_{平衡}$	[SCN$^-$]$_{平衡}$	K_c
1							
2							
3							
4							

【注意事项】

1. SCN$^-$的浓度小于 5×10^{-3} mol·L^{-1},以保证只生成配合比为 1:1 的 FeSCN^{2+}。

2. 本实验为离子平衡反应,各被测液中的离子强度要保持一致。

3. 在实验过程中应避免 Cl$^-$、PO$_4^{3-}$ 等阴离子对 Fe^{3+}的影响。

4. 使用分光光度计时,先接通电源,预热 20 min。为了延长光电管的寿命,在不测定数值时,应打开暗盒盖。

5. 使用比色皿时,溶液约占比色皿的 3/4 即可。

【思考题】

1. 如 Fe^{3+}、SCN$^-$离子浓度较大时则不能按公式 $K_c = \dfrac{[FeSCN^{2+}]_{平衡}}{[Fe^{3+}]_{平衡}[SCN^-]_{平衡}}$ 计算 K_c 值,为什么?

2. 测定溶液吸光度时,为什么需要空白溶液?如何选择空白溶液?

第九章　电化学实验

实验六　电导法测定弱电解质的解离平衡常数及难溶电解质的溶解度

【实验目的】

1. 掌握 DDS-307 型电导率仪的使用方法。
2. 熟悉电导法测定醋酸溶液的解离平衡常数及难溶电解质溶解度的实验方法。
3. 了解溶液电导与电导率的关系。

【实验原理】

电解质溶液导电能力的大小,等于电阻的倒数 $\dfrac{1}{R}$,电导以 G 表示,则 $G = \dfrac{1}{R}$,因为 $R = \rho \cdot \dfrac{l}{A}$,所以 $G = \dfrac{1}{\rho} \cdot \dfrac{A}{l} = \kappa \dfrac{A}{l}$。式中 κ 称为电导率,其单位为 $\mathrm{S \cdot m^{-1}}$,其值为电阻率的倒数。则 $\kappa = G \dfrac{l}{A}$,式中 A 为导体的截面积,l 为导体的长度,$\dfrac{l}{A}$ 对于一定的电导电极而言是一个常数,称为电导池常数,电导池常数可通过测定已知电导率的电解质溶液(如氯化钾标准溶液)来确定。电解质溶液的电导,可以通过平衡电桥法进行测定,但目前多采用电导仪。DDS-307 型电导率仪可以直接测出溶液的电导率。

电解质溶液的电导率随着溶液浓度的改变而改变,溶液中含有 1 mol 溶质时的电导率称为摩尔电导率,以 Λ_m 表示:$\Lambda_m = \dfrac{\kappa}{c}$,式中 c 为摩尔浓度单位为 $\mathrm{mol \cdot m^{-3}}$,$\Lambda_m$ 的单位为 $\mathrm{S \cdot m^2 \cdot mol^{-1}}$。根据电离学说,弱电解质的解离度 α 随着溶液的稀释而增大,当溶液无限稀释时,弱电解质全部电离 $\alpha \to 1$。在一定温度下,溶液的摩尔电导率与离子的真实浓度成正比,因而也与 α 成正比。所以 $\alpha = \dfrac{\Lambda_m}{\Lambda_m^{\infty}}$($\Lambda_m^{\infty}$ 为无限稀释的摩尔电导率)。

如醋酸:　　　$HAc + H_2O \Longrightarrow H_3O^+ + Ac^-$

平衡浓度:　　$c(1-\alpha)$　　　　　$c\alpha$　　　$c\alpha$

则　　　　　　$K_a = \dfrac{c\alpha^2}{1-\alpha}$

因此,由实验测得醋酸溶液的摩尔电导率,即可求得它的解离常数。

一般难溶盐类在水中的溶解度很小,其饱和溶液浓度很难用普通滴定法测定,但可用电导法测定。其基本原理是:难溶盐的饱和溶液很稀,近似视为无限稀释溶液,所以其摩尔电导率可由离子摩尔电导率求得。测定饱和溶液的电导率,即可求出难溶盐的溶解度。

根据 $\Lambda_m = \dfrac{\kappa}{c}$ $\qquad \Lambda_m^\infty = \Lambda_{m+}^\infty + \Lambda_{m-}^\infty$

则 $c = \dfrac{\kappa}{\lambda_{m+}^\infty + \lambda_{m-}^\infty}$，但因为溶液浓度很稀，不能忽略纯水中微量离子的影响，所以在应用上式时应用测得溶液的电导率减去所用水的电导率，则其难溶盐的摩尔浓度为：

$$c = \frac{\kappa_{溶液} - \kappa_{水}}{\lambda_{m+}^\infty + \lambda_{m-}^\infty} \times 10^{-3}(\text{mol}\cdot\text{L}^{-1})$$

则难溶盐的溶解度： $S = \dfrac{1}{10}\cdot cM(g\cdot 100\text{ mL}^{-1})$

【实验用品】

仪器：DDS-307 型电导率仪，DLS-1 型电导电极，容量瓶(250 mL)，移液管(25 mL)，烧杯(50 mL)，胶头滴管，洗瓶，吸耳球，滤纸。

试剂：0.100 mol·L^{-1} HAc 溶液，BaSO$_4$饱和溶液，0.100 mol·L^{-1} KCl 溶液。

【实验步骤】

1.测定 HAc 溶液的电导率。用蒸馏水将电导池洗干净后，再用 HAc 溶液润洗 2~3 次，然后加入适量 HAc 溶液，放入电导电极，室温下测定电导率 3 次，求平均值。

2.同上法，测定 BaSO$_4$饱和溶液的电导率。

3.同上法，测定蒸馏水的电导率。

【数据记录和处理】

1.电导率测量数据见表9-1。

表9-1　电导率测量数据

测量次数	HAc 溶液	BaSO$_4$饱和溶液	蒸馏水
1			
2			
3			
平均值			

2.计算

(1)计算 HAc 溶液的 Λ_m、α、K_a。

(2)计算 BaSO$_4$饱和溶液的 c，并求出 BaSO$_4$的溶解度 S。

【注意事项】

1.在测量高纯度水时应避免污染。

2.为确保测量精度，电极使用前应用电导率小于 0.5 μS·cm^{-1} 的蒸馏水(或去离子水)冲洗 2 次，然后用被测试样冲洗 3 次后方可测量。

3.电极插头插座绝对禁止沾水，避免造成测量误差。

【思考题】

1.影响电导率数值大小的因素有哪些？

2.测定 BaSO$_4$溶解度时，若用来校正 BaSO$_4$溶液的电导率的高纯水被污染了，则对测量结果有什么影响？

3.在测定电导率时，若铂黑电极的铂片没有完全被溶液浸没，则测得的电导率的数值将会如何变化？

第十章　动力学实验

实验七　乙酸乙酯皂化反应速率常数的测定

【实验目的】

1. 掌握图解法求乙酸乙酯皂化反应的速率常数。
2. 熟悉测定乙酸乙酯皂化反应进程中,溶液的电导率与浓度的关系。
3. 了解二级反应的特点及测定乙酸乙酯皂化反应速率常数的意义。

【实验原理】

乙酸乙酯皂化反应是个二级反应,其反应方程式为:

$$CH_3COOC_2H_5 + Na^+ + OH^- \rightleftharpoons CH_3COO^- + Na^+ + C_2H_5OH$$

当乙酸乙酯与氢氧化钠溶液的起始浓度相同,均为 a 时,则反应速率表示为:

$$\frac{dx}{dt} = k(a-x)^2 \tag{10-1}$$

式中,x 为时间 t 时反应物消耗掉的浓度,k 为反应速率常数。将上式积分得:

$$\frac{x}{a(a-x)} = kt \tag{10-2}$$

起始浓度已知,实验只需测得不同时间 t 时的 x 值,以 $\dfrac{x}{a-x}$ 对 t 作图,得一直线,从直线的斜率 ak 便可求出 k 值。

乙酸乙酯皂化反应中,参加导电的离子有 OH^-、Na^+ 和 CH_3COO^-。由于反应体系是很稀的水溶液,可认为 CH_3COONa 是全部电离的,因此,反应前后 Na^+ 的浓度不变,随着反应的进行,仅仅是导电能力很强的 OH^- 离子逐渐被导电能力弱的 CH_3COO^- 离子所取代,致使溶液的电导逐渐减小,因此可用电导率仪测量皂化反应进程中电导率随时间的变化,从而达到跟踪反应物浓度随时间变化的目的。

令 G_0 为 $t=0$ 时溶液的电导,G_t 为时间 t 时溶液的电导,G_∞ 为 $t=\infty$(反应完毕)时溶液的电导。则稀溶液中,电导值的减少量与 CH_3COO^- 浓度成正比,设 K 为比例常数,则:

$$t=t \text{ 时} \quad x=x \qquad x=K(G_0-G_t) \tag{10-3}$$

由此可得:

$$t=\infty \text{ 时 } x \to \alpha \qquad \alpha=K(G_0-G_\infty) \tag{10-4}$$

由(10-3)和(10-4)得:

$$\alpha-x=K(G_t-G_\infty) \tag{10-5}$$

将(10-3)和(10-5)代入(10-2)式得:

$$\frac{1}{a} \cdot \frac{G_0-G_t}{G_t-G_\infty} = kt$$

重新排列得:

$$G_t = \frac{1}{ak} \cdot \frac{G_0 - G_t}{t} + G_\infty \qquad (10-6)$$

将电导 G 与电导率 κ 的关系式 $G = \kappa \frac{A}{l}$ 代入（10-6）式得：

$$\kappa_t = \frac{1}{\alpha k} \cdot \frac{\kappa_0 - \kappa_t}{t} + \kappa_\infty \qquad (10-7)$$

通过实验测定不同时间溶液的电导率 κ_t 和起始溶液的电导率 κ_0，以 κ_t 对 $\kappa_0 - \kappa_t/t$ 作图，得一直线，从直线的斜率 $\frac{1}{\alpha k}$ 即可求出反应速率数 k。

【实验用品】

仪器：DDS-307 型电导率仪（带铂黑电极），锥形瓶（250 mL 2 个），吸量管（1 mL），秒表，移液管（50 mL 3 支），容量瓶（250 mL）。

试剂：NaOH 水溶液（0.02 mol·L^{-1}），乙酸乙酯（A.R.）。

【实验步骤】

1. 配制溶液　配制与 NaOH 准确浓度（0.02 mol·L^{-1}）相等的乙酸乙酯溶液。计算出配制 250 mL 0.02 mol·L^{-1} 的乙酸乙酯水溶液所需的乙酸乙酯的体积，然后用吸量管吸取该体积的乙酸乙酯注入 250 mL 容量瓶中，加水稀释至刻度，即为 0.02 mol·L^{-1} 的乙酸乙酯水溶液（25 ℃时，乙酸乙酯密度为 0.902 g·cm^{-3}，摩尔质量为 88.11）。

2. 溶液起始电导率 κ_0 的测定　在干燥的 250 mL 锥形瓶中，用移液管加入 50 mL，0.02 mol·L^{-1} 的 NaOH 溶液和等体积的电导水，混合均匀后，倒出少量溶液润洗铂黑电极，然后将剩余溶液倒入电导池，将电极插入溶液（盖过电极上沿约 2 cm），测定溶液电导率，直至不变为止，此数值即为 κ_0。

3. 反应时电导率 κ_t 的测定　用移液管移取 50 mL，0.02 mol·L^{-1} 的 CH$_3$COOC$_2$H$_5$，加入干燥的 250 mL 锥形瓶中。用另一只移液管取 50 mL，0.02 mol·L^{-1} 的 NaOH 溶液注入装有乙酸乙酯溶液的锥形瓶中。两溶液混合均匀的瞬间，开动秒表计时（反应的开始时间），在以后的 2、4、6、8、10、12、15、20、25、30、35、40 min 测量溶液的电导率 κ_t，并记录对应的时间 t。实验结束后，关闭电源，取出电极，用电导水洗净并置于电导水中保存待用。

【数据记录与处理】

1. 将 t，κ_t，$\dfrac{\kappa_0 - \kappa_t}{t}$ 数据列表。

2. 将 κ_t 对 $\dfrac{\kappa_0 - \kappa_t}{t}$ 作图，得到一条直线。

3. 由直线的斜率计算室温下乙酸乙酯皂化反应的速率常数 k 和反应的半衰期 $t_{1/2}$。

【注意事项】

1. 本实验需用电导水，并避免接触空气及灰尘杂质落入。

2. 配好的 NaOH 溶液要防止空气中的 CO$_2$ 气体进入。

3. 乙酸乙酯溶液和 NaOH 溶液浓度必须相同。

4. 乙酸乙酯溶液需临时配制，配制时动作要迅速，以减少挥发损失。

【思考题】

1. 为什么浓度为 0.01 mol·L^{-1} NaOH 溶液的电导率就可近似认为是 κ_0？

2. 如果 NaOH 和 CH$_3$COOC$_2$H$_5$ 溶液为浓溶液时，能否用此法求 k 值，为什么？

第十一章　表面与胶体实验

实验八　最大泡压法测定乙醇水溶液的表面张力

【实验目的】

1. 掌握最大泡压法测定溶液表面张力原理和方法、溶液表面吸附量 Γ 的计算方法。

2. 熟悉数字压差计的使用方法。

3. 了解表面张力测试仪的构造、原理及使用方法。

【实验原理】

1. 在指定的温度下,纯溶剂的表面张力是一定的,溶剂中加入溶质变成溶液时,溶液的表面张力不仅与温度有关,而且与溶质的种类、溶液浓度等有关。这是由于溶液中部分溶质分子进入到溶液表面,使表面层分子组成发生了改变,分子间引力发生了变化,因此表面张力也随着改变。实验表明,加入溶质后,表面张力发生改变的同时,溶液表面层的浓度与内部浓度也发生了改变,有些溶液表面层浓度大于溶液内部浓度,有些恰恰相反,这种现象称为溶液的表面吸附作用。

根据吉布斯吸附等温式:

$$\Gamma = -\frac{c/c^\theta}{RT}\left[\frac{\partial\sigma}{\partial(c/c^\theta)}\right]_T = -\frac{1}{RT}\left[\frac{\partial\sigma}{\partial\ln(c/c^\theta)}\right]_T \tag{11-1}$$

式中,Γ 代表溶质在单位面积表面层中的吸附量($\mathrm{mol \cdot m^{-2}}$);$c$ 为平衡时溶液浓度($\mathrm{mol \cdot m^{-3}}$);$R$ 为气体常数($8.314\ \mathrm{J \cdot mol^{-1} \cdot K^{-1}}$);$T$ 为吸附时的温度(K)。

从(11-1)式可看出,在一定温度时,溶液表面吸附与平衡时溶液浓度 c 以及表面张力随浓度变化率成正比关系。

当 $\left[\dfrac{\partial\sigma}{\partial(c/c^\theta)}\right]_T < 0$ 时,$\Gamma > 0$ 表示溶液表面张力随浓度增加而降低,则溶液表面发生正吸附,此时溶液表面层浓度大于溶液内部浓度。

当 $\left[\dfrac{\partial\sigma}{\partial(c/c^\theta)}\right]_T > 0$ 时,$\Gamma < 0$ 表示溶液表面张力随浓度增加而增加,则溶液表面发生负吸附,此时溶液表面层浓度小于溶液内部浓度。

能产生显著正吸附的物质(即能显著降低溶液表面张力的物质)称为表面活性物质。本实验将表面活性物质乙醇配制成一系列不同浓度的水溶液,分别测定这些溶液的表面张力 σ,然后以 σ 对 c 作图得一曲线,求曲线上某一点的斜率即该浓度下的 $\left[\dfrac{\partial\sigma}{\partial(c/c^\theta)}\right]_T$,根据吉布斯公式就可计算相当于该点浓度时溶液的表面吸附量。

2. 本实验测定各溶液的表面张力采用最大泡压法。此法原理是当毛细管与液面接触时,向毛细管内加压(或向溶液体系减压),则可以在液面的毛细管出口处形成气泡。如果毛细管半径很小,则形成的气泡基本上呈球形。气泡在形成过程中是在变化的,当开始形成气泡时,表面几乎是平的,即这时的曲率半径最大。随着气泡的形成,曲率半径逐渐变小,直到形成半球形,这时曲率半径 R 与毛细管半径 r 相等,曲率半径 r 达到最小值。此时附加压力为产生气泡的最大压力,即:

$$\Delta P_{max} = \frac{2\sigma}{R} = \frac{2\sigma}{r} \tag{11-2}$$

其中:ΔP 为最大压力;r 为毛细管半径(此时等于气泡的曲率半径 R);σ 为表面张力。

$$\sigma = \frac{r}{2}\Delta P_{max} = K\Delta P_{max} \tag{11-3}$$

ΔP_{max} 可由数字压差计直接读出,K 在一定温度下仅与毛细管半径 r 有关,称为毛细管常数,此常数可从已知表面张力的液体测得。

【实验用品】

仪器:DP-AW 精密数字压力计,DP-AW 表面张力组合实验装置,SWQ 智能数字恒温控制器,水浴恒温槽一套,烧杯(100 mL 8 个),吸量管(10 mL),量筒(50 mL),玻璃棒。

试剂:乙醇(A.R.)。

【实验步骤】

1. 用称重法准确配制 5%、10%、15%、20%、25%、30%、35%、40% 的乙醇水溶液各 100 mL 待用。

2. 实验前将毛细管和样品管用洗液洗净,按图 11-1 装好全套装置,将温度调至 30 ℃。

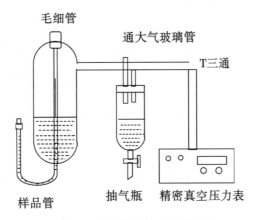

图 11-1　表面张力组合实验装置

3. 在测定管中注入适量蒸馏水,插入毛细管,调节蒸馏水的量,确保毛细管端刚好与液面垂直相切。放入恒温水浴中恒温 10 min,打开滴液瓶活塞缓慢放水,使气泡从毛细管端尽可能慢慢地放出(每分钟 8~12 个气泡),待气泡均匀稳定的放出时,读取压差计上的最大数值 ΔP_{max},读 3 次,取平均值,计算毛细管常数 K。

4. 按上述方法依浓度从小到大的次序分别测定各浓度乙醇水溶液的最大压力差。每次测量前必须用少量被测液洗涤样品和毛细管,确保毛细管内外溶液的浓度一致。

5. 实验完毕,关掉电源,拆除装置,洗净玻璃仪器。

【数据处理与记录】

1. 毛细管常数的测定见表 11-1。

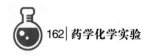

表 11-1 毛细管常数的测定

测量次数	$\Delta P_{max}/Pa$	水的表面张力/$(N \cdot m^{-1})$	毛细管常数 K
1			
2			
3			
平均			

由(11-3)式计算毛细管常数 K,并将 K 值填入表中。

2. 溶液表面张力测定见表 11-2。

表 11-2 溶液的表面张力测量

溶液	质量分数 c	$\Delta P_{max}/Pa$	表面张力 $\sigma/(N \cdot m^{-1})$
1			
2			
3			
4			
5			
6			
7			
8			

由(11-1)式计算不同浓度溶液的表面张力 σ,以 σ 对 c 作图得一曲线。计算溶液浓度 18.0% 时的溶液表面吸附量。

【注意事项】

1. 所用毛细管必须干燥、干净,应保持垂直,其管口刚好与液面相切。注意毛细管中不能有液体。

2. 读取压力计的压差时,应取气泡单个逸出时的最大压力差。

3. 出气泡不匀或不出气泡时,要用无水乙醇或丙酮清洗毛细管。

【思考题】

1. 本实验为何要测定毛细管常数 K?

2. 测定溶液表面张力时,为何要使毛细管端刚好与液面相接触?

3. 试述溶液表面吸附量的物理意义。

实验九 电 泳

【实验目的】

1.掌握界面电泳法的原理和实验方法。

2.熟悉制备和纯化 $Fe(OH)_3$ 溶胶的方法。

3.了解电泳速度的影响因素。

【实验原理】

1.溶胶的制备方法 溶胶是一个高度分散的多相体系,其分散相粒子的直径在 $10^{-9} \sim 10^{-6}$ m 之间,因此溶胶的制备应使分散相以胶粒的大小分散于介质中。其具体方法有以下两类。

(1)分散法 分散法是用适当的方法把较大的物质颗粒变为胶体大小的质点,如研磨法、超声波法和胶溶法等。

(2)凝聚法 凝聚法是先制成难溶物的分子(或离子)的过饱和溶液,再使之相互结合成胶体粒子而得到溶胶,如更换溶剂法和化学凝聚法等。

本实验采用水解反应化学凝聚法来制备 $Fe(OH)_3$ 溶胶。将 $FeCl_3$ 滴加到沸水中,搅拌,$FeCl_3$ 水解即生成 $Fe(OH)_3$ 溶胶。

$$FeCl_3 + 3H_2O \rightleftharpoons Fe(OH)_3 + 3HCl$$

溶胶表面的 $Fe(OH)_3$ 又与 HCl 反应:

$$Fe(OH)_3 + HCl \rightleftharpoons FeOCl + 2H_2O$$

因此,$Fe(OH)_3$ 溶胶胶团的结构可用下式表示:

$$\{[Fe(OH)_3]_m \cdot nFeO^+(n-x)Cl^-\}^{x+} \cdot xCl^-$$

2.溶胶的纯化方法 在制备溶胶的过程中难免引入电解质和其他杂质。适量的电解质有助于维持胶体表面所吸附的离子平衡,起到稳定剂的作用,但过量的电解质及杂质却会使胶体体系不稳定,因此,刚制备好的溶胶需及时进行纯化处理。最常用的方法是渗析法,将刚制备的溶胶装在半透膜中,浸入蒸馏水中。由于电解质和杂质在膜内的浓度大于在膜外的浓度,因此溶胶中的离子和其他能透过膜的分子透过半透膜向膜外迁移,而直径较大的胶粒则不能透过,这样就可把溶胶中的杂质逐渐除去,达到分离提纯的目的。

3.电泳法测 ζ 电位 在胶体的分散体系中,由于胶粒本身电离,或胶粒向分散介质选择地吸附一定量的离子,以及胶粒与分散质之间相互摩擦生电,使得几乎所有的胶体颗粒都带一定量的电荷。由于整个胶体分散系统呈电中性,因而在胶粒四周的分散介质中,必定具有电量相同而符号相反的离子存在。因此胶粒表面和介质间就形成一定的电势差。斯特恩吸附扩散双电层模型中,反离子的中心位置称为斯特恩平面,从斯特恩平面到粒子表面之间的区域称为斯特恩层,由于离子的溶剂化作用,紧密层结合了一定数量的溶剂分子,它们与粒子成为一个整体一起移动,因此滑动面内包含了这些溶剂时,滑动面的位置略在斯特恩层外侧。从滑动面到本体间存在的电势差叫作 ζ 电势。ζ 电势越大,胶体体系越稳定,因此 ζ 电势大小是衡量胶体稳定性的重要参数。

ζ 电势的大小与胶粒的大小、浓度、介质的性质、pH 值及温度等因素有关,是表征胶粒特性的重要物理量之一,在研究胶体性质及实际应用中起着重要的作用。

在外加电场的作用下,荷电胶粒与分散介质间会发生相对运动,胶粒向正极或负极(视胶粒

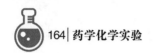

所带电荷为负或正电而定)移动的现象,称为电泳。同一胶粒在同一电场中的移动速度与 ζ 电势的大小有关,所以 ζ 电势也称电动电势。测定 ζ 电势,对解决胶体体系的稳定性具有重要的意义。在一般溶胶中,ζ 电势数值愈小,则其稳定性亦愈差,此时可观察到聚沉的现象。因此,无论是制备胶体破坏胶体,都需要了解所研究胶体的 ζ 电势。

原则上,任何一种胶体的电动现象(如电泳、电渗、流动电势、沉降电势)都可用来测定 ζ 电势,但最方便的则是用电泳现象来进行测定。

电泳法又分为两类,即宏观法和微观法。宏观法原理是观察溶胶与另一不含胶粒的导电液体的界面在电场中的移动速度。微观法是直接观察单个胶粒在电场中的泳动速度。对高分散的溶胶[如 As_2S_3 溶胶或 $Fe(OH)_3$ 溶胶]或过浓的溶胶,不宜观察个别粒子的运动,只能用宏观法。对于颜色太浅或浓度过稀的溶胶,则适宜用微观法。本实验采用宏观法。

如测定 $Fe(OH)_3$ 溶胶的电泳,则先在 U 形的电泳测定管中注入棕红色的 $Fe(OH)_3$ 溶胶;然后在 U 形管中装入无色的辅助液,开启活塞,使 $Fe(OH)_3$ 溶胶与辅助液之间形成明显的界面。在 U 形管的两端各插入一支铂电极,通电到一定时间后,即可观察到 $Fe(OH)_3$ 溶胶的棕红色界面向某极上升,而在另一极则界面下降。

ζ 电势的数值可根据公式 11-4 计算,将全部物理量都用国际单位制表示,其计算公式如下:

$$\zeta = \frac{K\eta\mu}{4\varepsilon_0\varepsilon_r E} \tag{11-4}$$

上式中:K 为常数,对于球形粒子 K=6,对于棒形粒子 K=4。实验中均按棒形粒子看待,即 K=4。μ 为电泳速度,即迁移速度(m·s^{-1})。ε_r 为分散介质的相对介电常数。ε_0 为真空绝对介电常数,$\varepsilon_0 = 8.85 \times 10^{-12}$ F·m^{-1},如果分散介质是水,则 ε_r 可按下式计算:

$$\varepsilon_r = 81 - 0.4(t - 20) \tag{11-5}$$

式(11-5)中 t 为水温(℃),η 为分散介质的黏度(泊)。不同温度下水的黏度值请参阅附录表十三。

E 为单位长度上的电势差,即电势梯度(V·m^{-1})。设电极间的导电距离为 l(m),电压为 V(v),则 $E = V/l$(v·m^{-1})。

【实验用品】

仪器:U 形电泳仪 1 支,WYJ-GA 高压数显稳压电源 1 台,电导率 1 台(附铂黑电极 1 支),导线 4 条,铂电极 2 支,漏斗 1 只,烧杯(100 mL 3 只),锥形瓶(250 mL 1 个),绳子,尺子。

试剂:FeCl$_3$(A.R.),半透膜(MD38、MD31),KCl 溶液(0.1 mol·L^{-1})。

【实验步骤】

1. $Fe(OH)_3$ 溶胶的制备 将 0.5 g 无水 $FeCl_3$ 溶于 20 mL 蒸馏水中,在搅拌的情况下将上述溶液滴入 200 mL 沸水中(控制在 4~5 min 内滴完),然后再煮沸 1~2 min,即制得 $Fe(OH)_3$ 溶胶。

2. 溶胶的纯化 将冷至约 50 ℃的 $Fe(OH)_3$ 溶胶转移到半透膜中,用约 50 ℃的蒸馏水渗析,约 10 min 换水 1 次,渗析 5 次。

3. 将渗析好的 $Fe(OH)_3$ 溶胶冷却至室温,测其电导率,用 0.1 mol·L^{-1} KCl 溶液和蒸馏水配制与溶胶电导率相同的辅助液。

4. 测定 $Fe(OH)_3$ 电泳速度

(1)用蒸馏水把电泳仪洗干净(3 个活塞均涂好凡士林)。

(2)用少量 $Fe(OH)_3$ 溶胶洗涤电泳仪 2~3 次,然后注入 $Fe(OH)_3$ 溶胶直至胶液面高出两边活塞少许,关闭两活塞,倒出多余的溶胶。

（3）用蒸馏水把电泳仪两边活塞以上的部分荡洗干净后在两管内注入辅助液至管口，并把电泳仪固定在支架上。

（4）如图 11-2 所示，将两铂电极插入支管内并连接电源，开启中间活塞使管内两辅助液面等高，关闭中间活塞，缓缓开启两边活塞(勿使溶胶液面搅动)。然后打开稳压电源，将电压调制 150 V，观察溶胶液面移动现象。记录 30 min 内界面移动的距离，用绳子和尺子量出两电极间的距离。

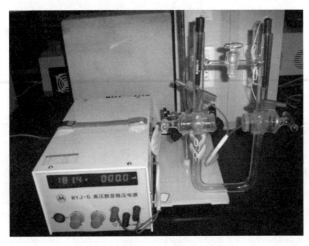

图 11-2　电泳实验装置

【数据记录与处理】

1. 根据 $\mu = d/t$ 计算电泳的速度。

2. 根据胶体界面移动的方向说明胶粒所带电荷。

3. 计算 ζ 电位。

【注意事项】

1. 溶胶的制备条件和净化效果均影响电泳速度。制胶过程应很好地控制浓度、温度、搅拌和滴加速度。渗析时应控制水温，常搅动渗析液，勤换渗析液。这样制备能得到胶粒大小均匀的溶胶，且胶粒周围的反离子分布趋于合理，所得的电位准确，重复性好。

2. 在选取辅助液时一定要保证其电导与胶体电导相同。本实验选取的是 KCl 作为辅助液。

3. U 形管须洗净，以免其他离子干扰。

4. 向 U 形管中注入胶体时一定要缓缓地加入，保证胶体界面的清晰。

【思考题】

1. 准确测定胶体的电泳速度必须注意哪些问题？

2. 本实验所用的 KCl 溶液的电导为什么必须和所测溶胶的电导相同？

附　录

附录一　元素的原子量

元素	符号	原子量	元素	符号	原子量	元素	符号	原子量
银	Ag	107.8682	铪	Hf	178.49	铷	Rb	85.4678
铝	Al	26.9815 4	汞	Hg	200.59	铼	Re	186.207
氩	Ar	39.948	钬	Ho	164.9304	铑	Rh	102.9055
砷	As	74.9216	碘	I	126.9045	钌	Ru	101.07
金	Au	196.9665	铟	In	114.82	硫	S	32.06
硼	B	10.81	铱	Ir	192.22	锑	Sb	121.75
钡	Ba	137.33	钾	K	39.0983	钪	Sc	44.9559
铍	Be	9.01218	氪	Kr	83.80	硒	Se	78.96
铋	Bi	208.9804	镧	La	138.9055	硅	Si	28.0855
溴	Br	79.904	锂	Li	6.941	钐	Sm	150.36
碳	C	12.011	镥	Lu	174.967	锡	Sn	118.69
钙	Ca	40.08	镁	Mg	24.305	锶	Sr	87.62
镉	Cd	112.41	锰	Mn	54.9380	钽	Ta	180.9479
铈	Ce	140.12	钼	Mo	95.94	铽	Tb	158.9254
氯	Cl	35.453	氮	N	14.0067	碲	Te	127.60
钴	Co	58.9332	钠	Na	22.9897 7	钍	Th	232.0381
铬	Cr	51.996	铌	Nb	92.9064	铥	Tm	168.9342
铯	Cs	132.9054	钕	Nd	144.24	钛	Ti	47.88
铜	Cu	63.546	氖	Ne	20.179	铊	Tl	204.383
镝	Dy	162.50	镍	Ni	58.669	铀	U	238.0289
铒	Er	167.26	镎	Np	237.0482	钒	V	50.9415
铕	Eu	151.96	氧	O	15.9994	钨	W	183.85
氟	F	18.9984 03	锇	Os	190.2	氙	Xe	131.29
铁	Fe	55.847	磷	P	30.9737 6	钇	Y	88.9059
镓	Ga	69.72	铅	Pb	207.2	镱	Yb	173.04
钆	Gd	157.25	钯	Pd	106.42	锌	Zn	65.38
锗	Ge	72.59	镨	Pr	140.9077	锆	Zr	91.22
氢	H	1.0079 4	铂	Pt	195.08			
氦	He	4.0026 0	镭	Ra	226.0254			

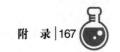

附录二　常用酸碱的密度、含量和浓度(293 K)

试剂名称	密度/(g·mL⁻¹)	含量/%	浓度/(mol/L)
盐酸	1.18 ~ 1.19	36 ~ 38	11.6 ~ 12.4
硝酸	1.39 ~ 1.40	65.0 ~ 68.0	14.4 ~ 15.2
硫酸	1.83 ~ 1.84	95 ~ 98	17.8 ~ 18.4
磷酸	1.69	85	14.6
高氯酸	1.68	70.0 ~ 72.0	11.7 ~ 12.0
冰醋酸	1.05	99.5	17.4
氢氟酸	1.13	40	22.5
氢溴酸	1.49	47.0	8.6
氨水	0.88 ~ 0.90	25.0 ~ 28.0	13.3 ~ 14.8

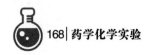

附录三 弱电解质的电离平衡常数

弱电解质名称及化学式	温度/K	级	K_a(或 K_b)	pK_a(pK_b)
砷酸(H_3AsO_4)	291	1	5.62×10^{-3}	2.25
		2	1.70×10^{-7}	6.77
		3	3.95×10^{-12}	11.40
亚砷酸(H_3AsO_3)	298		6×10^{-10}	9.22
硼酸(H_3BO_3)	293		7.3×10^{-10}	9.14
次溴酸($HBrO$)	298		2.06×10^{-9}	8.69
碳酸(H_2CO_3)	298	1	4.30×10^{-7}	6.37
		2	5.61×10^{-11}	10.25
草酸($H_2C_2O_4$)	298	1	5.90×10^{-2}	1.23
		2	6.40×10^{-5}	4.19
氢氰酸(HCN)	298		4.93×10^{-10}	9.31
次氯酸($HClO$)	291		2.95×10^{-8}	7.53
铬酸(H_2CrO_4)	298	1	1.8×10^{-1}	0.74
		2	3.20×10^{-7}	6.49
氢氟酸(HF)	298		3.53×10^{-4}	3.45
碘酸(HIO_3)	298		1.69×10^{-1}	0.77
次碘酸(HIO)	298		2.3×10^{-11}	10.64
亚硝酸(HNO_2)	285.5		4.6×10^{-4}	3.34
过氧化氢(H_2O_2)	298		2.4×10^{-12}	11.62
磷酸(H_3PO_4)	298	1	7.52×10^{-3}	2.12
		2	6.23×10^{-8}	7.21
		3	2.2×10^{-13}	12.66
氢硫酸(H_2S)	291	1	9.1×10^{-8}	7.04
		2	1.1×10^{-12}	11.96
硫酸(H_2SO_4)	298	2	1.2×10^{-2}	1.92
亚硫酸(H_2SO_3)	291	1	1.54×10^{-2}	1.81
		2	1.02×10^{-7}	6.99
甲酸($HCOOH$)	293		1.77×10^{-4}	3.75
醋酸(CH_3COOH)	298		1.76×10^{-5}	4.75
氨水($NH_3 \cdot H_2O$)	298		1.77×10^{-5}	4.75

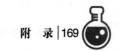

附录四　常见难溶电解质的溶度积常数(298 K)

难溶电解质	K_{sp}	难溶电解质	K_{sp}
AgAc	4.4×10^{-3}	$Cr(OH)_3$	7.0×10^{-31}
AgCl	1.77×10^{-10}	CuS	1.27×10^{-36}
AgBr	5.35×10^{-13}	$Fe(OH)_2$	4.87×10^{-17}
AgI	8.51×10^{-17}	$Fe(OH)_3$	2.64×10^{-39}
Ag_2CO_3	8.45×10^{-12}	FeS	1.59×10^{-19}
Ag_2CrO_4	1.12×10^{-12}	Hg_2Cl_2	1.45×10^{-18}
AgSCN	1.16×10^{-12}	HgS(黑)	6.44×10^{-53}
Ag_2SO_4	1.20×10^{-5}	$MgCO_4$	6.82×10^{-6}
Ag_2S	6.3×10^{-50}	$Mg(OH)_2$	5.61×10^{-12}
$Al(OH)_3$	2×10^{-33}	$Mn(OH)_2$	2.06×10^{-13}
$BaCO_3$	2.58×10^{-9}	MnS	4.65×10^{-14}
$BaSO_4$	1.07×10^{-10}	$Ni(OH)_2$	5.47×10^{-6}
$BaCrO_4$	1.17×10^{-10}	NiS	1.07×10^{-21}
$CaCO_3$	4.96×10^{-9}	$PbCl_2$	1.17×10^{-5}
$CaC_2O_4\cdot H_2O$	2.34×10^{-9}	$PbCrO_4$	1.77×10^{-14}
CaF_2	1.46×10^{-10}	$PbSO_4$	1.82×10^{-8}
$Ca_3(PO_4)_2$	2.07×10^{-33}	PbS	9.04×10^{-29}
$CaSO_4$	7.10×10^{-5}	PbI_2	8.49×10^{-9}
CdS	1.40×10^{-29}	$Pb(OH)_2$	1.2×10^{-15}
$CoS(\alpha)$	4.0×10^{-21}	$Zn(OH)_2$	1.2×10^{-17}
$CoS(\beta)$	2.0×10^{-25}	ZnS	2.93×10^{-25}

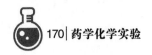

附录五　金属配合物的稳定常数

配体及金属离子	$\lg\beta_1$	$\lg\beta_2$	$\lg\beta_3$	$\lg\beta_4$	$\lg\beta_5$	$\lg\beta_6$
氨(NH$_3$)						
Co^{2+}	2.11	3.74	4.79	5.55	5.73	5.11
Co^{3+}	6.7	14.0	20.1	25.7	30.8	35.2
Cu^{2+}	4.31	7.98	11.02	13.32	12.86	
Hg^{2+}	8.8	17.5	18.5	19.28		
Ni^{2+}	2.80	5.04	6.77	7.96	8.71	8.74
Ag$^+$	3.24	7.05				
Zn^{2+}	2.37	4.81	7.31	9.46		
Cd^{2+}	2.65	4.75	6.19	7.12	6.80	5.14
氯离子(Cl$^-$)						
Sb^{3+}	2.26	3.49	4.18	4.72		
Bi^{3+}	2.44	4.7	5.0	5.6		
Cu$^+$		5.5	5.7			
Pt^{2+}		11.5	14.5	16.0		
Hg^{2+}	6.74	13.22	14.07	15.07		
Au^{3+}		9.8				
Ag$^+$	3.04	5.04				
氰离子(CN$^-$)						
Au$^+$		38.3				
Cd^{2+}	5.48	10.60	15.23	18.78		
Cu$^+$		24.0	28.59	30.30		
Fe^{2+}						35
Fe^{3+}						42
Hg^{2+}				41.4		
Ni^{2+}				31.3		
Ag$^+$		21.1	21.7	20.6		
Zn^{2+}				16.7		
氟离子(F$^-$)						
Al^{3+}	6.10	11.15	15.00	17.75	19.37	19.84
Fe^{3+}	5.28	9.30	12.06			
碘离子(I$^-$)						
Bi^{3+}	3.63			14.95	16.80	18.80
Hg^{2+}	12.87	23.82	27.60	29.83		

续表

配体及金属离子	lg β_1	lg β_2	lg β_3	lg β_4	lg β_5	lg β_6
Ag^+	6.58	11.74	13.68			
硫氰酸根（SCN^-）						
Fe^{3+}	2.95	3.36				
Hg^{2+}		17.47		21.23		
Au^+		23		42		
Ag^+		7.57	9.08	10.08		
硫代硫酸根（$S_2O_3^{2-}$）						
Ag^+	8.82	13.46				
Hg^{2+}		29.44	31.90	33.24		
Cu^+	10.27	12.22	13.84			
醋酸根（CH_3COO^-）						
Fe^{3+}	3.2					
Hg^{2+}		8.43				
Pb^{2+}	2.52	4.0	6.4	8.5		
枸橼酸根（按 L^{3-} 配体）						
Al^{3+}	20.0					
Co^{2+}	12.5					
Cd^{2+}	11.3					
Cu^{2+}	14.2					
Fe^{2+}	15.5					
Fe^{3+}	25.0					
Ni^{2+}	14.3					
Zn^{2+}	11.4					
乙二胺（$H_2NCH_2CH_2NH_2$）						
Co^{2+}	5.91	10.64	13.94			
Cu^{2+}	10.67	20.00	21.0			
Zn^{2+}	5.77	10.83	14.11			
Ni^{2+}	7.52	13.84	18.33			
草酸根（$C_2O_4^{2-}$）						
Cu^{2+}	6.16	8.5				
Fe^{2+}	2.9	4.52	5.22			
Fe^{3+}	9.4	16.2	20.2			
Hg^{2+}		6.98				
Zn^{2+}	4.89	7.60	8.15			
Ni^{2+}	5.3	7.64	~8.5			

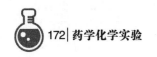

附录六　pH 值标准缓冲溶液的配制方法

pH 基准试剂		干燥条件 $T/℃$	配制		pH 标准值 (25 ℃)
名称	化学式		浓度 /(mol/L)	方法	
草酸三氢钾	$KH_3(C_2O_4)_2 \cdot 2H_2O$	57 ± 2，烘 $4 \sim 5$ h	0.05	12.61 g $KH_3(C_2O_4)_2 \cdot 2H_2O$ 溶于水后，转入 1 L 容量瓶中，稀释至刻度，摇匀	1.68 ± 0.01
酒石酸氢钾	$KHC_4H_4O_5$		饱和溶液	过量的酒石酸氢钾（大于 $6.4 \text{ g} \cdot \text{L}^{-1}$）和水，控制温度在 $23 \sim 27$ ℃，激烈振摇 $20 \sim 30$ min	3.56 ± 0.01
邻苯二甲酸氢钾	$KHC_8H_4O_4$	105 ± 5，烘 2 h	0.05	称取 10.12 g $KHC_8H_4O_4$，用水溶解后转入 1 L 容量瓶中，稀释至刻度，摇匀	4.00 ± 0.01
磷酸氢二钠 – 磷酸二氢钾	Na_2HPO_4 KH_2PO_4	$110 \sim 120$，烘 $2 \sim 3$ h	0.025 0.025	称取 3.533 g Na_2HPO_4、3.387 g KH_2PO_4，用水溶解后转入 1 L 容量瓶中，稀释至刻度，摇匀	6.86 ± 0.01
四硼酸钠	$Na_2B_4O_7 \cdot 10H_2O$	在氯化钠和蔗糖饱和溶液中干燥至恒重	0.01	3.80 g $Na_2B_4O_7 \cdot 10H_2O$ 溶于水中，转入 1 L 容量瓶中，稀释至刻度，摇匀	9.18 ± 0.01
氢氧化钙	$Ca(OH)_2$		饱和溶液	过量 $Ca(OH)_2$（大于 $2 \text{ g} \cdot \text{L}^{-1}$）和水，控制温度在 $23 \sim 27$ ℃，剧烈振摇 $20 \sim 30$ min	12.46 ± 0.01

①标准缓冲液的 pH 随温度而变化；②配制标准缓冲溶液时，所用纯水的电导率应小于 $1.5 \text{ μs} \cdot \text{cm}^{-1}$，配制最后两份碱性溶液时，所用纯水要预先煮沸 15 min，以除去溶解的二氧化碳；③缓冲溶液可保存 $2 \sim 3$ 个月，若发现有混浊、沉淀或发霉现象时，则不能再用

附录七　常用有机溶剂沸点、相对密度表

名称	沸点/℃	相对密度 d_4^{20}	名称	沸点/℃	相对密度 d_4^{20}
甲醇	64.96	0.791 4	苯	80.1	0.878 6
乙醇	78.5	0.789 3	甲苯	110.6	0.866 9
乙醚	34.51	0.713 8	二甲苯	140	
丙酮	56.2	0.789 9	氯仿	61.7	1.483 2
乙酸	117.9	1.049 2	四氯化碳	76.8	1.595 0
乙酸酐	139.5	1.082 0	二硫化碳	46.25	1.263 2
乙酸乙酯	77.06	0.900 3	硝基苯	210.8	1.203 7
二氧六环	101.5	1.033 6	正丁醇	117.25	0.809 8

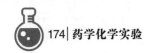

附录八 常用有机溶剂在水中的溶解度

溶剂名称	温度/℃	在水中溶解度	溶剂名称	温度/℃	在水中溶解度
正庚烷	15.5	0.01%	硝基苯	15	0.18%
二甲苯	20	0.01%	氯仿	20	0.81%
正己烷	15.5	0.01%	二氯乙烷	15	0.86%
甲苯	10	0.05%	正戊醇	20	2.60%
氯苯	30	0.05%	异戊醇	18	2.75%
四氯化碳	15	0.08%	正丁醇	20	7.81%
二硫化碳	15	0.12%	乙醚	15	7.83%
醋酸戊酯	20	0.17%	醋酸乙酯	15	8.30%
醋酸异戊酯	20	0.17%	异丁醇	20	8.50%
苯	20	0.18%			

附录九　常见共沸混合物

表1　二元共沸混合物

混合物的组分	101.325 kPa(760 mmHg)时的沸点/℃		质量分数/%	
	组分	共沸物	第一组分	第二组分
水 *	100			
甲苯	110.8	84.1	19.6	80.4
苯	80.1	69.3	8.9	91.1
乙酸乙酯	77.1	70.4	8.2	91.8
正丁酸丁酯	125	90.2	26.7	73.3
异丁酸丁酯	117.2	87.5	19.5	80.5
苯甲酸乙酯	213	99.4	84	16
乙醇	78.5	78.1	4.5	95.5
正丁醇	117.8	92.4	38	62
异丁醇	108	90	33.2	66.8
仲丁醇	99.5	88.5	32.1	67.9
叔丁醇	82.8	79.9	11.7	88.3
苄醇	205.2	99.9	91	9
烯丙醇	97	88.2	27.1	72.9
甲酸	100.8	107.3(最高)	22.5	77.5
乙醚	34.5	34.2	1.3	98.7
丁醛	75.7	68	6	94
三聚乙醛	115	91.4	30	70
己烷	69			
苯	80.1	68.8	95	5
氯仿	61.7	60	28	72
丙酮	56.2			
二硫化碳	46.3	39.2	34	66
异丙醚	69	54.2	61	39
氯仿	61.7	65.5	20	80
四氯化碳	76.4			
乙酸乙酯	77.1	74.8	57	43
环己烷	80.7			
苯	80.1	77.8	45	55

* 有符号"—"者,为第一组分

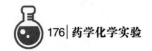

表2　三元共沸混合物

第一组分		第二组分		第三组分		沸点/℃
名称	质量分数/%	名称	质量分数/%	名称	质量分数/%	
水	7.8	乙醇	9	乙酸乙酯	83.2	70.3
水	4.3	乙醇	9.7	四氯化碳	86	61.8
水	7.4	乙醇	18.5	苯	74.1	64.9
水	7	乙醇	17	环己烷	76	62.1
水	3.5	乙醇	4	氯仿	92.5	55.5
水	7.5	异丙醇	18.7	苯	73.8	66.5
水	0.81	二硫化碳	75.21	丙酮	23.98	38.042

附录十 水的蒸气压力表(0～100 ℃)

$t/℃$	$p/mmHg$*	$t/℃$	$p/mmHg$	$t/℃$	$p/mmHg$
0	4.579	19	16.477	50	92.5l
1	4.926	20	17.535	55	118.04
2	5.294	21	18.65	60	149.38
3	5.685	22	19.827	65	187.54
4	6.101	23	21.068	70	233.7
5	6.543	24	22.377	75	289.1
6	7.013	25	23.756	80	355.1
7	7.513	26	25.209	85	433.6
8	8.045	27	26.739	90	525.76
9	8.609	28	28.349	91	546.05
10	9.209	29	30.043	92	566.99
11	9.844	30	31.824	93	588.6
12	10.518	31	33.695	94	610.9
13	11.231	32	35.663	95	633.9
14	11.987	33	37.729	96	657.62
15	12.788	34	39.898	97	682.07
16	13.634	35	42.175	98	707.27
17	14.53	40	55.324	99	733.24
18	15.477	45	71.88	100	760

*1 mmHg≈133 Pa

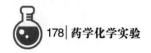

附录十一 常用的冷浴和热浴介质

表1 冷浴用的冰-盐混合物

化合物	质量分数/%	最低温度/℃
Na_2CO_3	5.9	−2.1
Na_2SO_4	12.7	−3.6
$MgSO_4$	19.0	−3.9
KCl	20.0	−11.1
NH_4Cl	18.6	−15.8
$NaNO_3$	37.0	−18.5
NaCl	23.3	−21.1
$MgCl_2$	21.6	−33.6
$CaCl_2$	30.0	−55.0

表2 热浴用的液体介质

热浴名称	介质	温度范围/℃
水浴	水	0~80
油浴	植物油(如菜油)	100~220
	石蜡油	60~200
	甘油	0~260
	硅油	0~250
酸液浴	浓硫酸	20~250
	80% H_3PO_4	20~250
	6份(质量)H_2SO_4 + 4 份 K_2SO_4	100~365
空气浴	空气	80~300
合金浴	伍德合金(50% Bi、25% Pb、12.5% Sn、12.5% Cd)	70~350

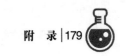

附录十二　常用指示剂

表1　常用的酸碱指示剂

指示剂	变色范围 pH 值	颜色		pK_{In}	浓度（溶剂）	用量 滴/10 mL
		酸式色	碱式色			
百里酚蓝	1.2~2.8	红	黄	1.65	0.1%（20%乙醇）	1~2
甲基黄	2.9~4.0	红	黄	3.25	0.1%（90%乙醇）	1
甲基橙	3.2~4.4	红	黄	3.45	0.1%（水）	1
溴酚蓝	3.0~4.6	黄	紫	4.1	0.1%（20%乙醇或其钠盐水）	1
溴甲酚绿	3.8~5.4	黄	蓝	4.9	0.1%（乙醇）	1
甲基红	4.2~6.3	红	黄	5.1	0.05%（钠盐水）	1
溴百里酚蓝	6.2~7.6	黄	蓝	7.3	0.1%（20%乙醇或其钠盐水）	1
中性红	6.8~8.0	红	黄橙	7.4	0.5%（水）	1
酚红	6.7~8.4	黄	红	8	0.1%（乙醇）	1
酚酞	8.0~10.0	无	红	9.1	0.5%（90%乙醇）	1~3
百里酚酞	9.4~10.6	无	蓝	10	0.1%（90%乙醇）	1~2

表2　常用的金属指示剂

指示剂	pH 值范围	颜色变化		直接滴定离子	封闭离子	掩蔽剂
		In	MIn			
EBT	7~10	蓝	红	Mg^{2+}、Zn^{2+}、Cd^{2+}、Pb^{2+}、Mn^{2+}、稀土	Al^{3+}、Fe^{3+}、Cu^{2+}、Co^{2+}、Ni^{2+}	三乙醇胺、NH_4F
XO	<6	亮黄	红紫	pH<1 ZrO_2^{2+}	Fe^{3+}	NH_4F
				pH 1~3 Bi^{3+}、Th^{4+}	Al^{3+}	返滴定法
				pH 5~6 Zn^{2+}、Cd^{2+}、Pb^{2+}、Hg^{2+}、稀土	Cu^{2+}、Co^{2+}、Ni^{2+}	邻二氮菲
PAN	2~12	黄	红	pH 2~3 Bi^{3+}、Th^{4+}		
				pH 4~5 Cu^{2+}、Ni^{2+}		
NN	10~13	纯蓝	酒红	Ca^{2+}		与 EBT 相似

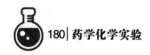

附录十三 不同温度下水的黏度（η）及表面张力（σ）

$t/℃$	$\eta \times 10^3/(\text{Pa} \cdot \text{s})$	$\sigma \times 10^3/(\text{N} \cdot \text{m}^{-1})$	$t/℃$	$\eta \times 10^3/(\text{Pa} \cdot \text{s})$	$\sigma \times 10^3/(\text{N} \cdot \text{m}^{-1})$
0	1.787	75.64	25	0.8904	71.97
5	1.519	74.92	26	0.8705	71.82
10	1.307	74.23	27	0.8513	71.66
11	1.271	74.07	28	0.8327	71.5
12	1.235	73.93	29	0.8148	71.35
13	1.202	73.78	30	0.7975	71.2
14	1.169	73.64	35	0.7194	70.38
15	1.139	73.49	40	0.6529	69.6
16	1.109	73.34	45	0.596	68.74
17	1.081	73.19	50	0.5468	67.94
18	1.053	73.05	55	0.504	67.05
19	1.027	72.9	60	0.4665	66.24
20	1.002	72.75	70	0.4042	64.47
21	0.9779	72.59	80	0.3547	62.67
22	0.9548	72.44	90	0.3147	60.82
23	0.9325	72.28	100	0.2818	58.91
24	0.9111	72.13			

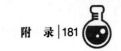

附录十四　常见液体的折光率(298 K)

钠光　　λ = 589.3nm

名称	n_D	名称	n_D
甲醇	1.3360 0	氯仿	1.4440 0
水	1.3325 2	四氯化碳	1.4590 0
乙醚	1.3520 0	乙苯	1.4930 0
丙酮	1.3570 0	甲苯	1.4940 0
乙醇	1.3590 0	苯	1.4980 0
乙酸	1.3700 0	苯乙烯	1.5450 0
乙酸乙酯	1.3700 0	溴苯	1.5570 0
正乙烷	1.3720 0	苯胺	1.5830 0
正丁醇-1	1.3970 0	溴仿	1.5870 0
异丙醇	1.3752 0	环己烷(293 K)	1.4266 2

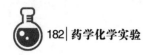

附录十五　不同温度下 KCl 的电导率

t/℃	$\kappa/(s \cdot m^{-1})$		
	0.01 mol · L^{-1}	0.02 mol · L^{-1}	0.10 mol · L^{-1}
10	0.1020	0.1994	0.933
11	0.1045	0.2043	0.956
12	0.1070	0.2093	0.979
13	0.1095	0.2142	0.1002
14	0.1121	0.2193	1.025
15	0.1147	0.2243	1.048
16	0.1173	0.2294	1.072
17	0.1199	0.2345	1.095
18	0.1225	0.2397	1.119
19	0.1251	0.2449	1.143
20	0.1278	0.2501	1.167
21	0.1305	0.2553	1.191
22	0.1332	0.2606	1.215
23	0.1359	0.2659	1.239
24	0.1386	0.2712	1.264
25	0.1413	0.2765	1.288
26	0.1441	0.2819	1.313
27	0.1468	0.2873	1.337
28	0.1496	0.2927	1.362
29	0.1524	0.2981	1.387
30	0.1552	0.3036	1.412
31	0.1581	0.3091	1.437
32	0.1609	0.3146	1.462
33	0.1638	0.3201	1.488
34	0.1667	0.3256	1.513

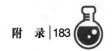

附录十六　无限稀释时常见离子的摩尔电导率(298 K)

阳离子	$\lambda_{m,+}^{\infty} \times 10^4/(s \cdot m^2 \cdot mol^{-1})$	阴离子	$\lambda_{m,-}^{\infty} \times 10^4/(s \cdot m^2 \cdot mol^{-1})$
H^+	349.82	OH^-	198
K^+	73.52	Cl^-	76.34
Na^+	50.11	Br^-	78.4
Ag^+	61.92	I^-	76.8
Li^+	38.69	NO_3^-	71.44
NH_4^+	73.4	CN^-	78
$1/2Ba^{2+}$	63.64	IO_3^-	40.5
$1/2Mg^{2+}$	53.06	SCN^-	66
$1/2Ca^{2+}$	59.5	CH_3COO^-	40.9
$1/2Zn^{2+}$	52.8	ClO_4^-	68
$1/2Pb^{2+}$	71	HS^-	65
$1/2Co^{2+}$	53	HSO_4^-	50
$1/2Cu^{2+}$	55	$1/2C_2O_4^{2-}$	74.2
$1/2Sr^{2-}$	59.46	$1/2CO_4^{2-}$	72
$1/2Fe^{2+}$	54	$1/2CrO_4^{2-}$	85
$1/3Cr^{3+}$	67	$1/3PO_4^{3-}$	69
$1/3La^{3+}$	69.6	$1/3Fe(CN)_5^{3-}$	101
		$1/4Fe(CN)_6^{4-}$	111

参考文献

[1]董丽. 医用化学实验[M]. 郑州:郑州大学出版社,2014.

[2]王春华,马丽英,陈向明. 药学化学实验[M]. 北京:科学出版社,2015.

[3]龙盛京. 有机化学实验[M]. 2版. 北京:人民卫生出版社,2015.

[4]郭伟强. 大学化学基础实验[M]. 北京:科学出版社,2005.

[5]董丽. 医用化学实验[M]. 吉林:吉林科学技术出版社,2009.

[6]陆涛,陈继俊. 有机化学实验与指导[M]. 北京:中国医药科技出版社,2003.

[7]杜晓燕. 卫生化学实验[M]. 北京:人民卫生出版社,2007.

[8]申明乐,李霞. 基础化学实验[M]. 辽宁:辽宁大学出版社,2019.